"怪我"はさらなる
　　"進化"の始まりだ。

理学療法士は、単なる治療家であってはならない。

選手の未来を創り、
パフォーマンスの限界を押し広げる
可能性を秘めている。

そのためのヒントが本書にある。

本書は関東労災病院の 圧倒的な症例数 をもとに
術後リハビリから保存療法までの技術と知識を詳しく解説し、
スポーツリハビリテーションにおける
最前線の知見を取り入れている。

ただ痛みを取るだけのリハビリではない。
                パフォーマンスアップ
機能回復とともに、競技力向上を見据えた 戦略的な介入。

トップアスリートが全国から集まり、
多くの選手のキャリアを支えてきた理由を
本書から学ぶことができるだろう。

マイナスをゼロへ、
ゼロをプラスへ。

あなたの技術が
アスリートにとっての"試練"を
"進化"に昇華させる。

この一冊が、あなたの知見を進化させ、
未来のアスリートをさらなる高みへ導く力
となることを願う。

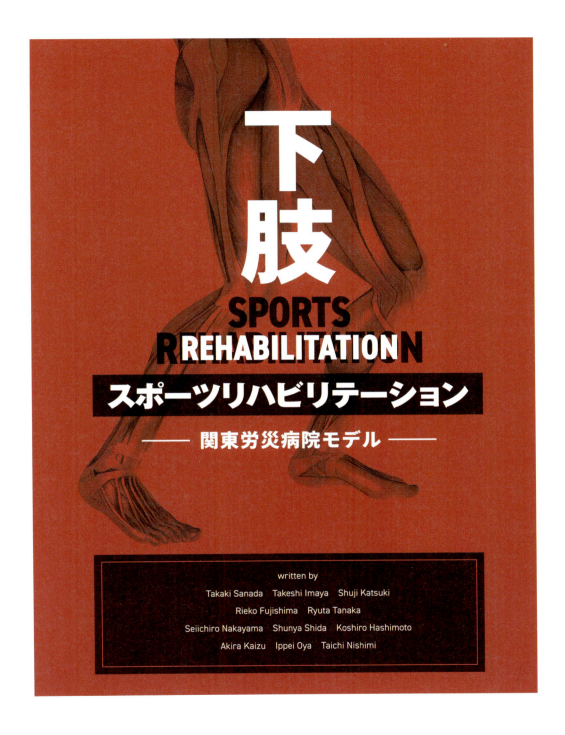

下肢
SPORTS REHABILITATION
スポーツリハビリテーション
―― 関東労災病院モデル ――

written by

Takaki Sanada　Takeshi Imaya　Shuji Katsuki

Rieko Fujishima　Ryuta Tanaka

Seiichiro Nakayama　Shunya Shida　Koshiro Hashimoto

Akira Kaizu　Ippei Oya　Taichi Nishimi

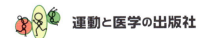

運動と医学の出版社

著者一覧（敬称略）

今屋　健　　　　（いまや たけし）　　　　関東労災病院 中央リハビリテーション部

藤島 理恵子　　（ふじしま りえこ）　　　　関東労災病院 中央リハビリテーション部

田中 龍太　　　（たなか りゅうた）　　　　関東労災病院 中央リハビリテーション部

中山 誠一郎　　（なかやま せいいちろう）　関東労災病院 中央リハビリテーション部

志田 峻哉　　　（しだ しゅんや）　　　　　関東労災病院 中央リハビリテーション部

橋本 昂史朗　　（はしもと こうしろう）　　関東労災病院 中央リハビリテーション部

海津　爽　　　　（かいづ あきら）　　　　　関東労災病院 中央リハビリテーション部

大宅 一平　　　（おおや いっぺい）　　　　関東労災病院 中央リハビリテーション部

西見 太一　　　（にしみ たいち）　　　　　関東労災病院 中央リハビリテーション部

監修の言葉

　近年，スポーツ産業のグローバル化や健康志向に伴い，老若男女問わず多種多様のスポーツ活動が盛んに行われるようになりました．そして，スポーツ活動の普及に伴いスポーツ外傷も増加しています．その中で手術治療が有効な場面に遭遇しますが，医療従事者は，外傷・障害発生後に再びパフォーマンスを取り戻すために，常に刷新されたスポーツ医学の知識を持って治療に当ります．治療における手術とリハビリテーションは両輪であり，互いに呼応し合いながら進化し続けています．前時代的な固定や消炎に頼っていた手術治療や術後リハビリテーションが，今では，低侵襲手術と早期運動リハビリテーションにシフトし，早期復帰と高いレベルでのスポーツ復帰を目標にできるようになってきました．また，目覚ましい治療法や診断学の発達により，年齢，競技特殊性，競技レベルに応じて，オーダーメイド化したきめ細やかな治療を提供することも可能になってきました．

　そのような時代背景を受けて，この度本書が発刊されました．当関東労災病院スポーツ整形外科は年間1300例の手術症例に携わっており，多くの選手やスポーツ愛好家で賑わっている施設であります．私どもは，日々，患者さんからのフィードバックを受け，医師，理学療法士，看護師同士のみならず，チームトレーナーの方々とも議論を積み重ねております．

　本書の特徴は，理学療法の目線から見たスポーツ医学という学問と，彼らの積み重ねられた経験をもとに，診断，手術治療，リハビリテーション治療の幅広い内容が網羅されていることです．とりわけ理学療法の項には，多くのイラストや写真を掲載し，理解しやすさを追求し，理学療法の理論と実践について多くの説明がなされています．

　本書が，全国の理学療法士の皆様のみならず，スポーツ医学に携わる医師，看護師，チームトレーナーの皆様の一助となることを願っています．さらには，不幸にもスポーツ外傷・障害の当事者となってしまったスポーツ愛好家の皆様にとって，希望と安心して治療を受けていただくための羅針盤となっていくことを念じております．

　是非，本書を手に取って当院理学療法士の真摯な情熱を感じ取ってください．

関東労災病院スポーツ整形外科　部長

眞田高起

序 文

【私が描く理想の理学療法士像　そして本書に対する思い】

　理学療法の世界では，理学療法士はジェネラリストとスペシャリストを目指す人に分かれるようです．
ジェネラリストはあらゆる分野の疾患を診ている人，スペシャリストは専門的な分野を診ている人です．

　では，みなさんに質問です．
　あなたやあなたの大事な人が怪我をした時にどちらに診てほしいですか？
　答えは決まっていると思います．

　医師の世界（成人領域）では，医師はどの科でも診ていいのに，専門の領域で仕事をします．
　例えば，内科も診て，外科も診て，眼科も診て，整形外科も診ている，という医師は極めて少ないと思います．
　一方，私の印象では理学療法士はジェネラリストの方が多いと感じています．
　ジェネラリストは色々診れているようですが，真に臨床結果にコミットするのは難しいようです．

　ではなぜ理学療法士も専門領域で勝負をしないのでしょうか．
　在籍している病院の制度のせいもあるかもしれません．
　専門領域に進む怖さもあるかもしれません．
　しかし，医師と同じく専門領域で仕事をして自己を研鑽していけば，治療技術は格段に上がり臨床結果も得られるようになります．
　そして専門領域を極めることで，医師と同じ土俵に立って会話できるようになると考えています．

　それなら，理学療法士は色々な領域でスペシャリストになればいいじゃないか！と思いませんか？
　でもそんな簡単な世界じゃないです．
　甘くないです．
　一つの領域でさえ一生かけても極められないように感じます．

　このような考えのもと集まっている当院の運動器班のスペシャリストたちが，今回，下肢のスポーツ整形疾患の理学療法についてまとめてみました．
　リハビリテーションプログラムは決まったものはありません．
　そして日々刻々と改善されて変わっていくものです．
　だけどプログラムを改定し，決定していくには大量の患者数を治療し，多大な経験を積んだものでないと不可能です．

　真似をしろとはいいません．
　ただ，現実にこの理論で多くの症例数を治療し，臨床結果を出しているプログラムを見ていただき，御

自身の施設のプログラムと比べてみていただきたいのです.

　そして御自身の臨床にこの本のエッセンスが少しでも加わることで，担当されている患者に少しでも利益になれば幸いに存じます.

　最後に，本書籍作成にあたり，多くのご助言をいただいた関東労災病院スポーツ整形外科の本田英三郎先生，稲川未悠先生，帝京大学スポーツ医科学センターの深井厚先生，東京大学病院の村上友基先生，膨大な原稿の校正作業を手掛けていただいた運動と医学の出版社の園部俊晴先生，土屋元明先生，若林和希先生，そして，これまで当院スポーツ整形外科疾患に携わってこられた整形外科医の皆様と理学療法士の諸先輩方に深く感謝いたします.

関東労災病院　中央リハビリテーション部

今屋　健

CONTENTS

第 I 章　股関節疾患におけるスポーツリハビリテーション

1　股関節唇損傷 14
田中 龍太／今屋　健

2　ハムストリングス損傷・断裂 34
藤島 理恵子／今屋　健

第 II 章　膝関節疾患におけるスポーツリハビリテーション

1　膝前十字靱帯（ACL）損傷 58
今屋 健／大宅 一平

2　膝内側側副靱帯（MCL）損傷 86
橋本 昂史朗／今屋 健

3　膝後十字靱帯（PCL）損傷 104
今屋 健／大宅 一平

4　脛骨顆間隆起骨折 124
今屋 健／海津 爽

5　半月板損傷 150
藤島 理恵子／今屋　健

6 膝蓋骨脱臼 182
今屋 健／西見 太一

7 膝蓋腱断裂 202
今屋 健／西見 太一

8 腸脛靭帯炎 218
志田 峻哉

9 鵞足炎 226
橋本 昂史朗

10 膝蓋腱炎 236
田中 龍太

第III章 足関節疾患におけるスポーツリハビリテーション

1 足関節外側靭帯損傷 254
志田 峻哉／今屋　健

2 リスフラン靭帯損傷 266
志田 峻哉／今屋　健

3 腓骨筋腱脱臼 278
中山誠一郎／今屋　健

4 アキレス腱断裂 294
田中 龍太／今屋　健

5 ジョーンズ骨折 312
中山誠一郎／今屋　健

本書ご利用の手引き

■ 図表内矢印について

本書の図表内に配置されている矢印は、以下の意図を示しています。

➡ セラピストの徒手的誘導の方向

➡ 自動運動の方向

⇨ 運動や状態の方向

➡ 伸張の方向

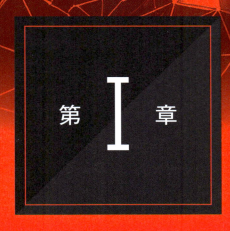

第 I 章

股関節疾患における
スポーツリハビリテーション

1 股関節唇損傷　田中 龍太／今屋　健
2 ハムストリングス損傷・断裂　藤島 理恵子／今屋　健

I　股関節

1 股関節唇損傷

田中 龍太／今屋　健

1　はじめに

　股関節唇損傷は、受傷年齢が若年層から青壮年層と幅広い年齢層でみられる疾患である。その受傷形態は多岐にわたり、スポーツ活動中の外傷から、日常生活動作における繰り返し加わるストレスによる受傷まで様々である。

　本疾患の発生要因は、股関節に対する度重なるストレスや外傷による関節唇の構造破綻とされている。その背景には、股関節の臼蓋形成不全や大腿骨の骨形態異常といった骨の形態的要因が大きく関与している。また、これらの骨形態の異常に加え、股関節周囲の筋力低下や動作の不良といった身体機能の低下も、発生リスクを高める要因として考えられている。

　以前は、"股関節痛"と総称されていたものの多くが、近年ではMRI検査やCT検査などの診断技術の向上によって、股関節唇損傷として明確に診断されるようになった。この診断技術の進歩により、治療方針も明確に立案することが可能となった。治療では、保存療法を数カ月程度行い、保存療法による症状の改善が乏しい場合に手術療法に移行するのが一般的である。

　本稿では股関節唇の保存療法と手術療法に対するリハビリテーションを中心に解説する。

2　発生機序と病態

　本項では、股関節唇損傷の発生機序とそれに伴う病態について解説する。股関節の周囲の解剖や機能を正しく理解することで、治療すべきポイントが明らかとなる。また、発生機序を明らかにすることで、疼痛発生を防ぐと共に、再受傷を予防することにも繋がる。

　股関節唇損傷の診断には、画像診断や徒手検査、問診といった総合的な評価が重要であり、それらを総合し治療方針を決定していく。

▶ 機能解剖

　股関節唇は、骨盤側の寛骨臼縁を全周性に縁取るように、5〜7mmの厚さで、柔らかい線維軟骨組織で構成されている。下端は寛骨臼横靱帯に連結し、リング状に大腿骨頭を包み込んで、静的・動的安定性の役割を果たしている（図1）。

　静的安定性として、寛骨臼を深くして関節の表面積を増加させることで、関節の安定性に寄与している。また、動的安定性として股関節唇は、股関節牽引時に関節内を陰圧にし、骨頭求心性を高めるsuction効果のほか、関節液を密閉し、均一に荷重を分散し、滑らか

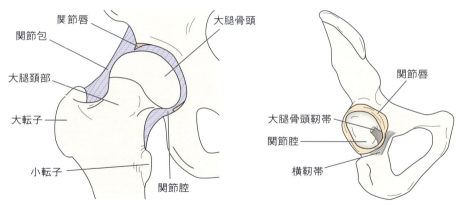

図1 股関節の解剖

な関節表面を形成するsealing効果によって、関節の安定性の向上に寄与している[1) 2)]。そして、関節唇には自由神経終末が存在しているため、損傷を受けると痛みが生じることが報告されている。関節唇の関節包側は血行が豊富であるため修復能力が高いが、関節面側（特に前外側上方のエリア）に近づくにつれて血行が乏しくなる特徴がある[3)]。

▶ 発生機序

股関節唇損傷は、股関節の屈曲動作と共に回旋運動が伴う動作にて生じることが多い。受傷機転は、スポーツ活動中に股関節を急に捻った際、また踏み外して着地した際などが挙げられる。また、明らかな受傷機転がない場合でも、股関節唇に繰り返しストレスが加わることで損傷が生じることがある。

股関節唇損傷の主な原因として、外傷や加齢変化による関節の変性に加え、Joint laxityが大きい弛緩型の関節、大腿骨近位部と寛骨臼のインピンジメント（Femoroacetabular impingement：FAI）[4)]、寛骨臼形成不全などが挙げられる。特に、明らかな受傷機転のない股関節唇損傷では、関節包や靱帯などの結合組織の脆弱な弛緩型の関節が内因として考えられる。また、股関節唇損傷の部位は、90％程度が前外側上方に生じているとされている[5)]。その理由として、以下の2点が考えられている。1点目は、股関節唇の前外側部は、他部位と比べ血管供給が少ないため摩耗や変性に対する修復能力が低いこと。2点目は、股関節前方は後方に比べ骨性支持が少ないため、他の部位に比べて力学的作用を受けやすいことが考えられている[6)]。なお、FAIについては、股関節唇損傷に大きく関係する病態であることから、次項にて説明する。

POINT

Joint laxity
先天性または捻挫後などの外傷後に関節が弛緩した状態で、症状として不安定性や動揺性を有しやすい。

▶ 症状と診断

股関節唇が損傷すると、歩行時や踏み込み動作によって痛みや引っ掛かり感を訴えることが多く見受けられる。その他の日常生活では、股関節を屈曲して膝を抱え込む動作やあぐら動作時に痛みや違和感を訴え、特に股関節屈曲と回旋を伴った動きで痛みを生じることが多い。痛みの原因として関節唇や軟部組織への回旋ストレス・インピンジメントや周囲

組織の炎症が挙げられる。また、これらの症状は股関節の前方や外方に生じやすいことを多く経験する。

診断は、疼痛誘発テストや画像検査を行い複合的に判断する。

ⅰ）疼痛誘発テスト

疼痛誘発テストは、前方インピンジメントテスト（Anterior impingement test）とFlexion Abduction External Rotation（FABER）テストが有用である。前方インピンジメントテストは、背臥位で、股関節屈曲・内旋動作を他動的に誘導して股関節前方のインピンジメントを誘発し、疼痛が出現すれば陽性とする（図2）。また、痛みが出る股関節の屈曲角度を健側と比較する。

FABER テストは、背臥位で外果を対側の膝上に乗せ、股関節外転・外旋ストレスを加えて股関節前方の痛みの誘発の有無を判断すると共に、床面から膝までの距離を健側と比較する（図3）。また、これらの疼痛誘発テストの際に、股関節内に1%キシロカインを5mL程度注入し、注射の前後で疼痛誘発テストによる疼痛の減弱あるいは消失の有無を確認するキシロカインテストを行う。陽性であれば股関節内病変を積極的に疑い、陰性であれば関節外病変を考慮する。

ⅱ）画像診断

画像診断では、単純レントゲン画像で、骨形態の異常の有無を評価し、MRI画像で、股関節唇の損傷の有無・部位などを評価する（図4）。

先述したようにFAIとは、Femoroacetabular impingement の略語であり、大腿骨近位

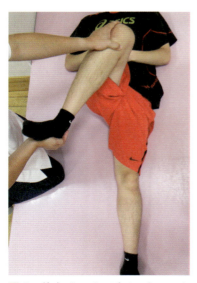

図2　前方インピンジメントテスト（Anterior impingement test）

股関節内旋位で屈曲方向に他動で動かし、股関節前面のインピンジ痛の有無を評価する。また、健側に対してどの程度の屈曲角度で痛みが出現するかを対比し評価する。

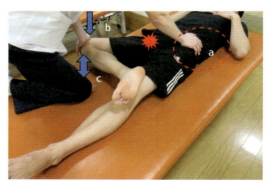

図3　Flexion Abduction External Rotation（FABER）テスト

背臥位で一方を骨盤、患側の他方を床面方向に押して股関節前面痛の有無を評価する。
a：対側の骨盤を固定する。
b：膝屈曲、股関節外旋位の測定側の膝を床面に押していき股関節前面痛の有無を評価する。
c：痛みが出現するまでの床面の距離を左右差で比較する。

部と股関節の臼蓋との衝突を意味する[4]。股関節唇損傷の症例の中には、大腿骨頭頸部に骨性隆起が生じている場合や、臼蓋の過剰な被覆が生じている場合などの骨形態の異常が原因で、股関節屈曲時に大腿骨近位部と臼蓋の衝突を起こし、二次的に股関節唇損傷を引き起こしている場合が多い。股関節唇損傷の約90％がFAIを伴っているとの報告もある[7]。

ここで、FAIの形態分類について説明する（図5）。FAIには、Cam typeとPincer type、また両者が混在しているMixed typeの3つのタイプがある。Cam typeとは、大腿骨の病変である。大腿骨頭から頸部への移行部に本来あるはずのくびれが、頸部の骨性膨隆のためにみとめられない骨形態のことを指す。Pincer typeとは、寛骨臼の病変であり、寛骨臼の形態異常や骨棘のため、大腿骨頭が過剰に覆われた骨形態のことを指す。Mixed typeとは、Cam typeとPincer typeの両方を併発している骨形態のことである。

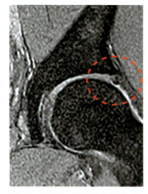

図4　関節唇損傷を呈したMRI画像

関節唇が臼蓋縁から連続性が失われ肥厚している。

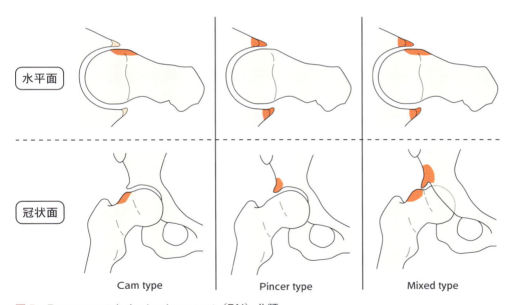

図5　Femoroacetabular impingement（FAI）分類

Cam type：大腿骨頭–頸部移行部に骨性膨隆があり、本来あるはずのくびれがみられない状態。
Pincer type：寛骨臼に骨棘や形態異常があり、大腿骨頭が過剰に覆われた状態。
Mixed type：Cam typeとPincer typeの両病態を有している状態である。

3　治療について

ここでは、股関節唇損傷に対する治療の考え方について解説する。股関節唇損傷は、保存療法を第一選択として行い、それに抵抗を示す症例に対しては手術療法に移行する場合が多い。保存療法から手術療法に至る中でも、基本的には、股関節唇に過剰なストレスをかけない身体の使い方を獲得していくことが共通した治療方針となる。

▶ 治療方針

基本的には保存療法が第一選択となる。保存療法は有効な治療手段とされ[9]、改善率も約80％と報告されている[8]。当院では、3カ月間程度の保存治療で症状が改善しない場合は、手術治療の適応としている。手術療法では関節鏡視下に関節唇修復術もしくは関節唇再建術が行われる。当院では主に修復術を行っているため、以下修復術について説明する。

▶ 手術方法

手術方法は股関節を牽引した後、大腿前外側部に3箇所のポータルを作製し、関節鏡視下に、関節包を部分切開した後、関節唇と大腿骨頭軟骨と寛骨臼軟骨の損傷の有無を評価する。関節唇損傷がある場合にはアンカーを用いて関節唇修復術を実施する。損傷した関節唇を寛骨臼から一旦剥がし寛骨臼にアンカーを打ち、損傷した関節唇を縫合し正しい位置に適切な形にして臼蓋に固定する（図6）。また、軟骨損傷が重度な場合にはmicrofracture行う。炎症により硬化・変性・肥厚した滑膜組織などの軟部組織を併せて

POINT
microfracture
軟骨に微細な穴を開け、骨髄からの出血を誘発し、骨髄系幹細胞や成長因子などを誘導して軟骨を修復する外科的処置。

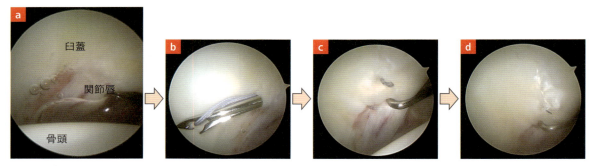

図6　関節唇修復術
a：損傷した関節唇を一度臼蓋から剥がす。
b：寛骨臼にアンカーを打つ。
c：損傷した関節唇を適切な位置に戻し固定する。
d：手術後の関節唇。

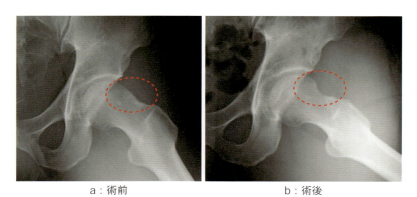

a：術前　　　　　　　　b：術後
図7　Cam type FAI の術前・術後の単純レントゲン
a：術前：大腿骨頭から頚部移行部に骨性の隆起がみられる。
b：術後：骨性隆起部の改善がみられる

除去する。最後に関節包を縫合する。Camを伴っている場合には、Cam切除も同時に行う（図7）。なお、関節唇切除術は、長期的には変形性股関節症の発症リスクを高めるため、当院では若年者に対してはあまり行わない。

4　リハビリテーション

　ここまで、病態や治療の基本的な考え方を解説した。本項では、それらを踏まえた上で、我々が普段どのように股関節唇損傷の症例に対して運動療法を施行しているかを紹介する。
　保存療法、手術療法を問わず、患部だけでなく全身の機能改善に努めていくことが非常に重要となる。

▶ 保存療法のリハビリテーションの考え方

　リハビリテーションは、疼痛改善に対するアプローチを行い、疼痛を生み出している股関節に対する問題と、全身のアライメントに注視しなければならない。疼痛の原因は、荷重時や方向転換時に筋力での荷重支持ではない「股関節内旋位でのインピンジメントによる関節の支持」となっていることが多い（図8）。そのため、このアライメントからの脱却が重要であると考えている。
　股関節屈曲時のインピンジメントサインは、先述したFAIなどの構造上の問題に加えて、腸腰筋や大腿直筋の柔軟性の低下や短縮、腸骨大腿靱帯、関節包や腱周囲の脂肪体などの伸張性の低下といった軟部組織の問題が原因でも出現する。その結果、股関節屈曲時に骨頭が前面に過剰に押し出され、内旋偏位した状態での屈曲動作が繰り返されることで関節唇が損傷すると考えられる（図9）。
　理想とする荷重位の身体アライメントは、骨盤前傾、股関節・膝関節軽度屈曲位、足関節背屈位、足圧中心は内側楔状骨の周辺に位置したところで荷重支持できるパワーポジ

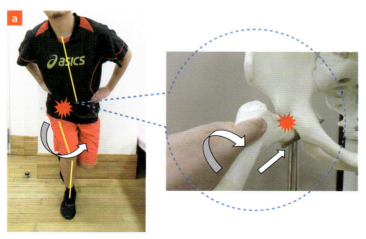
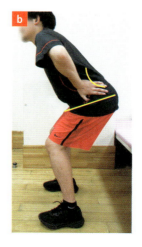

図8　典型的な関節唇損傷を呈しやすい支持姿勢
a：体幹患側へ側屈しながら前傾し、大腿骨内旋、膝は外反での荷重姿勢を取りやすい。
b：通常よりも骨盤を後方へ引き、過度に腰椎前弯、体幹前傾し股関節屈曲を強調した姿勢をとる。

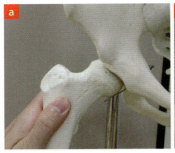 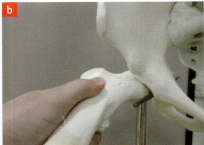 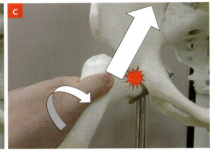

図9　股関節屈曲時の大腿骨の動き
a：股関節中間位での自然正中位。
b：股関節正中位からの屈曲では、大腿骨頚部の「くびれ」は寛骨とインピンジメントを生じない。
c：股関節内旋を伴った屈曲では、大腿骨頚部の「くびれ」と寛骨のインピンジメントが生じる。その際に腸腰筋などの股関節前面筋の短縮などにより、骨頭が前方変位を伴い、よりインピンジメントしやすい骨運動を呈する。

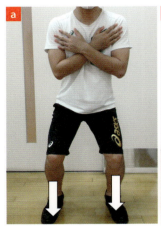 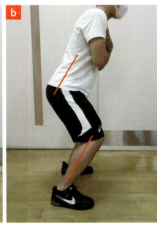

図10　パワーポジション
a：左右均等に内側楔状骨周囲で荷重する。
b：骨盤軽度前傾し、足底全接地のまま膝はつま先より前方へ出るように屈曲する。足趾第2趾に向かうような荷重位置で、下腿を前傾し体幹が平行になるようにする。

ションである[10]（図10）。この姿勢で、股関節周囲筋による適切な荷重支持を可能として、関節唇に負担をかけないようにすることが疼痛改善の観点からも重要である。また、この動作を獲得するためには、関節のタイプを評価し、可動域と筋力の獲得が重要である。

股関節唇損傷の多くは、Joint laxityの様に、過度な可動域を持ち、主に筋力低下が顕著にみられる「柔らかい関節」の関節タイプと、筋肉質で柔軟性の欠如を有し、関節可動域制限が顕著にみられる「硬い関節」のどちらかに偏っている傾向がある。臨床の印象としては、柔らかい関節のタイプにより多く発生する。柔らかい関節のタイプは、股関節周囲の筋力低下を有しているだけではなく、体幹、膝関節の機能低下も顕著であることが多い。そのため、「関節のタイプ」を評価し、可動域改善を優先する場合と筋力改善を重点的に行う場合に分けて治療を進めていくことが重要である（表1）。

表1　関節のタイプ別の身体的特徴とリハビリテーション戦略

	関節が柔らかいタイプ	関節が硬いタイプ
骨盤	過度な前傾	軽度な後傾
股関節伸展	極軽度な制限	重度な制限
股関節内旋	過度な可動域	重度な制限
股関節外旋	軽度な制限	重度な制限
腰椎	過度な前弯	フラット〜極軽度前弯
主な股関節筋力低下	外転・外旋筋	外転筋
代償支持機構	骨や軟部組織での過度な支持 （FAIを併発していることが多い）	大腿直筋を中心とした支持 （滑液包炎を併発していることが多い）
ストレステスト高陽性率	前方インピンジメントテスト	FABERテスト
主な介入方向性	筋力強化	可動性改善

▶ 保存療法のリハビリテーションの実際

1．柔らかい関節のタイプの評価と治療

ⅰ）関節可動域評価

　柔らかい関節のタイプは、股関節周囲の筋力低下が顕著なことを多く経験する。そのため、骨盤を過度に前傾し、腰椎前弯を強め、殿部を後方に移行させ、さらに股関節を内旋位で屈曲させた支持機構をとる（図8）。つまり、下肢全体の筋力で踏ん張るといった機能的安定性を選択するのではなく、関節をロックするような構造的安定性を選択しやすい。このタイプは、股関節の可動域制限が問題になることは少なく、可動域制限が問題となるのは、主に骨盤の後傾や脊柱の後傾や後弯の動きである。また、このタイプでは主に筋力低下が大きな問題を占め、外転筋や外旋筋、大腿四頭筋、体幹筋力の低下がみられる。

　骨盤や脊柱の可動域に対する評価は、四つ這いでの骨盤前後傾（図11）や座位での骨盤前後傾（図12）を自動運動で行い、骨盤と腰椎を中心とした脊柱の可動域の評価を行

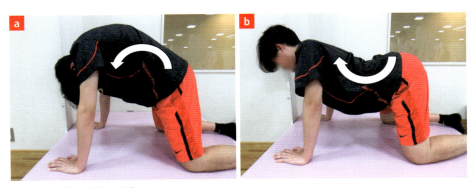

図11　骨盤前後傾の評価
a：肘は伸展位を保持し、骨盤後傾、腰椎後弯を促す姿勢。
b：骨盤前傾と腰椎前弯を促す姿勢。この動きを繰り返し骨盤と脊柱の可動性を改善させる。

う。骨盤前傾と腰椎前弯の動き、骨盤後傾と腰椎後弯の動きがカップリングして動かせるかの可否を評価する。このタイプは骨盤後傾の動きが苦手な症例を多く経験する。

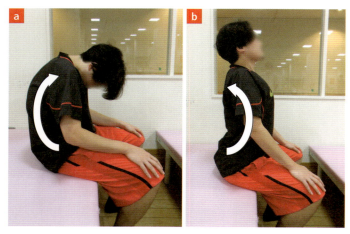

図12　座位での骨盤前後傾の評価
a：座位姿勢を取り、骨盤後傾、腰椎後弯を促す評価と運動。
b：座位での骨盤前傾と腰椎前弯を促す。この動きを繰り返し骨盤と脊柱の可動性を改善させる。

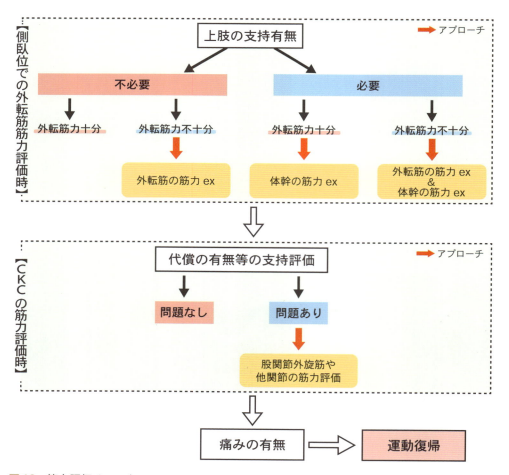

図13　筋力評価チャート

22　1　股関節唇損傷

ii）筋力評価

　筋力の評価は、股関節外転筋の評価を基準に図（図13）のフローチャートの流れで評価を進めると、股関節唇損傷の筋力低下の全体像がつかみやすい。まず、股関節外転筋力の評価は、MMTに準じて側臥位で評価する（図14-a）。MMT肢位での評価時に、上肢によるベッドでの支持の有無（図14-b）によって体幹機能の評価も可能となる。体幹の筋力評価は、四つ這いバランスやサイドブリッジによる評価を行う（図15）。これらの評価は実際の体幹の筋力 ex. としても有用であり、最終的には徒手抵抗にも抗せる筋力の獲得を目指す。

　また、股関節外旋筋の筋力低下が、Closed Kinetic Chain（CKC）時の股関節内旋、膝外反動作に影響を与えることから、股関節外旋の筋力評価も重要である（図16）。MMT肢位での股関節外転筋力や外旋筋力、体幹筋力が十分であっても、CKCでの姿勢が取れない場合は、膝関節以下の支持の問題が大きいと評価できる。

　膝関節では内側広筋の筋力低下がみられることが多いため、クアドセッティングにて内側広筋の収縮力や、収縮時の筋の硬さを評価する（図17）。このようにベッド上での筋力評価の後、CKCの評価を行う。パワーポジションが取れていれば、片脚での片脚立位バランス（図18）、片脚スクワット（図19）の姿勢の評価を行い、段階的に反復動作の可

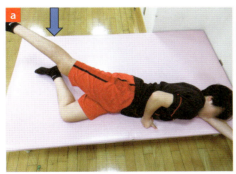 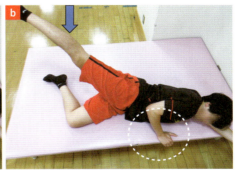

図14　股関節外転筋力と体幹筋力評価
a：上肢での踏ん張りなしで可能な場合は、体幹筋力の能力低下は比較的小さい。
b：上肢の踏ん張りが必須の場合は、体幹筋力の低下の有無を十分に評価がする必要がある。

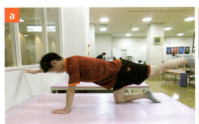 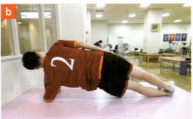 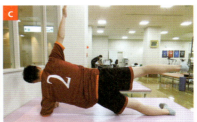

図15　四つ這いバランスやサイドブリッジによる体幹評価と筋力 ex.
a：四つ這いで腹筋を入れながら、四肢を挙上し保持の有無を評価する。足関節は底屈位、足趾屈曲位で、足関節と足趾の代償を防いだ肢位で行う。筋力 ex. では、四肢の挙上高は、体幹が崩れない程度からはじめると良い。保持が可能になれば、徒手により抵抗を加えると効果的である。
b, c：サイドブリッジは四つ這いと同様に、腹筋を入れながら両下肢は重ねて行い評価する。この姿勢が取れれば上肢を挙上し保持を、それも可能になれば下肢も挙上し保持する。ex. では、体幹が崩れない負荷で行うことが重要である。最終的に、徒手抵抗に抗せることが望ましい。

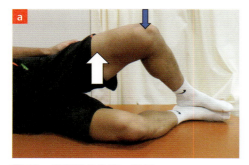

図16 股関節外旋筋の評価

側臥位で膝屈曲位、両足部を付けた状態で、股関節外転方向に動かす。
その際に、膝に上方から抵抗をかけて筋力を評価する。

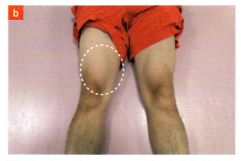

図17 クアドセッティングによる内側広筋の評価

膝蓋骨を近位に引き込むように収縮を促し、その際に内側広筋の収縮を確認する。膝蓋骨を引き込む収縮の程度や筋の硬さを健側と比較して評価する。

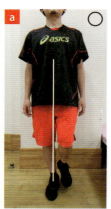 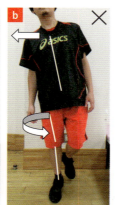

図18 片脚立位姿勢の評価

a 良好な場合：体幹の変位や骨盤の偏移がなく片脚立位を保持できる。
b 不良の場合：体幹の側屈や前方回旋が生じ、膝の外反が生じる場合が多い。

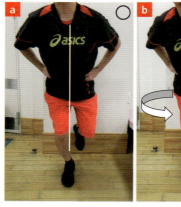 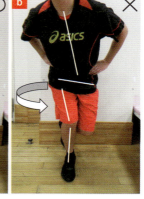

図19 片脚スクワットの評価

a 良好な場合：体幹の側屈や骨盤の変位がなく支持脚内側に中心軸をつくり保持、反復が可能である。
b 不良な場合：体幹の側屈や骨盤の前方回旋が生じ、膝外反姿勢が生じやすい。

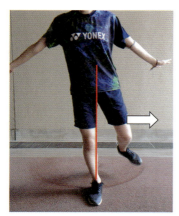

図20 片脚外転支持

片脚スクワット姿勢を保持し、遊脚側を外転方向へ動かす、または保持させる。その際に支持脚の体幹側屈や膝外反が過度に生じないようにする。

否を評価する。その後、片脚立位を保持した状態で、対側下肢の外転保持の可否を評価する（図20）。CKCでの評価時には、姿勢の評価と共に痛みの有無の確認は必須である。

ⅲ）治療

実際の治療は、インピンジメントによる股関節前面組織の硬さが生じていることが多いため、マッサージやストレッチングが効果的である。マッサージは、上前腸骨棘や下前腸骨棘、小転子周囲、大腿筋膜張筋に沿った大腿骨付着部周囲の圧痛部分へのマッサージを行う（図21）。また、骨盤や脊柱の可動域では、評価で示した四つ這いや座位での骨盤前後傾運動を治療として、20～30回を3セット程度行う（図11）（図12）。特に骨盤後傾と腰椎後弯の可動域を出すように指導して行うことがポイントである。

筋力ex.は、ベッド上での外転筋トレーニングや、CKCでの片脚バランス評価などで示した姿勢を崩さずに、自重での姿勢保持や反復回数が可能になることを目標にする。バランスex.時は腹筋や外転筋の収縮を意識しながら行うとより効果的である。5秒から10秒程度の保持や10回を3～5セット程度の反復が可能になるように進めていく。パワーポジションでのスクワットや片脚バランスが十分に安定してきたら、股関節周囲筋により負荷を加えるために、セラバンドを使用したスクワットを行っていく（図22）。内側広筋に対してはクアドセッティングで収縮感を本人に意識させながら、膝蓋骨を近位へ引き上げるように力を入れさせる。最大収縮位で3～5秒程度保持するように行い、100回程度実施する。

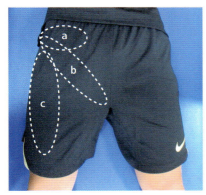

図21 筋硬結や滑走不良が生じやすい部分
a：上前腸骨棘周囲の縫工筋や大腿筋膜張筋周囲
b：下前腸骨棘周囲の大腿直筋周囲や腸腰筋周囲
c：外側広筋や大腿筋膜張筋周囲

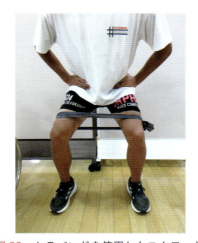

図22 セラバンドを使用したスクワット
パワーポジションのスクワット姿勢で、両大腿、または下腿にセラバンドを付け、外転保持を意識しながらスクワット動作を行う。

2. 硬い関節のタイプの評価と治療

ⅰ）関節可動域評価

硬い関節のタイプは、股関節周囲の筋力は比較的保たれていること多いが、股関節伸展や内外旋の可動域低下や、骨盤前傾への可動域低下を呈し、股関節内旋、骨盤後傾、後方

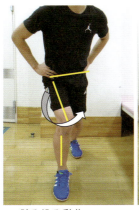 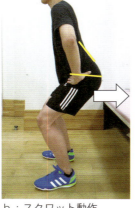 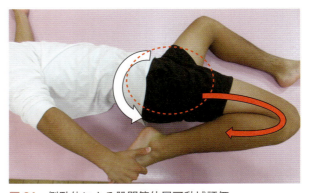

a：踏み込み動作　　b：スクワット動作

図23　硬いタイプの関節支持の典型例
a：硬いタイプは、大腿骨内旋、骨盤の後傾での踏み込み動作を行っていることが多い。
b：通常よりも骨盤後傾と腰椎がフラットな姿勢、後方重心で行う支持動作が多い。

図24　側臥位による股関節伸展可動域評価
側臥位で、股関節伸展の可動域に対する評価を行う。

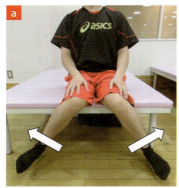 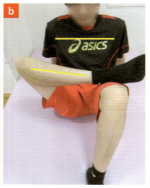 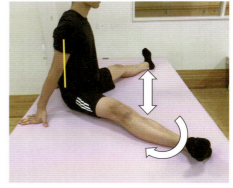

図25　座位での内外旋評価
a：座位姿勢で骨盤を中間位で保持し、大腿骨を内旋に自動または他動で動かし左右差を評価する。
b：ベッド上座位で、対側の膝上部に足を組み、体幹と下腿の平行の可否を左右差で比較する。

図26　座位での開脚による股関節外転評価
ベッド上座位で、体幹を立て、骨盤を正中または前傾した状態を保てる範囲で両下肢を開脚、大腿外旋し、股関節外転と外旋の評価を行う。体幹を倒すことよりも、骨盤前傾位を維持して開脚をできるように促すことが重要である。

重心での姿勢支持を取りやすい特徴を持つ（図23）。インピンジメントサインと共に、外旋・外転・屈曲でのFABERテスト肢位での痛みを認める傾向が多い。また、大腿直筋付着部や滑液包炎、膝蓋腱炎、内転筋付着部炎を併発していることも少なくない。

可動域の評価は、側臥位での股関節伸展（図24）や内外旋（図25）の可動域評価が重要である。両評価共に、可動域や伸張感を左右差で比較する。また、外旋に関しては、股関節外転制限を伴った外旋の制限を認めることが多いため、座位での開脚により骨盤前傾位での外転・外旋の可動域評価が重要となる（図26）。このタイプの骨盤可動域は、前傾が制限されていることが多い。

ii）筋力評価

筋力に関しては、柔らかい関節のタイプ同様に股関節外転筋や体幹筋力が低下している症例も存在する。

iii）治療

実際の治療では、可動域制限が大きい場合が多いため、ストレッチングやマッサージなどの治療が中心になる。股関節の可動域や骨盤、脊柱の可動域を改善することで、股関節屈曲時の症状が即座に軽減することが臨床ではよく見られる。マッサージは、上述した柔らかい関節時に示した部位を中心に行い、マッサージを行った後にストレッチングを行うと効果的である（図21）。ストレッチングは、股関節伸展、外旋を中心に行い、伸張感を10〜15秒程度感じられる可動域で保持し、5〜10セット行う（図24）（図25）（図26）。

股関節伸展は骨盤後傾位で伸展の可動域が出ることが、股関節外旋は、下腿と体幹が平行程度になることが望ましい。骨盤運動では前傾と腰椎前弯の可動域が出るように意識して行わせる（図11）（図12）。筋力ex.は、柔らかい関節タイプに示した時と同様に、ベッド上のものから順にCKCに移行し、負荷をあげ、最終的にはパワーポジションや片脚での支持バランスが取れるように改善を目指す。

3. 保存療法におけるスポーツ復帰後とその後の注意点

スポーツ復帰は、運動時、特に荷重時痛が消失、または軽減したことを確認し許可される。初めはコンタクトのない練習やゲーム形式前までの部分復帰までとする。その後、痛みの出現の有無を確認し、問題なければ参加時間を短くしたゲーム参加を許可していく。復帰後に注意すべき点は、再発しやすいことを選手と共有しておく必要がある。一度高度な炎症をきたした組織は硬化し、再度機能低下や炎症を起こしやすい。そのため、アイシングやストレッチングなどのケアの継続はもとより、本人の調子が良くても運動頻度、運動強度を落とす日を設定することが重要であることを指導する。

▶ 術後のリハビリテーションの考え方

股関節唇修復術のリハビリテーションプログラムを表（表2）に示す。術後は、修復した股関節唇への負荷を考慮しなければならない。そのため、外旋、伸展、屈曲への可動域を制限する期間と、荷重を制限する期間の2つが設けられる。その期間後は、股関節の機能改善を図ると共に、もともと低下がみられた下肢・体幹機能の再構築を図っていく。最終的にはパワーポジションが取れ、片脚での支持機能を再獲得することを目指す。手術後の復帰時期は、術後平均6カ月程度であり、約90％程度の復帰率が報告されている[11]。

手術療法も保存療法もリハビリテーションの考え方や手法に大きな隔たりはない。違いは、ROM ex.や荷重開始時期など手術部の修復過程を阻害しないなど手術の注意点を考慮に入れることである。

表2 当院における股関節唇修復術後のリハビリプログラム

術後1週間〜	装具装着下で、タッチあるいは10kgまでの荷重歩行 愛護的な股関節ROM ex.（屈曲は術後3週間は120°まで、伸展は術後1週間は10°まで、外旋は術後2週間は0°まで）
3週間〜	歩行時の荷重量は1/3荷重から開始 左右差のない可動域獲得へ
4週間〜	自転車エルゴメーター開始
5〜8週間〜	全荷重歩行獲得で装具 off
2ヶ月間〜	その場ジョギング→ジョギング
3ヶ月間〜	加速走・ジャンプ・ステップ ex. 開始
4ヶ月間〜	ジャンプ動作→スポーツ復帰

▶ 術後のリハビリテーションの実際

■ 術後1日目〜

　術後早期は、特に患部は術創部の痛みや骨を削った処置による痛みを有することが多いため、約1週間程度は痛みが残存する。そのため、この期間はアイシングなどの患部の消炎治療に努める。また、術後は股関節装具（T-scope BREG社製股関節装具）を使用し、股関節の可動域は、術後1週間は伸展10°まで、外旋は、術後2週間は0°、屈曲は、術後3週間は120°までに制限する（図27）。通常、装具は術後2ヶ月間まで使用する。

　ROM ex. では、股関節の可動域は、屈曲は確認程度とし、外旋と過度な伸展も行わず愛護的に進め、股関節周囲の癒着防止に努める（図28）。

　筋力 ex. では、患部周辺の癒着の予防などを目的に股関節内旋や外転運動を、患部外 ex. として足関節の底背屈、クアドセッティング、Straight Leg Raise（SLR）などの ex. を中心に行う（図29）。特に内旋運動は創部の癒着防止に努めるため積極的に行っていく。

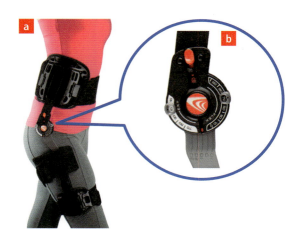

図27 股関節装具
a：股関節外旋、伸展、内転を制限したT-scope BREG社製股関節装具を着用する。
b：股関節屈曲・伸展の角度制限調整をこのダイヤルで行う。術後3週間は伸展10°に制限する。

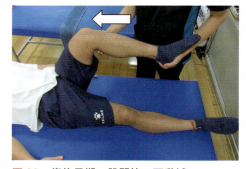

図28 術後早期の股関節の可動域 ex.
他動の股関節屈曲は、愛護的に行い、初めは確認程度で行う。

ROM ex. は、股関節装具を使用し、つま先タッチ歩行または 10 kg 程度の荷重から開始する（図 30）。

歩行は、伸展 10°までの制限があるため、小股での歩行を指導する。また、股関節内旋制限が大きい場合は、立脚中期以降に体幹や足部を外方に向けた代償動作が出やすいため、代償動作を出さない歩容獲得を指導する。

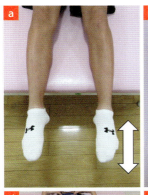
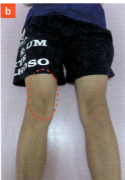
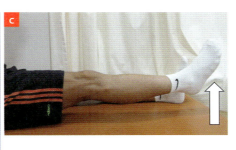
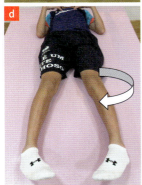
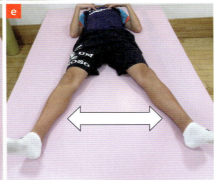

図 29　術後早期の筋力 ex.
a：足関節底背屈運動
b：クアドセッティング
c：SLR
d：内旋運動
e：外転運動

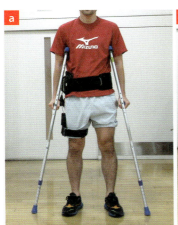
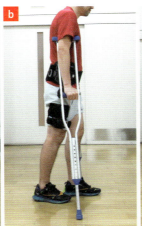
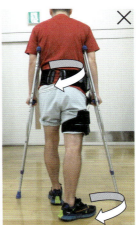
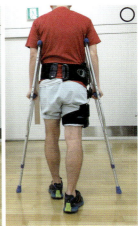

図 30　装具装着下での歩行
a：タッチまたは 10 kg 程度の荷重歩行を開始する。
b：股関節伸展可動域は 10°に制限されているため、小股歩行を心掛けるように指導する。
cd：股関節内旋制限が大きい場合、立脚中期以降に体幹や足部を外方に向けた代償動作が出やすいため、代償動作を出さない歩容獲得を目指す。

■ 術後 3 週間〜

　可動域 ex. はこの時期から可及的に左右差のない可動域の獲得を目指していく。しかし、術前に可動域制限が強かった症例は、徐々に関連する筋や軟部組織の柔軟性の改善を図りながら可動域拡大を進める。特に、術創部の癒着の影響で、股関節内旋制限が生じやすいため、創部周辺の軟部組織や腸脛靱帯、外側広筋などの柔軟性を改善させることを念頭に置くことが重要である。このころから、股関節伸展方向の可動域の拡大に努めると共に、伸展制限予防のため、うつぶせ寝の習慣を日中とるように指導する。

　筋力 ex. では、股関節周囲筋は、チューブや重錘を使用するなど負荷をあげていき、股関節外転筋、内外旋筋力、体幹筋などの筋力強化を進めていく（図 31）。

　荷重 ex. では、主治医の指示のもと 1/3 荷重から開始する。痛みや筋力の状態に合わせて 1 週毎に 1/3 荷重ずつ増やしていき、通常は、術後 6 週間から 2ヶ月間で全荷重歩行が可能となる。歩行では、痛みがなく、下肢筋力の支持が保たれていれば全荷重歩行獲得に問題が生じることは少ない。荷重時痛などがなければ、四つ這いバランス練習や hip up などの荷重収縮を両脚支持から片脚支持へ、また等尺性から等張性など段階的に上げていく（図 32）。これらの ex. は、患側の殿筋や腹筋、大腿四頭筋やハムストリングスなどの収縮を意識して行う。

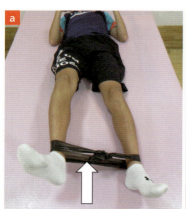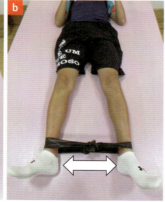

図 31　チューブを使用した股関節筋力 ex.
チューブや重錘を付けて負荷を徐々にかけて、股関節屈筋や外転筋に刺激を与えていく。

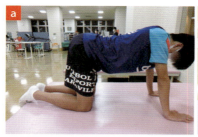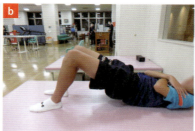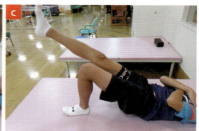

図 32　四つ這い保持と hip up ex.
a：四つ這い保持では、腹筋を中心に、殿筋の筋収縮を意識して行う。
b：hip up ex. は、はじめは上肢で支持し、問題なければ上肢を組み、腹筋を入れながら大腿四頭筋、殿筋やハムストリングスを意識して行う。はじめは保持し、徐々に反復し負荷を調整していく。
c：両脚で安定して行えれば、徐々に片脚に移行し、等尺性から等張性の負荷に移行していく。

股関節の屈曲可動域が100°以上獲得していれば、術後4週間から自転車エルゴメーターを開始する。
　装具は全荷重が許可され、問題なく杖なし歩行が可能になる術後2ヶ月までに除去していく。

■ 術後2ヶ月間〜

　この時期からは、スポーツ復帰を見据えた運動を開始する。左右での片脚バランスや筋力の改善がみられてきた段階から、その場ジョギングを開始し、実際のジョギングへと移行する。その場ジョギングとは、その場で行うジョギングのことである（図33）。鏡の前で行い足底接地と左右の立脚時のバランスを自他で確認する。状態に合わせて30秒から1分を1セットとし、5〜10セット行っていく。その場ジョギングを1週間程度行い、特に問題が生じなければジョギングを開始する。ジョギングは、1分走り、1分歩きを1セットとし、5〜10セットのインターバルジョギングから開始する（表3）。はじめはゆっくりと、足底接地を意識して行うように指導する。15分以上走れることを目標に進めていく。

■ 術後3ヶ月間〜

　この時期からアスレティックリハビリテーションを開始する。この頃には術前でみられた階段昇降時、特に上り動作での痛みが消失している場合が多い。ただし、痛みの原則[10]のNRS3以内の痛みであれば、アイシング等の消炎処置を行いながら、運動を進めていく。直線の動きでランニングまで可能であった場合、加速走を取り入れていく。加速走では、ジョギングのスピードからスピードを上げ、段階的にスプリント練習を実施する。ジョギング途中に、スピードを上げる区間を30〜40m設け、5本程度から行っていく。スピードや実施本数は段階的に増やし、最終的にはダッシュができることを目標とする。

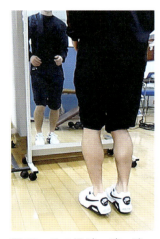

図33　その場ジョギング
鏡の前でその場でのジョギング動作を行う。
膝や股関節をしっかりと左右均等に使えていることを確認しながら行う。

表3　インターバルジョギング（ジョグ）メニュー

1分ジョグ ⇔ 1分歩行 ×10セット
↓
3分ジョグ ⇔ 1分歩行 ×5セット
↓
5分ジョグ ⇔ 1分歩行 ×4セット
↓
10分ジョグ ⇔ 1分歩行 ×2セット
↓
15分ジョグ ⇔ 1分歩行 ×2セット
↓
時間や速度の制限なし

小股で、ゆっくりと両足をちゃんと使った綺麗なフォームで行う。
それぞれのジョグメニューを3回程度は痛みなく可能であることを確認しながら進めていく。

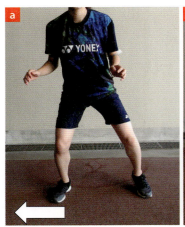 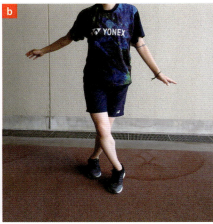 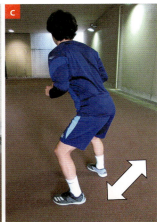

図34　各種ステップex.
各スポーツ種目に必要なステップ動作を実施する。
a：サイドステップ
b：クロスステップ
c：前後へのサイドステップ

　筋力ex.では、CKCの運動を取り入れていく。片脚でのバランス動作、フロントとサイドのランジ動作での支持と痛みがない状態を確認し、問題なければハーキーステップ、サイドステップ、クロスステップなどのステップex.を取り入れていく（図34）。
　スポーツ活動については、この時期から徐々に基礎練習を取り入れていくが、復帰時期までの期間中、関節への負荷量が多くなるため、負荷量の調節や休息日の設定など、患部が過負荷にならないように心がけることが重要である。

■ 術後4ヶ月間〜
　この時期からスポーツ復帰に向けた運動を開始していく。ダッシュやステップex.が問題なく実施できるレベルまでに改善できていれば、ジャンプ動作に移る。ジャンプ動作では、踏み込み時、着地時に生じる股関節屈曲に伴った際の痛みが出現しやすいため注意が必要である。まずは平地でその場での両脚ジャンプからはじめ、その後10〜20 cmのボックスジャンプでの昇降を行い、段階的に片脚ジャンプへと移行する（図35）。そして、これらの動きやステップ動作、ボール動作を織り交ぜ、動きの強度を高めていく。それらの動作や運動が問題なく実施できれば、コンタクトスポーツではコンタクト以外の練習から、ノンコンタクトスポーツでは合流時間を短めに調整して部分合流を開始する。部分合流期間を2週間程度設け、その間、負荷を落とす日も設けながら患部、患部外の疲労状況を見極めながら、徐々にコンタクト練習やゲーム参加へと本格的な合流を目指していく。

5　要約

- 股関節唇損傷は、主に荷重時に痛みが生じやすい障害である。
- 寛骨または大腿骨に骨形態異常を伴っていることが多い。
- 治療は保存療法が一般的であるが、機能破綻している場合は手術療法が選択される。手

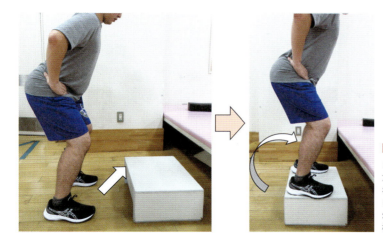

図35 ボックスジャンプ
ジャンプ後に、腹筋、殿筋、大腿四頭筋を意識したパワーポジションでの着地支持ができる様に繰り返す。また、台からジャンプで降りる際も同様に意識して行う。

術療法後は4〜5ヶ月程度の復帰期間が必要となる。
- リハビリテーションは、痛みの程度によって異なるが、基本的には消炎鎮痛を主に行い、痛みの軽減と共に股関節の機能改善を中心とし骨盤や体幹、膝関節、足関節を含めた全身の機能改善が必要となる。
- 股関節のタイプにあわせたリハビリテーションを展開し、パワーポジションの荷重姿勢の獲得が重要である。また、その後スポーツ復帰には、運動量の調整が非常に重要であり、患者教育も必須である。

文献

1) Crawford MJ, et al. The 2007 Frank Stinchfield Award. The biomechanics of the hip labrum and the stability of the hip. Clin Orthop Relat Res. 2007 Dec; 465: 16-22. doi: 10.1097/BLO.0b013e31815b181f.
2) Ferguson SJ, et al. The material properties of the bovine acetabular labrum. J Orthop Res. 2001 Sep; 19(5): 887-96. doi: 10.1016/S0736-0266(01)00007-9.
3) Kelly BT, et al. Hip arthroscopy update. HSS J. 2005 Sep; 1(1): 40-8. doi: 10.1007/s11420-005-0105-3.
4) Ganz R, et al. Femoroacetabular impingement: a cause for osteoarthritis of the hip. Clin Orthop Relat Res. 2003 Dec; (417): 112-20. doi: 10.1097/01.blo.0000096804.78689.c2.
5) Groh MM, et al. A comprehensive review of hip labral tears. Curr Rev Musculoskelet Med. 2009 Jun; 2(2): 105-17. doi: 10.1007/s12178-009-9052-9. Epub 2009 Apr 7.
6) McCarthy JC, et al. The Otto E. Aufranc Award: The role of labral lesions to development of early degenerative hip disease. Clin Orthop Relat Res. 2001 Dec; (393): 25-37. doi: 10.1097/00003086-200112000-00004.
7) 宇都宮啓. 股関節内病変の診断と治療. MB Orthopaedics 34(8): 53-60, 2021.
8) Dwyer T, et al. Operative Versus Nonoperative Treatment of Femoroacetabular Impingement Syndrome: A Meta-analysis of Short-Term Outcomes. Arthroscopy. 2020 Jan; 36(1): 263-273. doi: 10.1016/j.arthro.2019.07.025
9) Hoit G, et al. Physiotherapy as an Initial Treatment Option for Femoroacetabular Impingement: A Systematic Review of the Literature and Meta-analysis of 5 Randomized Controlled Trials. Am J Sports Med. 2020 Jul; 48(8): 2042-2050. doi: 10.1177/0363546519882668. Epub 2019 Nov 27.
10) 今屋健. 股関節の運動療法. 膝関節運動療法の臨床技術. 第一版. 東京: 文光堂; 103-158; 2018.
11) Casartelli NC, et al. Return to sport after hip surgery for femoroacetabular impingement: a systematic review. Br J Sports Med. 2015 Jun; 49(12): 819-24. doi: 10.1136/bjsports-2014-094414. Epub 2015 Apr 3.

Ⅰ　股関節

2 ハムストリングス損傷・断裂

藤島 理恵子／今屋　健

1 はじめに

　ハムストリングスは、下肢の中では大腿四頭筋に次ぐ大きな筋肉であり、特にスポーツ活動中に筋損傷が好発しやすい筋肉である。このような筋損傷は、一般的に「肉離れ」と呼ばれている。肉離れは、「スポーツ動作中に、急に筋肉が切れたように実感するとともに痛みを感じ、プレーの継続が困難になる状態[1]」とされ、整形外科学用語集においても「肉離れ」と明記されている[2][3]。そして、スポーツ活動を行う多くの選手が、肉離れと聞くと「しばらく安静」といったイメージを持つことが多いが、ハムストリングスの付着部損傷では手術療法が選択されることもあるため注意が必要である。

　当院のスポーツ整形外科外来における筋損傷の症例の調査では、ハムストリングスが全身の筋肉の中で最も多く、下肢全体の中では43.8%を占めていた[4]。その中では、大腿二頭筋長頭の付着部・筋腹部・筋腱移行部・停止部の損傷が多く、特に筋腹部の損傷が最も多かった[5]。

　ハムストリングスの損傷は、軽症から重症までさまざまであるが、一般的には保存療法で改善する。これは筋腹部の損傷が最も多く、かつ血行に富んでいることから自然治癒しやすいことが考えられる。ただし、ハムストリングスの付着部損傷は、自然治癒しにくいことから保存療法に難渋する症例が多く当院では手術療法が選択されることもある。以上を踏まえ、本稿ではスポーツ外傷に伴うハムストリングスの付着部損傷に対する術後のリハビリテーションを中心に解説していく。

2 発生機序と病態

　本稿では、ハムストリングスの筋損傷の発生機序とそれに伴う病態について解説する。ハムストリングスの詳細な解剖とその機能を知ることで、適切な治療方針を立てるための指針が得られる。さらに、ハムストリングスの筋損傷は、軽症から重症まで幅広く存在し、それらの重症度の鑑別は臨床上非常に重要である。

　また、ハムストリングスの筋損傷の約1/3は再発する[6]とされ、再発リスクの高い疾患でもある。その中でも、重症度の高い付着部の損傷を中心に解説し、発生機序や病態を明らかにすることで、再受傷の予防にも繋がると考える。

▶ 機能解剖

　ハムストリングスは、大腿二頭筋、半腱様筋、半膜様筋の3つの筋[7][8]で構成される（図1）。

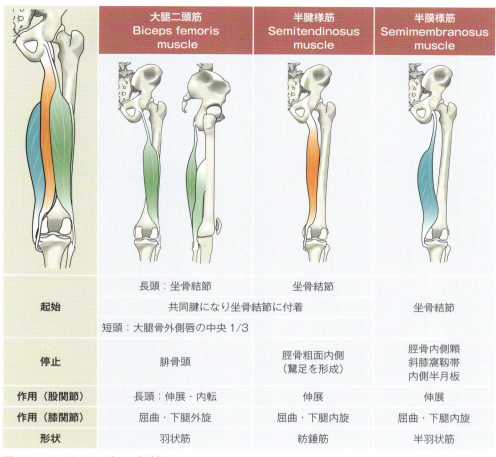

図1 ハムストリングスの解剖

　大腿二頭筋は、長頭と短頭で構成される羽状筋である。大腿二頭筋長頭は半腱様筋と共同腱で坐骨結節の外側から起始し、単独になって近位腱膜から羽状様線維を出し腓骨頭に停止する。大腿二頭筋短頭は、大腿骨後面から起始し羽状様線維を出し腓骨頭に停止する。

　半腱様筋は、仙結節靱帯と大腿二頭筋長頭と共同腱で坐骨結節の外側やや中央から起始し、縫工筋と薄筋と共に鵞足を形成し、脛骨後内側顆に停止する羽状様線維であるが、筋線維は平行に近く紡錘筋（平行筋）とされる。また、半膜様筋は、坐骨結節から起始し脛骨後内側顆に停止する半羽状筋である。

　大腿二頭筋長頭・半腱様筋・半膜様筋は股関節と膝関節にまたがる二関節筋であり、大腿二頭筋短頭は、ハムストリングスで唯一の単関節筋である。

　ハムストリングスの主な機能は、股関節の伸展と膝関節の屈曲である。さらに、大腿二頭筋は下腿外旋に作用し、半腱様筋・半膜様筋は下腿内旋に作用する。ハムストリングスの起始は坐骨結節にあることから、骨盤の前後傾にも大きく影響している。すなわち、骨盤前傾・股関節屈曲・膝伸展位でハムストリングスは最も伸張され、骨盤後傾・股関節伸展・膝屈曲でハムストリングスは最も弛緩する（図2）。また、骨盤を前傾させる大腿直筋との主動作筋と拮抗筋のバランスにより、骨盤の過度な前傾を抑止している。この関係が、後述する運動療法を考える上で重要となるため、押さえておきたい知識の1つである。

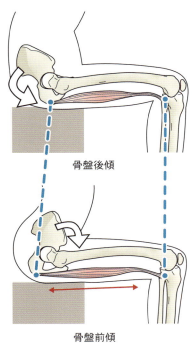

図2　骨盤前傾位と骨盤後傾位でのハムストリングスの張力の違い

骨盤前傾位では、付着部の坐骨結節が後方へ移動するため、ハムストリングスが伸張される。

▶ 発生機序

　ハムストリングスの筋損傷は、走行時や股関節屈曲・膝伸展位でのジャンプの着地時など筋の「遠心性収縮」の際に好発する[9]。さらに、重症度の高いハムストリングス付着部付近の腱の完全断裂または剥離損傷では、膝関節伸展位で股関節を強く屈曲した場合に生じることが多い。この肢位では、ハムストリングスが最も伸張されるため、付着部に強い伸張ストレスが生じる。

　例えば、サッカーのスライディング動作中に芝に足がひっかかり、股関節屈曲を過度に強制された場合や、アメリカンフットボールで相手からタックルを受け、足部を固定された状態のまま、さらに別の相手から体幹にタックルされて、体を後方に押し込まれる外力が加わり、股関節屈曲を強制される場合など、半ば不可抗力の場合に生じることも見受けられる（図3）。

▶ 症状と診断

　ハムストリングスの筋損傷の診断は、問診や理学的検査、重症度によっては画像検査などを用いて総合的に行われる。問診では、受傷機転の確認に加えて、筋損傷の既往歴、疼痛部位やその程度などを確認する。理学的検査では、皮下血腫・局所の熱感などの炎症所見や、陥凹の有無、圧痛、可動域などを評価する。これらの評価は後療法の指標になるため、慎重かつ的確に行わなければならない。特に疼痛の評価は重要であるため下記で詳細に解説する。また、画像検査では損傷型や重症度を評価する。特に手術適応となるハムストリングスの付着部損傷では、この画像検査が重要な指針となる。

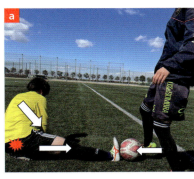
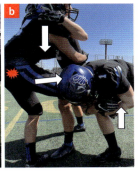

図3 受傷事例
a：足関節が背屈位で固定された状態で股関節が屈曲強制された。
b：上体が固定された状態で下肢にタックルを受けて股関節が屈曲強制された。

疼痛の評価

疼痛の評価は、①圧痛、②伸張痛、③収縮時痛（求心性収縮・遠心性収縮・抵抗時痛）の3項目を評価する（表1）。これらの評価を、受傷初期を急性期、炎症症状が回復し日常生活が問題なくなった時期を回復期、スポーツ復帰にむけたトレーニングを行う時期をアスレティックリハビリ期の3つの期間に分けて行っている。この際、痛みの程度の評価は、11段階で表現するヌーメリック・レイティング・スケール（NRS：numerical rating scale）や、6段階で表現するフェイススケールなどを用いる。

①圧痛

圧痛の評価では、受傷直後は、患者自身で痛みのある部位をピンポイントで指摘できることが多い。時間経過とともに、出血が拡散され自覚的な部位の特定がしにくくなる。損傷部位の伸張を防止するため必ず膝屈曲位で、圧痛の部位と程度、陥凹の有無、血腫の位置を確認する。付着部損傷の場合、坐骨結節付近のピンポイントで特に強い圧痛を伴う疼痛と、陥凹が確認されることが多い（図4）。

表1 受傷からの時期に応じた痛みの評価

	急性期	回復期	アスレティックリハビリ期
NRS[*1]	10〜7	6〜4	3〜0
圧痛	++	+〜±	−
伸張痛	++	+〜±	−
筋収縮痛（求心性）	++	+〜±	−
筋収縮痛（遠心性）	行わない	+	±
可動域	50〜60%	70〜80%	90〜100%
	かなり痛い	少し痛い	ごく少し痛いまたは痛みなし

[*1] 疼痛尺度の1つで11段階で評価する

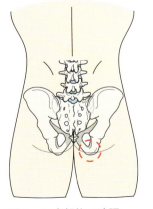
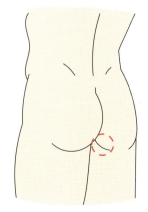

図4 圧痛部位の確認
坐骨結節付近のピンポイントで特に強い圧痛を伴う疼痛と、陥凹が確認されることが多い。

②伸張痛

　筋伸張痛の評価は、背臥位で他動的に膝屈曲位で下肢を挙上し、ゆっくり膝を伸展していく（図5）。膝の伸展が不可能であるほど、重症と判断する。可能なら下肢伸展挙上テスト（SLR：straight leg raising test）を行い、痛みの出る角度を評価する（図6）。ただし、腱付着部の筋肉または腱の断裂の場合には重症度に比例してSLRが制限されるが、腱付着部の剥離損傷の場合には健側と同程度のSLRが可能で（図7）、陳旧性完全断裂症例では正常の筋腱緊張が低下しているため、時には健側よりもSLRの可動性が大きな症例にも遭遇する。

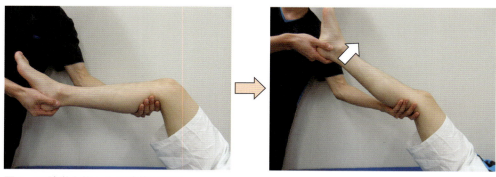

図5　下肢挙上位からの膝伸展誘導
股関節屈曲最終域から、膝関節を伸展していく。

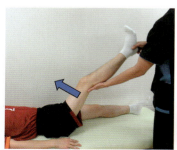 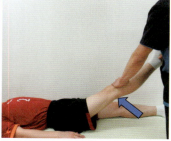

膝屈曲位での股関節屈曲　　膝伸展位での股関節屈曲

図6　SLR肢位での疼痛評価
初めに、左図のように膝関節を軽度屈曲位から行い、疼痛の程度を確認してから右図のように膝関節伸展位で行う方が安全である。このように、膝関節屈曲位と膝伸展位での股関節屈曲可動域を評価する。この時の膝関節と股関節の可動域は、治療経過の評価にも用いることができる。

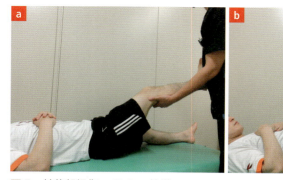

図7　付着部損傷のSLRの特徴
a：腱付着部の筋肉または腱の断裂の場合には重症度に比例してSLRが制限される。
b：腱付着部の剥離損傷の場合には健側と同程度のSLRが可能な場合がある。

③収縮時痛

収縮時痛の評価では、損傷部位を悪化させないために筋肉の収縮形態の順番と評価肢位が重要である。収縮形態は、腹臥位にて等尺性収縮、求心性収縮、遠心性収縮の順に行う（図8）。また、筋肉別で詳細に評価することも重要である。下腿外旋位で膝屈曲すれば大腿二頭筋、下腿内旋位で膝屈曲すれば、半腱様筋・半膜様筋を検査できる（図9）。可動域がほぼ100％に近い場合には、最終可動域で抵抗をかけてテストを行う。ハムストリングスは二関節筋であるため、同様に膝伸展位にして股関節の伸展の疼痛と筋力も評価する（図10）。この際、急激に力を入れさせようとすると、強い痛みが出て後々の恐怖心につながりかねないため、ゆっくり力を入れるように促すなどの配慮をするとよい。また、これらの検査では収縮時痛と同時に健側との筋力差（％）も併せて評価する。疼痛が認められる角度、あるいは疼痛が認められなくても筋力差がある角度を記録する。

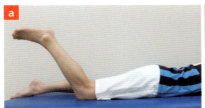 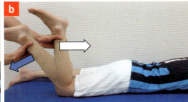 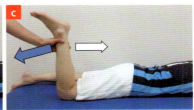

図8　膝関節屈曲筋の収縮時痛と筋力の評価
疼痛と筋力の評価は損傷部を悪化させない順に行う。
a：関節運動を伴わずに力を入れる等尺性収縮
b：患者に膝関節屈曲をさせて求心性収縮の評価を行う。
c：患者の膝屈曲に抵抗して、セラピストが膝関節伸展方向に抵抗をかけて遠心性収縮の評価を行う。

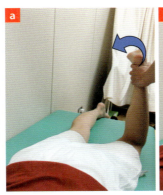 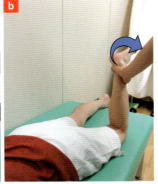

図9　ハムストリングス構成筋の損傷の鑑別
a：下腿内旋位での膝屈曲で収縮時痛がある場合、半腱様筋・半膜様筋の損傷を疑う
b：下腿外旋位での膝屈曲で収縮時痛がある場合、大腿二頭筋の損傷を疑う

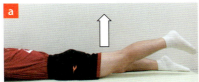 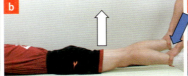 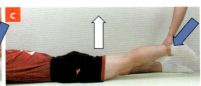

図10　膝関節伸展位で股関節伸展の筋力評価
RSLR（Reversed Straight Leg Rizing）は股関節伸展と膝関節伸展を同時に行うため特に注意しながら行う。
a：自重のみで行う。
b：関節運動をさせて求心性の抵抗をかける。
c：関節運動をさせて遠心性の抵抗をかける。

画像診断では、MRI検査やエコー検査、CT検査などが行われる。特に、MRI検査は損傷型や重症度の評価に加えて、復帰時期を予測するために有用な検査である。一般にはMRIによる奥脇のJISS分類が広く用いられている[10)11)]。この分類は、損傷部位をⅠ～Ⅲ型、損傷程度を1～3度に分けてることで、3×3＝9種類に分類している。損傷型の分類は冠状断面と横断面像により、出血部位を特定しやすいSTIR像と、腱膜の損傷を確認しやすいT2強調画像により把握する。Ⅰ型（筋線維部）は、出血所見が筋線維部にのみ認められ、腱・筋膜の損傷のない軽症例である。Ⅱ型（筋膜部）は、筋腱移行部の腱・筋膜まで損傷が及ぶ中等度例である。Ⅲ型（筋腱付着部）は腱の完全断裂や付着部の剥離損傷が認められる重症例である（図11）。

　さらに、MRI画像の横断面像では重症度を評価する。その損傷度合からグレード1（1度）はわずかな損傷、グレード2（2度）は部分断裂、グレード3（3度）は完全断裂とされている（図12）。このように、手術適応となるハムストリングス付着部損傷が強く疑われる場合にはMRIによる画像検査が重要となる（図13）。

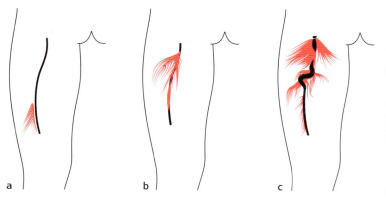

図11　肉離れの損傷型によるJISS分類（冠状断面像）
a：Ⅰ型（筋線維部）出血所見が筋線維部にのみ認められる（出血部は鳥の羽のように見え、腱膜は描画される）
b：Ⅱ型（筋膜部）出血所見が筋・腱膜部にまで認められる（腱膜は一部途絶えて描画される）
c：Ⅲ型（筋腱付着部）腱の完全断裂や付着部の剥離損傷（出血は広範囲に及び、腱膜の断裂部の一部が垂れ下がるように描画される）

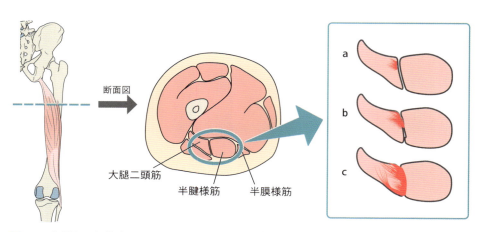

図12　肉離れの損傷度によるJISS分類（横断面像）
a：1度（軽度損傷）ごくわずかな出血所見が筋線維部にのみあり
b：2度（部分損傷）筋に中程度の出血所見があり、筋腱膜部の一部途絶あり
c：3度（筋腱の完全断裂）筋の広範囲に出血所見があり、腱の完全断裂がある

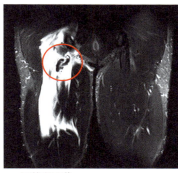 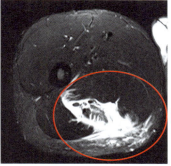

a：冠状断面像　　　　　　　b：横断面像

図13　ハムストリングス付着部損傷の MRI 画像
a：冠状断面像では、大腿二頭筋と半腱様筋の断端が遠位に描画されている。
b：横断面像では、筋の広範囲に出血所見があり、腱膜が描画されていない。

3 治療について

　重症度にもよるがハムストリングスの筋損傷は、一般的には保存療法での治療が選択されることが多く、奥脇は MRI 分類と肉離れのスポーツ復帰の時期を報告している[12)13)]。

　参考までに当院での、保存治療にかかる期間の目安については、各型の1度損傷のような軽症例であれば、保存療法で対応可能であり、急性期は受傷後0～1週間、回復期は1～2週間、アスレティックリハビリ期は2～5週間である。

　また、Ⅱ型の2度損傷及び3度損傷の中等度損傷例でも、軽症例よりも期間はかかるが保存療法で対応でき、急性期は受傷後0～2週間、回復期は2～4週間、アスレティックリハビリ期は4～12週間が治療期間の目安となる。

　本稿では、現時点での当院のオペ適応に関する治療の方針をまとめ、当院で施行している手術方法を併せて解説する。

▶ 治療方針

　Ⅲ型の重症例でもハムストリングス腱付着部損傷は手術療法の適応とされる。本邦では、手術の時期は、腱断端が遠位へ短縮の少ない受傷後2週以内に手術をおこなうのが望ましいと報告されている[14～16)]。

　当院では、下記のように手術適応を決定している。

　坐骨結節からの総腱（大腿二頭筋と半膜様筋の共同腱および半腱様筋）、もしくは共同腱の裂離・完全断裂（Ⅲ型3度）は手術療法を第一選択としている。また、半膜様筋腱のⅢ型の3度損傷の場合には議論の余地はあるものの、ハイレベルのアスリートに関しては手術療法を選択する機会が増えている。

　さらには、Ⅱ型3度損傷などでも、保存治療で改善がみられなかったり、再損傷症例において、手術療法を行うこともある。

▶ 手術療法

　手術は、MRIとCTで損傷部位を詳細に同定した後に施行される。坐骨結節付近の殿溝に沿って皮膚切開し、断裂した大腿二頭筋と半腱様筋腱および半腱様筋の総腱の断裂端を縫合する（図14）。さらに付着坐骨部位を露出させ、アンカーを入れて腱を締結し固定する。腱の固定後、糸や縫合部の腱が緊張のない可動域を確認する。この可動域を含めた手術の内容は、術後のリハビリテーションを進めるにあたっての重要な根拠になるので、必ず手術状況を確認しておく。

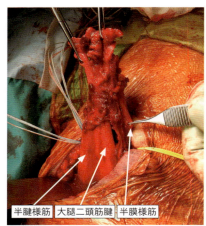
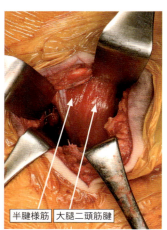

a：術中の断裂腱の同定

b：坐骨へ締結後の写真
　半膜様筋は深層にあり見えない

図14 術中写真

4　リハビリテーション

　ここまで、病態や治療の基本的な考え方を解説した。本項では、それらを踏まえた上で、我々が普段どのようにハムストリングス腱付着部損傷の術後の症例に対して運動療法を施行しているのかを紹介する。そして、術後のリハビリテーションの実際では、手術日から時系列毎にその内容を詳しく紹介する。ぜひ、日々の臨床の一助にしていただきたい。

▶ リハビリテーションの考え方

　当院におけるハムストリングス腱付着部損傷の手術療法のリハビリテーションプログラムを表2に示す。
　先述したようにハムストリングス腱付着部損傷の手術療法は、腱を縫合し坐骨結節に固定する手術である。そのためには、術中所見や固定角度を参考に、時期に応じて理学的評価を行いながらリハビリテーションを進めていく。特に、組織の修復を阻害しないように縫合腱に張力の加わる可動域 ex. と筋力 ex. には細心の注意を払う必要がある。
　ROM ex. では、術中所見を参考に、股関節屈曲を進めていく必要がある。参考となる

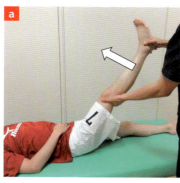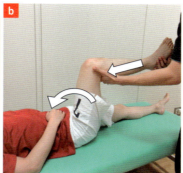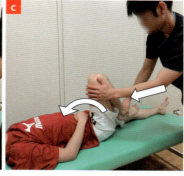

図15 術中に縫合部に緊張がかからない股関節の屈曲角度を確認する
a：膝関節伸展位で股関節屈曲角度
b：膝関節90°で股関節屈曲角度
c：膝関節最大屈曲位で股関節屈曲角度

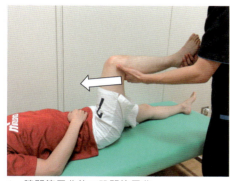

1．膝関節屈曲位で股関節屈曲　　　2．膝関節伸展位で股関節屈曲
図16　股関節屈曲角度の獲得の順番

指標として、①膝関節伸展位で股関節屈曲肢位（SLR）②膝関節屈曲90°で股関節屈曲肢位、③膝関節最大屈曲位で股関節屈曲肢位における術中のハムストリングスの伸張具合を把握しておく（図15）。原則として、ROM ex. はハムストリングスの伸張度合いが少ない角度・肢位から行う。すなわち、股関節屈曲獲得の肢位の順序は、①膝関節屈曲位で股関節屈曲、②膝伸展位で股関節屈曲の順番に行っていく（図16）。上記に留意しながら術後早期からROM ex. を行うことにより、縫合部の修復を阻害することなく、手術部周辺組織の癒着や股関節の可動域制限を最小限にすることができる。

　筋力 ex. の進め方のポイントは、股関節肢位と筋肉の収縮形態に配慮することである。そして、ROM ex. と同様に、術部に腱の伸張ストレスが加わらない安全な肢位から行っていく。

　安全な順に、①股関節伸展位で膝屈曲筋力 ex.、②膝関節屈曲位で股関節伸展筋力 ex.、③膝関節伸展位で股関節伸展筋力 ex. である（図17）。筋肉の収縮形態に考慮した筋力 ex. も同様に、最大筋力を発揮させない程度の等尺性収縮から、等張性収縮へ、さらに求心性収縮から遠心性収縮の順に行う。

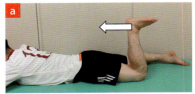 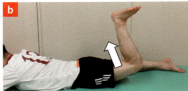 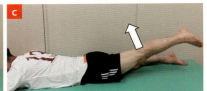

図17　筋力 ex. の考え方
a, b, c の順に術部への収縮ストレスが低く安全な運動となる。
a：股関節伸展位で膝屈曲
b：膝関節屈曲位で股関節伸展
c：膝関節伸展位で股関節伸展

▶ リハビリテーションの実際（表2）

■ 術後1日〜

術後早期には、術直後の炎症を速やかに軽減させることと、固定部位の生着のため縫合部に伸張ストレスがかからないよう保護することが最も大切である。そのため、術後6週間は股関節の角度が調節できる装具で外固定する。術後1週間までは、局所の炎症症状の軽減に努める。股関節装具は屈曲30°から伸展10°とする。この際、装具の角度表示と、装具装着時の実際の股関節の角度に乖離がある場合には、装具の制限を調節し、実際の股関節可動域よりも外固定装具の角度を小さくすることで、安全性を担保する（図18）。

炎症については、術創部の皮下血腫（図19）や強い熱感が必発するので、丁寧なアイシングを行い炎症症状の軽減に努める。また、術創部周辺は硬結になりやすく、創部に影響のない範囲での患部周囲の軟部組織のモビライゼーションなどを行う（図20）。

表2　当院におけるハムストリングス付着部損傷術後のリハビリプログラム

0〜1週間	荷重・歩行：つま先接地荷重・患側後ろ足歩行 装具角度：伸展10度〜屈曲30度 筋力 ex.：股関節伸展位で大腿四頭筋セッティング 日常生活指導：ベッドの乗り降りの仕方を指導する
1〜2週間	荷重・歩行：1/2 PWB・患側後ろ足歩行 装具角度：伸展10度〜屈曲40度 筋力 ex.：ごく浅い角度のスクワット、背臥位で膝の自動屈曲 日常生活指導：股関節が伸展位を保持できるような姿勢と立ち上がり方の指導
2〜3週間	荷重・歩行：2/3 PWB・小股で正常歩行 装具角度：屈曲50度 筋力 ex.：クォータースクワット
3〜6週間	荷重・歩行：FWB・徐々に正常歩行 装具角度：屈曲60度 筋力 ex.：膝屈曲位でSLR、leg curl、ブリッジ運動、ハーフスクワット
6〜8週間	装具角度：屈曲70度以上獲得して装具なし 筋力 ex.：SLR、自転車エルゴメーター
8〜10週間	筋力 ex.：ステアマスター、ジョギング
10〜12週間	筋力 ex.：サイドステップ・ジャンプ
12週間〜4ヶ月間	筋力 ex.：アジリティエクササイズ
4ヶ月間〜5ヶ月間	筋力測定器で筋力評価：膝屈筋の健患比70％以上で部分練習
5ヶ月間〜6ヶ月間	筋力測定器で筋力評価：膝屈筋の健患比80％以上で完全復帰

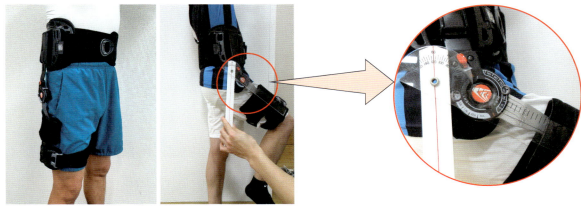

図18 股関節外固定装具（T scope）BREG社製（株）シラック・ジャパン
装具を装着して関節可動域を確認し、外固定装具の制動範囲と実際の関節可動域に乖離がある場合には、調整を加える。写真では実際の股関節屈曲角度は60°で、装具の角度表示は50°である。装具表示の60°にすると、実際の可動域が大きくなりすぎてしまう。

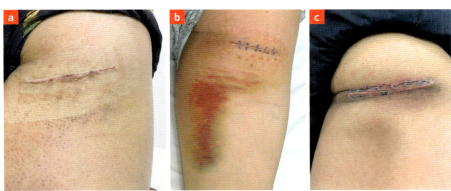

図19 術後の創部（患部は全て右）
a：術後5日。創部周囲に皮下血腫と腫脹が認められる。
b：術後6日。皮下血腫が遠位におりてきており、全体的に腫脹が認められる。
c：術後10日。皮下血腫は消失し、腫脹は軽減している。

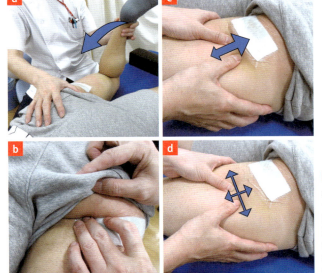

図20 患部のモビライゼーション
a：筋の滑走を目的に他動的に伸張・短縮させる。
b：坐骨結節付近に指を入れる際には、特に注意深く行う。
c：傷の離開を防止するため、傷に近い部分は傷に寄せる方向に行う。
d：傷付近だけではなく、遠位にも硬結が生じる傾向があるので、その付近も行う。

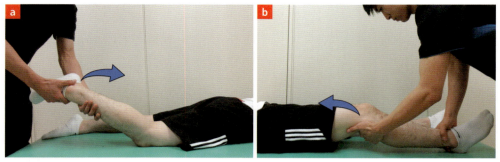

図21 股関節の他動的な ROM ex.
a：腹臥位で膝関節屈曲する。
b：背臥位で膝関節屈曲位で股関節を屈曲する他動的に行う際には愛護的に行う。

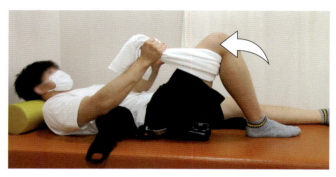

図22 自主運動による ROM ex.
背臥位でタオルで大腿部を引き股関節屈曲していく。
股関節屈曲の ROM ex. では、ハムストリングスへの伸張ストレスを回避するため、膝関節を屈曲位に誘導することが大切である。

　ROM ex. は、腹臥位とし股関節伸展位で他動的に膝関節の屈曲可動域 ex. を行う。膝関節の屈曲可動域がある程度獲得できた段階で、股関節の可動域 ex. へと移行する（図21）。いずれも愛護的に行う。自動介助運動もハムストリングスが二関節筋であることを考慮して、膝関節屈曲位で股関節の屈曲可動域を獲得していく（図22）。

　また、術後の全時期において危険肢位を理解して行動することが肝要である。固定部位にストレスがかからないような安全な行動をするために、患者に危険な肢位を理解して貰う、日常生活指導が重要である。特に股関節屈曲と膝関節伸展の同時運動は危険である。このため、この時期ではベッドのギャッジアップは30°までとする。特に、ベッドの乗り降りの方法は患部の保護のために重要である。立位からベッドに乗る際は、健側から側臥位になり倒れこむように乗る（図23）。ベッドから立ち上がる際には、体幹をなるべく後方へ倒した位置のまま患側からベッドを降りる（図24）。また、立位から座位になる場合にも注意が必要である。股関節の屈曲を最小限にとどめるため、体幹と股関節を伸展させながら座る。可能なら、これらの動作を手術前に十分に練習しておくことが望ましい。

　歩行は断裂部の筋収縮を避けるためにつま先接地歩行（TWB歩行）とし、股関節屈曲を生じない患側後ろ足歩行とする（図25）。

　筋力 ex. は非荷重位で、股関節伸展位で大腿四頭筋セッティングなどを行う。

■ 術後1週間〜

　術後1週間から股関節装具を屈曲40°とし、ROM ex. では、縫合部への伸張ストレスに配慮しながら股関節の可動域の獲得に努める。

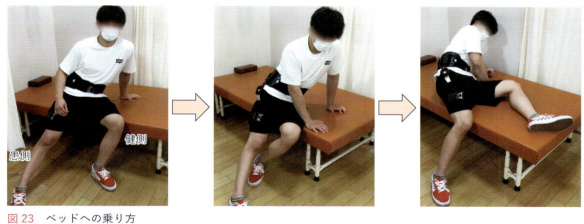

図23　ベッドへの乗り方
患側股関節が屈曲位とならないように、健側から側臥位になるようにベットにあがる。

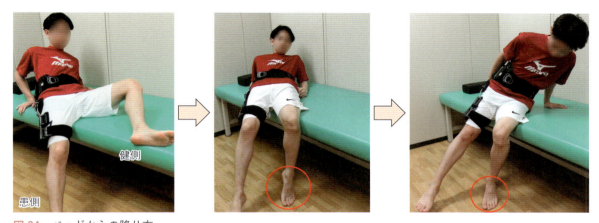

図24　ベッドからの降り方
患側の股関節を伸展位に保持するため、体幹を後方へ倒したまま患側をベッドから降ろし、健側接地でベッドに対して横向きに立ちあがる。

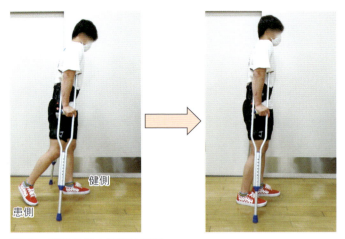

図25　術後早期の松葉杖歩行
写真は患側が右側の症例である。術後早期は、健側から踏み出し、患側をすり足状に移動する患側後ろ型歩行にする。

この時期から1/2部分荷重歩行を開始する。歩行はハムストリングスの収縮ストレスに配慮する必要がある。装具による外固定は股関節の可動域は制動できても、ハムストリングスの収縮を制限できるわけではない。このため、歩行時にハムストリングスの収縮を回避するためには、歩容の修正が不可欠である。具体的には、部分荷重中時期の歩行は、患側の立脚期の股関節屈曲を防ぐため、健側から踏み出し、患側後ろ型歩行にする（図25）。また遊脚時には、すり足様にして、膝を強く屈曲しないように指導する。

　日常生活でも、特に立ち上がり時には、患肢に過度な伸張と収縮が入らないように十分に練習してから退院することが大切である。加えて、デスクワークなどでの長時間座位は極力避けるように指導する。股関節の屈曲が90°未満の時期には、殿部にクッションなどを入れ椅子の座面が斜めになるように工夫する。また、座位で傷が圧迫されて痛むことがある。この場合、傷付近をくりぬいたクッションなどを使用して除圧すると良い（図26）。

　筋力ex.は、非荷重位では、大腿四頭筋セッティング、股関節外転筋力ex.、股関節内転筋力ex.などを開始する（図27）。荷重位では、クォータースクワットより浅い角度のスクワットを開始する。この際、体幹を前傾させないことで股関節の屈曲を極力避けた肢位で行うように指導する（図28）。

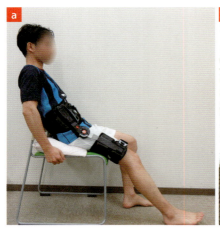
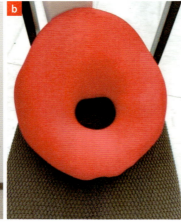

図26　術後早期の座位の工夫
a：股関節屈曲角度が90度未満の場合、殿部にタオルなどを入れる。
b：傷が圧迫されて痛みが出る場合、くり抜かれた形のクッションを入れる。

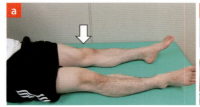
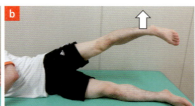
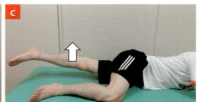

図27　非荷重位の筋力ex.
a：大腿四頭筋セッティング
b：股関節外転筋力ex.
c：股関節内転筋力ex.

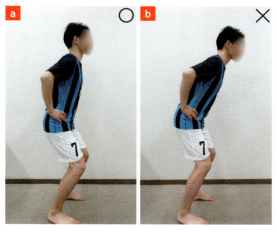

図 28　クォータースクワット
a：上体を前傾させずに行うと、股関節の屈曲を極力避けることができ、ハムストリングスへ伸張ストレスを軽減できる。
b：上体を前傾させると、股関節が屈曲位になるため、ハムストリングスへの伸張ストレスが増加する。

■ 術後 2 週間～

　この時期から股関節装具を屈曲 50°とし、2/3 部分荷重歩行を開始する。遊脚期での膝の屈曲を許可し、正常歩行に近い形での歩容を許可する。ただし、初期接地時に体幹を前傾してハムストリングスに過度な伸張ストレスが生じない様に注意し、患側の踏み出しは小さくするように指導する。
　筋力 ex. は、やや体幹を前傾させたクォータースクワットを行う。

■ 術後 3 週間～

　股関節装具を屈曲 60°とし、全荷重歩行を開始する。この時期には、患部の炎症も軽減し、徐々に日常生活では制限をなくしていく。小股で歩行する必要はないが、ハムストリングスの過度な収縮を避けるために歩行スピードは通常以上にしないよう指導する。
　筋力 ex. では、非荷重下での運動として、膝関節軽度屈曲位で SLR や、膝関節屈曲筋力 ex.（レッグカール）など基本的な筋機能の回復に向けた運動を開始する。ただし、SLR は股関節屈曲 50°以下、もしくは獲得できている SLR の角度にとどめる。レッグカールは膝関節完全伸展位を避けた範囲にて無負荷で行う（図 29）。
　座位が可能になる術後 4 週頃から、体幹を後方へ倒した肢位で、股関節屈曲角度を調節しながら大腿四頭筋セッティングやレッグエクステンションを行う（図 30）。荷重位での運動は股関節を完全伸展させない範囲でのブリッジ ex.（図 29）、ハーフスクワットなどを徐々に開始する。ブリッジ ex. の筋収縮に関して、膝関節深屈曲位においてはハムスト

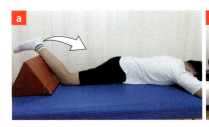 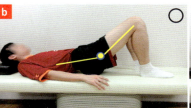 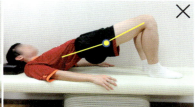

図 29　筋力 ex. の例
a：レッグカールは膝の完全伸展を避けた肢位で行う。
b：ブリッジは股関節の伸展角度に注意する。

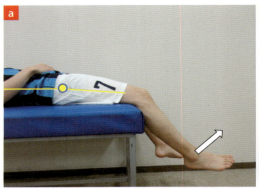 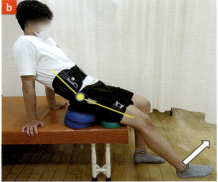

図30 膝伸展筋力 ex.(レッグエクステンション)の例
膝関節伸筋 ex. 時は股関節の角度に留意した肢位で行う。
a は b より股関節が伸展位にあり術部にストレスがかかりにくい。

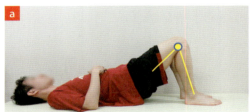 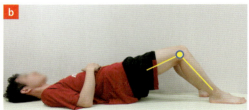

図31 ブリッジ運動
膝関節が深屈曲位（a）ではハムストリングスが弛緩するので、大殿筋優位の収縮になる。膝関節が浅屈曲位（b）の方が、ハムストリングス有意となる。

リングスが弛緩するため大殿筋優位になる。逆に、膝関節浅屈曲位ではハムストリングスが伸張されるため、ハムストリングス優位になることを理解しておく（図31）。

■ 術後6週間〜

　股関節屈曲 70°以上を獲得でき、荷重歩行時に極端な跛行がないことを確認できたら装具を外す。

　筋力 ex. では、この時期から自動で膝関節伸展位での SLR や自転車エルゴメーターを開始し、スクワット時には体幹の前傾を許可していく。

■ 術後8週間〜

　股関節屈曲 80〜90°が獲得でき、ここまでのメニューが問題なく行えていればジョギングを開始する。この時期のジョギングは、歩幅の小さい、ダッシュの 10%程度のスピードで行う。

　ジョギング開始の条件として、左右差のない片足立ち、片足立ちで下肢を屈曲・伸展・内転・外転・回転などが体幹や軸足の傾きなく可能であること（図32）、その場でジョギング、その場で両足ジャンプ（図33）などが違和感なく実施可能であることとしている。また、実際のジョギング開始前には、早歩きなどの軽い運動から行うとジョギングに移行しやすい。術後8週間以降の筋力評価は、各々の時期で MMT で評価を行う。この際、

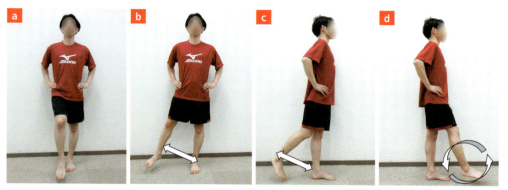

図32　左右差のない片足立ち
以下の動作で軸足や体幹のぐらつきや傾きがないか評価する。
a：片足立位
b：股関節を外転・内転する
c：股関節を屈曲・伸展する
d：股関節を回転する

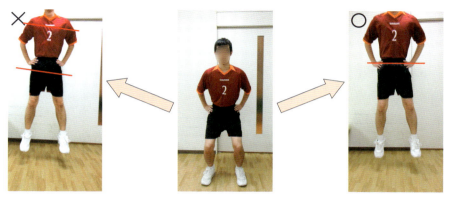

図33　両脚ジャンプ
着地時やジャンプ時に傾きがないか、リズミカルにできるかを評価する。

健側の30%程度の弱い抵抗から始め段階的に抵抗をかけて評価すること、また、ハムストリングスに遠心性収縮を加えないようにすることが重要である。

- 術後10週間〜

　サイドステップ・ストップ動作・ジャンプ練習を全力の30%程度のスピードから開始し、徐々にスピードと量をあげていく。概ね10週以降で遠心性収縮の筋力評価も行う。この評価が、前述の筋力ex.が安全に行われているかの指標になる。また、この評価をもとに筋力ex.の回数をあげていく。

- 術後12週間〜

　前述のステップ動作を十分に獲得出来た後に、クロスステップから連続してサイドステップなどのような複合的なステップ動作やアジリティーエクササイズを開始する。

■ 術後4〜5ヶ月間〜

　筋力測定機器（当院はBIODEXを使用）による筋力評価を行い、膝屈曲筋の健患比70%以上であれば種目特性に応じた部分練習を開始する。

　筋力測定機器の筋力評価では、ピークトルク以外にも、必ず各測定角度での筋力を評価することが望ましい。特に筋損傷の評価においては、特定の角度でのみ筋力が低下することがあり、この場合にはピークトルクだけの評価では把握することはできないからである（図34）。また、筋力測定機器は股関節屈曲位での膝屈曲動作であるので、股関節伸展位での筋力評価は徒手で行う。これらの筋力評価のデータを参考に、筋力ex.の負荷量、角度に考慮した筋力ex.などを調整する。

　また、レスリングやラグビーのようなコンタクトスポーツの場合、股関節屈曲が過度に強制されるような場面は避けるように指導することも重要である。

■ 術後5〜6ヶ月間以降〜

　筋力測定機器による筋力評価で、角速度60°において伸展・屈曲筋力ともに健患比が80%以上、かつ大腿四頭筋とハムストリングスの筋力比が55%以上であること[17]、かつ極端な筋力低下のある角度がないことを確認して、競技練習への完全合流を許可する。

　その後、競技復帰する際には、筋力の回復に加えて、股関節の可動域・柔軟性が健側との差が10°以内であることを確認する。疲労時の張り感なども慎重に考慮する必要がある。他に、走動作やスクワットなど基礎的な動作で痛みがなく、十分筋収縮が得られること、さらに、スポーツレベルや種目など、現場でのパフォーマンスを考慮する。これらを勘案し総合的に競技復帰を判断する。

▶ 当院での臨床成績

　術後定期的に筋力測定ができたのは6例であった。その内訳は当院のスポーツレベル分類（表3）でレベル5が2例、レベル4が1例、レベル3が3例であった。また全症例、膝屈曲筋力のピークトルクの絶対値は、当院の目標値[18]である80%以上、また大腿四頭筋とハムストリングスの筋力比は60%以上の獲得をクリアしており、全例スポーツ復帰が可能となった。

　レベル5のうち1例はJリーグのサッカー選手で、角速度60°におけるピークトルクの健患比は術後3ヶ月で70%、4〜5ヶ月で80%以上になり部分練習を開始し、術後5ヶ月でJリーグの試合復帰が可能になった。レベル5のもう1例はアメリカンフットボールXリーグ1部の選手であった。当院で手術を行った2例目であったため、後療法は前述のスケジュールよりも慎重に行ったこと、リーグ中断期間と重なったこともあり、復帰には8ヶ月を要した。

　レベル4の1例は角速度60°におけるピークトルクの健患比は術後4ヶ月で52%、5ヶ月で75%以上になり部分練習を開始し、術後6ヶ月でレスリングの試合に復帰した。

　レベル3の3例は角速度60°におけるピークトルクの健患比80%以上になった時期は8〜9ヶ月を要した。

52　　2　ハムストリングス損傷・断裂

症例 1

		伸展 60 DEG/SEC			屈曲 60 DEG/SEC		
	回:5	健側 左	患側 右	欠損	健側 左	患側 右	欠損
最大トルク	N-M	249.8	244.8	2.0	113.1	90.8	19.7
最大トルク/体重	%	309.1	303.0		140.0	112.3	
最大トルク発生時間	MSEC	610.0	550.0		330.0	360.0	
最大トルク発揮角度	DEG	57.0	61.0		26.0	33.0	

症例 2

		伸展 60 DEG/SEC			屈曲 60 DEG/SEC		
	回:5	健側 左	患側 右	欠損	健側 左	患側 右	欠損
最大トルク	N-M	228.4	210.1	8.0	104.9	75.7	27.8
最大トルク/体重	%	282.6	259.9		129.8	93.7	
最大トルク発生時間	MSEC	470.0	440.0		380.0	770.0	
最大トルク発揮角度	DEG	53.0	68.0		26.0	52.0	

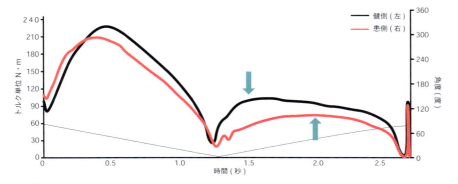

図34　筋力測定結果の例

健側（黒線）と患側（赤線）の最大トルクの発揮角度の違いがあることがある。グラフが視覚的にわかりやすい（グラフの矢印は最大トルクの部分）。
症例1：ピークトルク発揮角度は健側とあまり変わらないが、最大トルクが低下している。
症例2：ピークトルク発揮角度が健側よりも大きく遅れ、最大トルクも低下している。

表 3　当院のスポーツレベル分類

レベル 0	スポーツ活動なし
レベル 1	趣味レベル下級（週末運動・レクリエーションなど）
レベル 2	趣味レベル上級（週 3 回程度・サークル・市リーグ）
レベル 3	県大会レベル（一般・体育学生・県リーグ）
レベル 4	地方・全国大会（国体・インカレなど）
レベル 5	トップリーグ、プロリーグ

5　要約

● 全身の筋肉のうち、筋断裂の最も多い部位はハムストリングスである。
● 臨床所見と画像診断により、治療計画を立てる。
● ハムストリングス共同腱の断裂の場合、手術が推奨されることがある。
● 術後の ROM ex. と筋力 ex. の時期および方法は機能解剖や術中所見などを理解し、行う必要がある。
● 術後早期は、歩行・移乗動作の安全な獲得に努める。
● 筋力測定で膝屈筋・股関節屈筋が健患比 80％ 以上であれば練習合流を許可する。
● スポーツレベルにもよるが、筋力回復の時期が課題である。

文献

1) 奥脇 透：スポーツ選手における肉離れの治療について．臨床スポーツ医学，11：30-34, 1994.
2) 「整形外科用語集 第 8 版」（日本整形外科学会／編），南江堂，2016.
3) 「いつできる？何ができる？整形外科疾患のトレーニングメソッド 機能解剖とチャートから学ぶ適切な介入の選択と実践」（山田高士／監，中宿伸哉／編），洋土社，p258, 2023.
4) 武田寧，内山英司ほか：スポーツ損傷としての肉離れの疫学的調査，臨床スポーツ医学：2000：6(665-669)
5) 奥脇透：平成 20 年度 日本体育協会スポーツ医・科学研究報告 No. V 肉離れに関する最新の指針：3-5
6) Lauren NE, Marc AS. Rehabilitation and return to sport after hamstring strain injury. J Sport Health Sci. 2017; 6: 262-270.
7) 坂井建雄ほか：MRI 断層解剖アトラス，pp25, 2010, 日本医事新報社
8) Kengo Sato et al.: Anatomical study of the proximal origin of hamstring muscles: The Japanese Orthopaedic Association 2012
9) 向井直樹：平成 20 年度 日本体育協会スポーツ医・科学研究報告 No. V肉離れに関する最新の指針：11-13
10) 奥脇透：筋損傷の画像診断，364, 2021, 文光堂
11) 奥脇透：ハムストリングス肉離れ，臨床スポーツ医学 2008: 25(93-98)
12) 仁賀定雄：ハムストリングス肉離れ，Jpn Rehabili Med 2019: vol56 No10(778-783)
13) 奥脇透：大腿二頭筋肉離れの MRI 分類，日本臨床スポーツ医学会誌：vol. 27No. 2. 2019
14) 仁賀定雄：ハムストリング付着部損傷の手術，臨床スポーツ医学 2017: 34(796-803)
15) 吉村英哉，仁賀定雄：ハムストリングス付着部損傷の手術，日本臨床スポーツ医学会誌：2019 vol. 27No. 3
16) 後藤和海ほか：ラグビートップリーグ選手に生じたハムストリングス腱付着部断裂に対して観血的治療を行った 1 例，日本臨床スポーツ医学会誌：2017vol. 25No. 111(2841-2851)
17) 公認アスレチックトレーナー専門課程テキスト第 3 巻：2007(88-91)
18) 田中龍太，今屋健ほか：膝前十字靱帯再建術後における競技復帰時期の膝筋力の検討—性別・スポーツレベルを考慮した目標値—：日本臨床スポーツ医学会誌，Vol24No. 1. 2016(51-57)

memo

column 選ばれるセラピストになるために

関東労災病院　主任理学療法士
医学博士　**勝木秀治**

2024年現在，日本には理学療法士は約21万人おり，毎年約1万人の新しい免許者が誕生しています．この他にも，柔整師，鍼灸師といったリハビリテーションに従事するセラピストたちが数多く存在します．では，この競争の激しい環境で，選ばれるセラピストになるためには何が必要なのでしょうか？

まず，実際の臨床を通じた経験と知識の積み上げが，自分の治療技術を向上させます．一方で経験がなければ，何をどう治療していいのか，その方向性を見失ってしまいます．私も若い時にはそういう経験を多くしました．そのような状況では，書籍やセミナーなどを通じた継続的な学習が不可欠です．新しい知識や技術を習得し，常に最新の情報を取り入れることで，より高いレベルの治療が提供できるようになります．

また，学習に向かう姿勢として，自分の強みを理解し，それを伸ばすことも重要です．足りない技術や知識にばかり目を向けるのではなく，自分が得意とする分野やその治療技術をさらに磨き上げることで，他のセラピストとの差別化を図ることもできます．実際，私の周りには独自の強みを持ち，そしてそれを最大限に活かして活躍している，ある意味尖ったスペシャルな臨床家が多くいます（笑）

学んだ知識を実際の臨床に取り入れ，患者からフィードバックを得るという反復プロセスを通じた臨床実践と学習の積み重ねが，セラピストとしての技術を向上させる一番の近道です．
この書籍が，読者の皆さんの「強み」を伸ばす下肢のスポーツリハビリテーションのバイブルになると信じています．

第Ⅱ章

膝関節疾患におけるスポーツリハビリテーション

1. 膝前十字靱帯（ACL）損傷　今屋 健／大宅 一平
2. 膝内側側副靱帯（MCL）損傷　橋本 昂史朗／今屋 健
3. 膝後十字靱帯（PCL）損傷　今屋 健／大宅 一平
4. 脛骨顆間隆起骨折　今屋 健／海津 爽
5. 半月板損傷　藤島 理恵子／今屋 健
6. 膝蓋骨脱臼　今屋 健／西見 太一
7. 膝蓋腱断裂　今屋 健／西見 太一
8. 腸脛靱帯炎　志田 峻哉
9. 鵞足炎　橋本 昂史朗
10. 膝蓋腱炎　田中 龍太

Ⅱ 膝関節

1 膝前十字靱帯（ACL）損傷

今屋　健／大宅 一平

1 はじめに

　膝前十字靱帯（Anterior Cruciate Ligament；ACL）は運動時の膝を安定させる役目を果たし、膝関節の靱帯の中で特に重要とされている。通常、ACLが断裂してしまった場合、自然に癒合することは期待できず、膝関節の不安定性をはじめとした機能障害が残存してしまう。また、スポーツ活動中では膝崩れを生じやすくなるため、原則として手術療法が選択される。当院では1980年に日本初のスポーツ整形外科を立ち上げて以来、積極的にACL再建術を行ってきた。1997年から2018年までの手術件数は8000件を超え、近年も年間に平均400件以上のACL再建術を施行している。本項では、ACL損傷後の保存療法やACL再建術後のリハビリテーションについて要点を踏まえながら述べていく。

2 発生機序と病態

　まずはACLの詳細な機能解剖からACL損傷の発生機序や病態について解説する。治療手技が重要であることは言うまでもないが、機能解剖と病態を把握することで的確な治療を進めることができる。また、発生機序を明らかにすることで再断裂のような再受傷を予防することにも繋がる。

▶機能解剖

　ACLは膝関節内に存在し、大腿骨外側顆の後内側から脛骨の内側顆間結節の前外側へ走行している[1]（図1）。すなわち、ACLは大腿骨から脛骨へと通過する際に、関節の前方・内側遠位へ走行し、螺旋状に靱帯組織を回旋させている[2,3]。

　また、ACLは前内側線維束（anteromedial bundle；AMB）と後外側線維束（posterolateral bundle；PLB）の2つの線維要素から構成されている[1,4]。AMBは最大伸展位で緊張し、屈曲するに伴い一旦弛緩するが深屈曲で再緊張する。一方、PLBは最大伸展位で最も緊張するが、屈曲に伴い弛緩する。ACLの主な機能的役割は荷重時の回旋制動であるが、これに加えて脛骨の大腿骨に対する前方

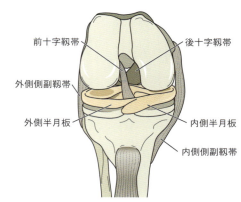

図1　膝前十字靱帯　機能解剖

制動、内旋、外反、過伸展の制動、さらに、膝関節のころがり運動（Rolling）や滑り運動（Gliding）の調整にも関与している。このようにACLは特徴的な形態と機能を有しており、膝関節の動きを静的かつ動的に制動している。

▶ 発生機序

ACL損傷はスポーツプレー中に起こり、膝を内側に捻る外反位で受傷することが多い（図2）。受傷時の動作としては「ストップ動作」、「方向転換」、「着地」の3つが多くを占める。

前述した動作の中で、膝関節が外反位になった時、大腿脛骨関節においては、外側の関節面でのみ荷重することになってしまう。この時、衝撃吸収のために膝関節が屈曲すると、脛骨外側関節面は凸状で全体としては後方傾斜になっているため、大腿骨外顆が後方へ滑る動きが生じる。すると、相対的に脛骨外側のみが前方脱臼する形となり、膝関節に強い内旋ストレスが生じる。ここで、ACLは内旋と前方剪断力を制動する靱帯であることから、ACLに強い伸張ストレスが加わり、損傷もしくは断裂を引き起こしてしまう（図3）。すなわち、ACL損傷は外反・屈曲・内旋位で脛骨が亜脱臼することにより生じる[5]と考えることができる。この現象は膝崩れ（Giving Way）と呼ばれ、ACL損傷時には「ゴリッ」、「ブチッ」といった音（pop音）を伴い、患者自身がpop音を聞いていることも多い。

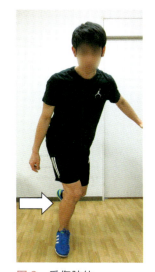

図2　受傷肢位
ACL損傷は膝を内側に捻る外反位で受傷することが多い。受傷時の動作としては「ストップ動作」「方向転換」「着地」の3つが多くを占める。

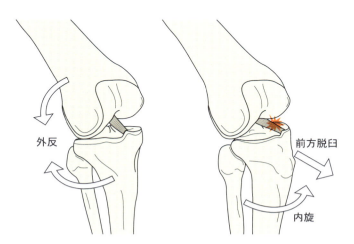

図3　ACL損傷発生機序
膝関節が外反位になった時、大腿脛骨関節においては、外側の関節面でのみ荷重することになってしまう。この時、衝撃吸収のために膝関節が屈曲すると、脛骨外側関節面は凸状で全体としては後方傾斜になっているため、大腿骨外顆が後方へ滑る動きが生じる。膝関節が外反・屈曲・内旋位で亜脱臼することにより、ACLに伸張ストレスが加わり断裂する。

▶ 受傷形態

受傷形態は大きく①接触型、②介達型、③非接触型の3つに分けられる。これらの受傷形態や典型的な受傷時の状況を表1に示す。接触型と介達型は事故的な要因が関与しており、避けられない受傷機転（外因性）と考えられる。一方、非接触型は、身体機能や運動能力の要因が関与しており、場合によっては避けられる受傷機転（内因性）であると考えられる。しかし、ACL損傷の受傷形態の中でこの受傷形態が最も多い。また、男性よりも女性に多いと報告されている[6~9]。

表1　ACL損傷の受傷形態

	受傷形態	典型的な受傷時の状況
①接触型	膝関節に直接的な強い外力が加わることで受傷する。	ラグビーのタックルなどが直接膝関節に入り受傷
②介達型	介達的に膝関節に剪断力や回旋力が加わることで受傷する	スキーで雪面に板が引っかかり受傷、サッカーでボールを介して相手と競り合った際に受傷
③非接触型	直接的にも、介達的にも膝関節に外力が加わることなく受傷する	ジャンプの着地、方向転換などでの受傷

▶ 合併損傷

ACL損傷に合併しやすい疾患では、半月板損傷と膝関節内側側副靭帯（MCL）損傷がある。

半月板損傷は、ACL損傷と同時に発症する場合もあれば、ACL損傷後に運動を継続することにより発症することもある。また、ACL損傷後間もない時期では外側半月板が、ACL損傷後長期間経ってくると内側半月板が損傷しやすいと考えられている[10]。半月板損傷は関節内での痛みや引っかかり感が出現することがあるため、ACL再建術時に半月板の修復術や切除術を同時に行うこともある。

MCL損傷もACL損傷に合併して発症しやすい。MCLは膝関節の内側を走行しており、膝の外反制御をする靭帯である。ACL損傷が外反肢位で起こることが多いことから、ACL損傷と同時にMCLを損傷することが多くなる。なお、内側上顆部（大腿骨付着部周辺）で損傷することが多く、膝内側の痛みや外反不安定性の原因になる。通常、受傷後2~3週で痛みは改善し、機能的にも困ることはなくなる。しかしながら、中等度以上の外反不安定性が残る場合には、ACL再建術と同時にMCLの修復手術を行うこともある。半月板に関してはp150（半月板）、MCLに関してはp86（内側側副靭帯（MCL）損傷）の項目で解説しているのでそちらを参照されたい。

▶ 症状と診断

ACL損傷後は関節内に出血が起こるため、時間が経つにつれて関節に血液がたまり、膝関節周囲が大きく腫れてくる（図4）。このような腫脹に加え疼痛などの炎症症状によ

り、立位や歩行時に「膝がグラグラする」といった不安定感や、「膝が完全に伸びない」、「膝が曲がらない」、「膝に力がはいらない」といった可動域や筋力への影響が表れることが多い。しかしながら、可及的早期に適切なリハビリテーションを行うことにより、受傷後1ヶ月前後で膝の疼痛はほとんどなくなり、日常生活に支障がないレベルに回復してくる。

このように、ACL損傷後は時間経過とともにADLは問題なく可能となることから、患者自身は運動やスポーツに復帰できそうな感覚になる。しかし、ACLは一度損傷するとほとんど治癒することはなく、実際にスポーツ活動を再開すると、ストップ動作、方向転換、着地動作などで簡単に膝崩れ（Giving Way）

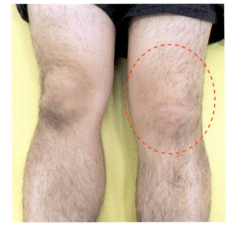

図4　受傷後急性期の膝関節の腫脹
写真は左ACL損傷受傷後3日目の膝関節である。膝全体的に腫脹が観察される。

が生じてしまう。これがACL損傷後の主症状である。この膝崩れを繰り返していると、半月板や軟骨にも損傷を合併する可能性が高くなる。その結果、膝の変形を招き、痛みと腫れを主症状とする変形性膝関節症等に移行していくことも臨床では散見される。

ACL損傷は膝関節のレントゲン画像のみではほとんどみつからず、専門医による徒手検査や関節穿刺、MRI検査によって診断される。ACL損傷は捻挫や半月板損傷と誤診されることもしばしば見受けられ、今後のスポーツ復帰のためにも正確な診断が必要となる。診断において徒手検査のラックマンテスト（Lachman test）やN-test、Kneelax（Index社製）などの計測機器による客観的不安定性の検査は特に有効である。

ラックマンテストは膝関節軽度屈曲位（10〜15°）で行うため受傷直後からACLの損傷を確認しやすいスペシャルテストである（図5）。実際のやり方は、患者は背臥位で下腿を内側から、大腿を外側から把持し膝を軽度屈曲位（10〜15°）にする。この際に患者がリラックスできるようにセラピストは下肢を底面から支えるとよい。膝関節の関節面に対して剪断力をかけるように大腿に対して下腿を引き出すが、同時に大腿側はカウンターを当てるようにやや押し込むようにする。受傷後や術後は特に愛護的に行う必要があるが、ある程度の加速度をもって実施するとエンドポイントの有無を確認しやすい。エンドポイントがなければ陽性である。また、ラックマンテストはジョイントプレイを確認するためにも有用である。

N-testはACL損傷時の受傷姿位や脱臼感を再現するため、検査の実施には膝関節の可動域と膝関節周囲筋のリラクセーションが必須である。実際のやり方は、膝関節を屈曲、外反、下腿内旋位から外反、内旋を保持しながら伸展させる。その際に膝を把持した手の母

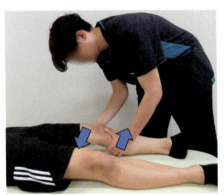

図5　ラックマンテスト（Lachman test）

POINT
Kneelaxは大腿骨に対する脛骨の前方移動量（0.01mm単位）を計測するもので、診断や術後の臨床評価に活用している。

POINT
ジョイントプレイ（JP）は関節の遊び（副運動）とも言われ、個人個人の持つ関節の硬さのことである。JPが硬いものはACL損傷後や術後に拘縮がおこりやすく、JPが大きいものは可動域は回復しやすいが再建ACLは緩みやすいなどの傾向がみられ、これを知ることにより臨床に応用することができる。

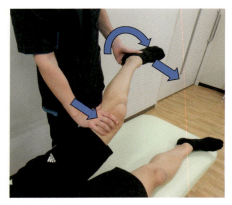 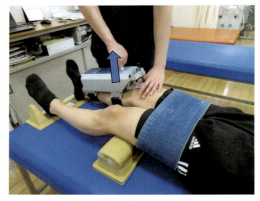

図6 N-test 　　　　　　　　　　図7 Kneelax（Index 社製）

指で腓骨頭を後方から押し出すようにする。最終伸展域で脱臼感を感じたら陽性となる（図6）。炎症症状の強い受傷後早期には適していないがマルアタッチによるエンドポイントの誤認を避けることができるためラックマンテストよりも N-test の方が信頼性が高い。

　Kneelax（Index 社製）による評価は背臥位にて膝関節軽度屈曲位（約 20°）で、膝関節の前方移動量を測り、絶対値を客観的に計測する。客観的指標となるが、安定した機械の操作が必要である（図7）。

3　治療について

　本項では ACL 損傷に対する治療について解説する。ACL 損傷の治療方針は、骨端線が閉鎖する前の小児の場合と、それ以外の場合で異なる。下記に、一般的な治療方針と小児の治療方針に分けて説明する。

▶ 一般的な治療方針

　ACL の損傷や断裂と聞くと、手術療法が真っ先に頭に浮かび、リハビリテーションで言えば術後のリハビリテーションが注目されるが、「今後スポーツをするつもりはない」、「手術を受けたくない」、「高齢である」といった理由から保存療法を希望する症例も存在する。また、近日中に大事な大会が控えている場合や部活動などの引退が近い場合に、手術をすると復帰に間に合わないため保存療法を選択する場面に遭遇することも少なくない。

　しかしながら、スポーツ活動中の膝崩れの症状を保存療法で改善することは極めて困難である。そのため、プロからレクリエーションレベルまで、そのスポーツレベルにかかわらずスポーツ復帰を目標とする場合、そのほとんどが手術療法を選択することとなる。また、ACL 再建術は前述した二次的な半月板損傷や変形性膝関節症への移行を予防するためにも推奨されている。

▶ 小児の治療方針

　小児のACL損傷後は、骨端線が閉鎖するまでの期間はなるべく安静にするか、もしくは極軽い負荷の運動のみ許可し、骨端線閉鎖後にACL再建術を行う方針にすることが多い。しかしながら、小児の症例では安静に対して理解が得られず、運動をしてしまうケースが多々見受けられる。この場合、膝崩れを繰り返すことが多く、半月板損傷や関節軟骨損傷の合併症をきたしてしまう可能性が高い。そのため、このような小児の症例に対しては骨端線の閉鎖を待たずにACLの再建術を施行することがある。

▶ 手術方法

　本邦におけるACL再建術は自家腱を使用するものが主流であり、その靱帯素材は半腱様筋腱（以下、ST）と骨付き膝蓋腱（以下、BTB）の2つとなる。

1）半腱様筋（ST）を用いたACL再建術（図8）

　半腱様筋の腱を3〜4cm程度の皮切からテンドンストリッパーで約25〜30cm採取する。ACLは解剖学的に二つの線維束に分かれているため、大腿骨・脛骨に2つずつトンネルを開け、それぞれに腱を通し2ルートとする。移植腱を骨孔に通し、大腿骨側は、エンドボタンを用いて大腿骨の外側で固定する。脛骨側はスクリューで固定する場合と、小さなプレートとスクリューを打って固定する方法がある。膝関節完全伸展位、徒手最大張力にて締結され、骨と腱の生着から安定までには時間を要する。これまでは骨と腱が生着するまでに3ヶ月程度、信頼できる強度が得られるまで6ヶ月以上を要するといわれているが[11〜13]、近年では6ヶ月から12ヶ月程度の期間を要し、再建靱帯は術後1年から2年にかけても成熟が続いているという報告もある[14]。

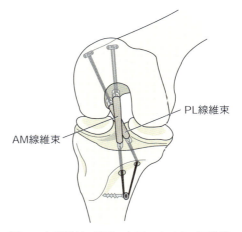

図8　半腱様筋（ST）を用いたACL再建術

AM線維束
PL線維束

　STを用いたACL再建術の特徴としては、術後成績が安定し、本邦では最も多く行われている手術方法であるということである。STを用いたACL再建術はBTBに比べ術後の疼痛が少なく、伸展制限を生じにくく、大腿四頭筋筋力の回復も早い。また、ST採取後は膝関節の深屈曲域の筋力低下により、この肢位での運動が困難になることが分かっている[15]。このような観点から、クラシックバレエのパッセ（図9）など深い屈曲域での運動が必要なスポーツに対してはBTBを用いた再建術を行うこともある。

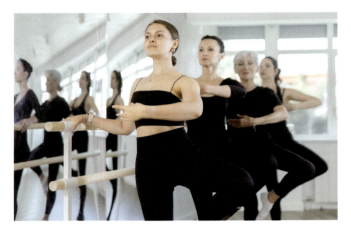

図9 バレエのパッセ

2）骨付き膝蓋腱（BTB）を用いた ACL 再建術（図10）

　膝蓋腱の中央 1/3 から、両端に約 1.5 cm の骨組織をつけたグラフトとして採取する。半腱様筋腱グラフト（ST）による ACL 再建法と同様に、解剖学的位置に骨孔を作製する。大腿骨側の ACL 付着部に移植腱の骨片形状に合わせた長方形の骨孔（Anatomical Rectangular Tunnel；ART）を作製し BTB を挿入、固定する。移植腱が正常なねじれの形態を呈するように再現しポストスクリューを用いて固定する。膝関節は完全伸展位で、徒手最大張力にて締結される。この方法は Shino らが開発し、ART-BTB ACL 再建術と呼ばれている[16]。

　術後のリハビリスケジュールは ST 法と基本的には同様である。スポーツ復帰状況は 2 つの移植腱の間で差はないとされているが、BTB 法では、膝の前面から骨や腱を採取するため、採取部位の痛みが出る症例が 20％前後いるとされており伸展筋力の回復に時間を要する[17]。

　骨付き膝蓋腱（BTB）を用いた ACL 再建術の特徴としては、靱帯強度が強力なことである。また、骨と骨で固定できることにより、術後早期の固定性に優れているとされる。このことから、当院でも ST 法と併せて行われている手術方法である。しかし、ST 法に比べ、膝関節前面の疼痛などの訴えが多く、術後に膝関節伸展筋力の回復が遅延したり、伸展制限が生じやすいといった欠点もある。ただし、靱帯強度が強力であることから、アメフト、柔道などの体重が重く強い接触プレーが求められる症例に対しては、この手術方法が選択されている。

3）骨端線温存法（All Physeal Sparing 法；PS 法）（図11）

　骨端線閉鎖前における小児の ACL 再建術としては、PS 法を用いた ACL 再建術を行うのが一般的である。術式としては、大腿骨側・脛骨側共に骨端線を貫かない方法、どちらか片方のみを貫く方法がある。また、移植腱としてハムストリング腱や骨付き膝蓋腱の使用など、様々な再建方法が施行されている。

　小児に対する PS 法を用いない一般的な ACL 再建術後では、外反変形や脚長差、過伸展膝などの危篤な合併症をきたすという報告があり[18〜20]、術式や患者の年齢、Tanner

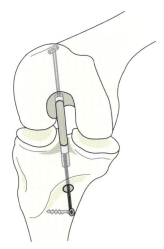
図10 骨付き膝蓋腱（BTB）を用いたACL再建術

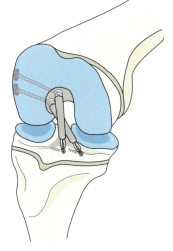
図11 小児に対する骨端線温存（PS）法

stageによる成長段階の違いによって術後経過が良好でない場合もあるとされている[21〜28]。これらのことからも、当院では小児に対する手術療法は可能な限り骨端線を温存するべきであると考えている。

4 リハビリテーション

ここまで、病態や治療の基本的な考え方を解説した。本項では、それらを踏まえた上で、我々が普段どのようにACL損傷の症例に対して運動療法を施行しているのかを紹介する。当院における保存療法と術後リハビリテーションの2つに分けて解説し、受傷した日から時系列毎に紹介する。ぜひ、日々の臨床の一助にしていただきたい。

▶ リハビリテーションの考え方

当院におけるACL損傷の保存療法と手術療法のリハビリテーションプログラムを表2、表3に示す。いずれの場合においても、各動作の開始時期やスポーツ復帰時期に関しては、疼痛・腫脹の消失、膝関節不安定感の消失、可動域の獲得、筋力の改善の程度など総合的に考える必要がある。また、再建術の場合は靱帯への伸張ストレスを回避しながら、可動域と筋力を獲得しなければならない。競技特性などもプログラムの進行に大きく関わることを理解し、治療を進める。

1）保存療法について

保存療法を実施して行く場合、ACLの機能が失われた状態でリハビリテーションをすすめていくことから、特に膝崩れに注意する必要がある。保存療法でのリハビリテーションの注意点は、後述する手術療法のものと同様となる。特に、復帰前の切り返し動作やス

トップ動作が増える時期には膝崩れが起こる可能性が高くなるため、必ずテーピングやサポーターを装着するよう注意喚起しておく。

以上のようなリスクを十分に説明したうえで保存療法をすすめることが重要である。

2）手術療法について

膝関節の機能として可動域、筋力、安定性の3つが重要であり、どれも欠くことはできない機能である[29]。ACL損傷後の安定性に関しては医師による手術により、その機能を回復させることが主となるが、可動域、筋力に関してはわれわれセラピストが主体となり機能改善を図っていく必要がある。特に、可動域の回復は最も重要となる。可動域制限のある状態では疼痛が生じやすく、リハビリテーションの進行を阻害してしまうことが多い。そのため、可動域の回復とともに筋力ex.や歩行ex.へと移行し効果的なリハビリテーションを展開していく必要がある。下記にROM ex.、筋力ex.、歩行ex.の評価のポイントについて説明する。

ROM ex. について

膝関節機能の中で最も重要である可動域の評価や考え方について以下に述べる。

①伸展可動域

一般的に膝関節の正常な伸展可動域は0°とされているが、膝関節の伸展可動域角度には個別性がある。大きく3つのタイプがあり、完全伸展位で踵が床から離れる膝（過伸展タイプ）、完全伸展位で膝窩と踵が床についている膝（0°タイプ）、完全伸展位で膝窩部が床につかない膝（屈曲タイプ）が存在する（図12）[30]。よって、臨床では伸展0°が正常ではなく健側と同じ伸展角度を正常と考える。このため、健側と比べて患側の伸展状態を評価しなければならないことからHeel Height Difference（HHD）を用いて評価を行う。

HHDはベッド上で患者は腹臥位となる。膝関節裂隙から遠位をベッド端から出し、両膝を正中位にした状態で左右の踵の高さの差を測定する。正常値はHHD±10 mmとされ、健側を基準とし、患側の踵が上下どのような位置関係にあるかを術前・術後で経時的に評価する[30]（図13）。実際のリハビリテーションでは、経過とともに評価し、健患差0 mmを目標に伸展可動域の獲得を進めていく。

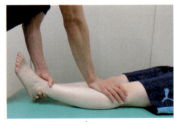
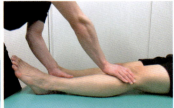

a：過伸展タイプ　　　　　b：0°タイプ　　　　　c：屈曲タイプ

図12　膝伸展のタイプ分け

②屈曲可動域

　膝関節の屈曲可動域は参考角度 130° とされているが、本邦の文化では正座・しゃがみ動作が必要であり、正座が可能な屈曲角度の獲得が求められる。正座姿勢では約 160° の屈曲可動域が必要であるが、骨形状や大腿・下腿周径により個人差がある。このため、屈曲角度の評価は踵から殿部までの距離を計測する Heel to Hip distance（HH）での評価が望ましい。

　HH とは正座の姿勢をとり、踵の上部から垂直上に殿部までの距離を後方から計測する評価法である（図 14）。正常値は踵と殿部が接する HH 0 mm である。

筋力 ex. について

　受傷後や術後早期は膝関節周囲筋力の筋力低下や萎縮をきたしていることが多く、今後の ADL 能力の改善やスポーツ復帰のためには筋力の回復は極めて重要である。受傷後や術後に筋力低下をきたしやすいのは大腿四頭筋の内側広筋であるため、この部位のエクササイズを中心に実施していく必要がある。

　また、筋力 ex. に際しては術後早期には膝関節の過度な前方剪断力に注意し再建靱帯の弛緩を引き起こさないようにすることも重要である。

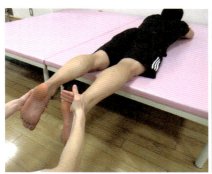
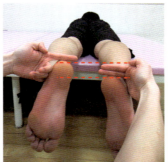

図 13　Heel Height Difference（HHD）
臨床では横指単位で確認すると簡便である。

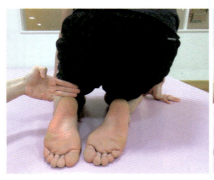
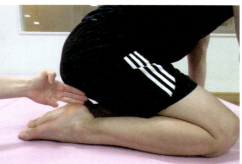

図 14　Heel to Hip distance（HH）
臨床では横指（F）単位で確認し、正座姿勢で左右ともに差がなく荷重できていれば HH0F＋、正座姿勢は可能で痛みなど症状や違和感がある場合には HH0F±、殿部と踵部が接する程度であれば HH0F－と表記する。写真は HH3F となる。

歩行 ex. について

受傷後や術後では可動域制限や筋力低下から歩行障害を生じることが多い。正常歩行が獲得できず棒脚歩行などの跛行状態で歩行を続けていると膝機能は改善せず、むしろ悪化してしまうことを経験してきた。このため、可及的早期に正常歩行を獲得することは極めて重要となる。

▶ リハビリテーションの実際

1）保存療法

ACL 損傷直後は、まずはアイシングや弾性包帯による圧迫を徹底し、炎症症状を抑えることを優先させる。受傷後はさまざまな機能低下を生じるが、第一に可及的に膝関節の伸展・屈曲の可動域を改善させることを目的に治療を行う。特に臨床では伸展可動域の改善が重要であり、改善によって大腿四頭筋の良好な筋収縮が得られるようになることを経験する。さらに、大腿四頭筋が適切に収縮すると、膝関節前面筋の柔軟性を維持しやすくなる。このように可動域を改善させることで、筋機能が発揮しやすい環境を整えていくことが重要である。その後、時間の経過と共に大腿四頭筋をはじめとした膝周囲の筋機能を改善しながら、スポーツ動作などの習得を進めていく。

可動域の評価に関しては、術後の機能に大きく影響するため、的確な評価が必要となる。受傷後または術後急性期ではゴニオメーターを使用するが、急性期が過ぎれば完全伸展と完全屈曲はそれぞれ、前述した Heel Height Difference（HHD）と、Heel to Hip distance（HH）を用いて評価を行う。

リハビリテーションでは膝関節の伸展・屈曲の関節可動域を確保することはもちろんのこと、大腿四頭筋をはじめとした膝周囲の筋機能の改善を図る必要がある。ROM ex. としてヒールスライドや重錘を用いた伸展 ex. を、筋力 ex. としてはクアドセッティングやSLR、スクワット等を中心に実施し、正常歩行の獲得を目指していく。

また、スポーツ復帰までのリハビリテーションの実際の流れは、次項の術後リハビリテーションと同様であるので参照されたい。

保存療法の場合は受傷後2〜3ヶ月での復帰を目指す。なお、復帰の際は、テーピングもしくはサポーター・装具の装着を必須とする。当院では、伸縮性テーピングによる川野のテーピングを推奨している[31]。

2）手術療法
①術前リハビリテーション

ACL 再建術後の状態は、術前の状態が及ぼす影響が非常に大きい。たとえば、術前の膝関節機能が良い状態で手術を施行すると、術後は良好に経過する症例が多い。したがって、術前リハビリテーションでは、可動域と筋機能を可能な限り正常に回復させることが術後の良好な経過のために重要である。

受傷後早期は炎症症状があり、また受傷直後から固定されていることも多いことから可動域が強く制限されていることがある。関節内骨折や半月板のロッキングなどの合併損傷

がなければ、膝関節は固定せずに受傷後早期から可動域 ex. を行うのが望ましい。術前に伸展制限が残存していれば、術後の膝関節は伸展制限が生じやすく、伸展筋力も回復しにくいことを経験する。したがって、術前のリハビリテーションでは可能な限り完全伸展（HHD 0）を獲得することを当院では目標としている。また、屈曲では正座可能を目標とした屈曲可動域の獲得を目指す。

可動域の獲得とともに、筋力では大腿四頭筋の筋収縮の改善を促す。特に内側広筋の筋収縮の改善は、機能改善において最も重要である。その後、筋機能の改善とともに、両松葉杖歩行から片松葉杖歩行、さらに跛行のないスムースな正常歩行の獲得に向けて歩行 ex. を進めていく。通常、1～2 週間で片松葉杖歩行、2～3 週間程度でフリーハンド歩行が可能となる。このように、適切な機能改善が得られれば、術前の状態であっても日常生活で自転車をこぐことや直線的に軽いジョギングを行うことが可能となる。

なお、具体的なリハビリテーションメニューは、術後リハビリテーションの初期のリハビリテーションプログラムと同一となる。また、術前に強度の高い筋力 ex. や、過度な長時間の走り込みなど、膝を過度に酷使するようなトレーニングを行うと炎症の増悪を招く恐れがあるため行わない。

③ ACL 再建術後のリハビリテーション（表 2）

ACL 再建術後の初期のリハビリテーションプログラムを表 2 に示す。なお、手術方法で説明した 3 つの ACL 再建術（ST を用いた ACL 再建術、BTB を用いた ACL 再建術、

表 2　ACL 再建術後のリハビリテーション

術後翌日	病棟にて CPM 開始 リハビリ室にてリハビリ開始 ROM ex.：ヒールスライド 筋力 ex.：クアドセッティング、SLR、1/4 スクワット 歩行 ex.：装具を外し歩行練習
術後 1 週間～	伸展可動域は 1 週間程で HHD3.5 cm（1～2 横指）を目標とする 院内生活は杖を外す　片松葉杖歩行～フリーハンド歩行（装具は装着） 階段昇降練習 就寝時装具除去
術後 4 週間～	自転車エルゴメーター
術後 6 週間～	その場ジョギング ステアマスター
術後 8 週間～	伸展可動域のゴールとして、術後 8 週間～3ヶ月で HHD 0 を目標とする ジョギング
術後 12 週間～	ステップ動作 ランニングからダッシュへ
術後 4ヶ月間～	レッグエクステンション
術後 5ヶ月間～	屈曲可動域のゴールとして、術後 5ヶ月で HH 0 を目標とする Kneelax（または KT-2000）による安定性評価 BIODEX による筋力評価 ※健患比 70% 以上であれば非接触プレイ開始
術後 6.5ヶ月間～	Kneelax（または KT-2000）による安定性評価 BIODEX による筋力評価 ※健患比 80% 以上であれば徐々にスポーツ復帰

PS法）は同一のリハビリテーションプログラムで進めていく。ただし、半月板修復術などの処置を同時に行った場合には、一定期間の免荷、可動域制限の期間をおいてプログラムを進めていく。

- 術後翌日～

　当院では、術後翌日からリハビリ室でのリハビリを開始する。リハビリ室では装具を外し、ROM ex. や筋力 ex.、歩行 ex. を進めていく。術後初期は、炎症症状のコントロールとして投薬だけではなく、アイシングや弾性包帯などでの圧迫を徹底し、炎症症状を抑えることが重要である。特に、受傷後や術後早期は膝関節周囲の可動域は制限されていることが多く、筋力の回復や、ADL 能力を改善するためにも可動域の改善は極めて重要である。

　ACL 再建術後の ROM ex. は、ヒールスライドが最も有効な方法であると考えている。屈曲可動域の獲得状況に応じて 3 段階に分けて変更していくと効果的である（図15）[32]。術後急性期は初期のヒールスライドを行い、術後 1 週で屈曲 90° を目標に炎症症状や疼痛を増強しない範囲で実施する。さらに、術後は再建靱帯の弛緩や骨孔の拡大などにも注意しながら段階的に可動域の獲得を目指す必要がある。

　初期のヒールスライドの方法は、患者は長座位にて、患側の大腿部遠位後面を両手で把持する。その後、手の力で膝を屈曲させ、踵をスライドして膝を曲げていく。この際、下肢はリラックスしあくまでも手の力で屈曲するように促す。また、足底面が引っかからないように靴下を履いた状態もしくはタオルなどを敷くと実施しやすい。膝を屈曲する際には膝を内側に入れて外反しないように注意し、膝蓋骨を正中位に保持して行う。慣れてきたら下腿を内旋させ、踵は同側の殿部の坐骨結節に向かうように誘導する（図16）。

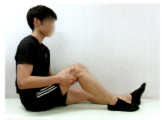
a：初期

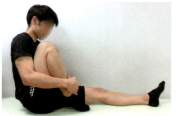
b：中期　　　　　　　　　　　c：後期

図15　ヒールスライド

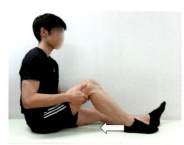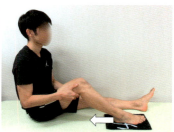

図16　初期のヒールスライド（屈曲方向）
患側の大腿部遠位後面を両手で把持する。その後、手の力で膝を屈曲させ、踵をスライドして膝を曲げていく。

屈曲後に伸展方向へ動かしていくが、伸展時も同様に大腿部遠位後面を両手で把持したまま踵を前方へスライドし伸ばしていく。慣れてきたら大腿骨遠位を前面から軽く5回程押し込み、上半身の体重を乗せストレッチするように膝を伸展させる（図17）。この際、ハムストリングスが収縮しないように再度リラックスし、足関節は背屈しないように注意する。（図18）。以上のように屈曲・伸展運動を繰り返し行うことで、可動域を徐々に拡大させていく。ヒールスライドの実施目安としては、疼痛が増強しない範囲で10分を2セット行い、状態によっては適宜、時間やセット数を調整する。

　筋力ex.ではクアドセッティングやSLR、クォータースクワットを中心に実施していく。術後翌日は疼痛が強い場合が多いため、状態に合わせて実施する必要がある。

　クアドセッティングは非荷重位で最も重要な筋力ex.であり、最終目標として健側と同程度の大腿四頭筋の筋トーンの獲得を目指す。患者は長座位で膝窩部をベッドに押し付けるようにすると実施しやすい。術後初期は可動域制限をきたしており膝関節が屈曲位となっていることが多いため、膝窩部にクッションやタオルを敷いて実施するとよい（図19）。その後、伸展可動域の改善に伴いクッションやタオルの高さを徐々に低くし、取り除いていくよう調整していく。

　また、クアドセッティング時の代償動作として体幹を後傾し、大殿筋やハムストリングスによる股関節の伸展運動で、あたかも膝伸展運動を行っているようにみえることがある

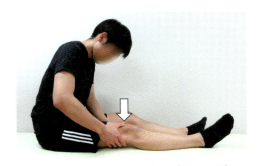

図17　初期のヒールスライド（伸展方向）
大腿部遠位後面を両手で把持したまま踵を前方へスライドし伸ばす。慣れてきたら大腿骨遠位を前面から軽く5回程押し込み、上半身の体重を乗せストレッチするように膝を伸展させる。

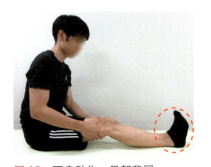

図18　不良動作　足部背屈
ハムストリングスが収縮しないようにリラックスし、足関節を背屈しないように注意する。

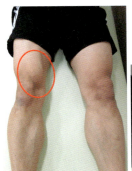
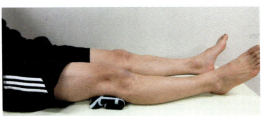

図19　クアドセッティング

ため注意する。このような症例では、膝関節周囲筋のフィードバックが低下しているため、触覚的・視覚的にフィードバックすると効果的である。例えば、患者自身に両側の大腿四頭筋を触知させ、筋トーンを触覚的に確認しながら行ってもらうと状態を把握しやすい。また、筋機能が徐々に改善してくると視覚的にも筋腹の膨隆や膝蓋骨の近位側への移動を確認できる。このような患者自身でのフィードバックを促したクアドセッティングでもうまく行えない場合には、セラピストによる誘導を行うことで収縮を得やすくなる。方法としては膝蓋骨に触れないように大腿四頭筋を把持し、遠位方向に筋を伸張した後、筋収縮と同時に近位方向に戻すように誘導する[33]（図20）。

Straight Leg Raising（SLR）は内側広筋を中心にエクササイズを行う。背臥位で行うSLRでは股関節屈筋や大腿直筋の関与が強くなるため長座位で実施する。前述したクアドセッティングでの筋収縮を持続させながら、できるだけ膝関節は伸展位を保持し、下肢を5〜10 cm程度の高さの範囲で上げ下げする（図21）。ただし、術後初期でエクステンションラグがある場合でも、下肢の挙上動作を獲得することでADLは拡大するため、その意味合いでSLRを獲得することも重要である。

内側広筋を中心とした広筋群の筋トーンが改善してくるとエクステンションラグもなくなり、膝関節伸展位を保持できるようになってくる。さらに、股関節を軽度外旋し、内側

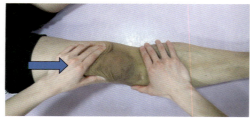 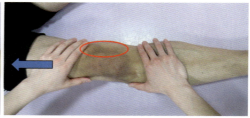

図20　クアドセッティングの際の徒手誘導
膝蓋骨に触れないように大腿四頭筋を把持し、遠位方向に筋を伸張した後、筋収縮と同時に近位方向に戻すように誘導する。

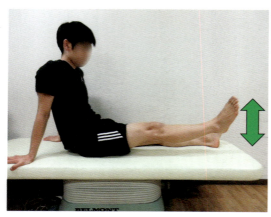

図21　SLR
クアドセッティングでの筋収縮を持続させながら、できるだけ膝関節は伸展位を保持し、下肢を5〜10 cm程度の高さの範囲で上げ下げする。

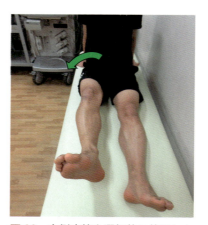

図22　内側広筋を選択的に使用したSLR
股関節を軽度外旋し、内側広筋を直上に向けて行うことにより選択的に筋力ex.を実施することが可能となる。

広筋を直上に向けて行うことにより選択的に内側広筋に対する筋力 ex. を実施することが可能となる（図 22）。股関節を過外旋すると内転筋群を、逆に内旋すると外側広筋や大腿筋膜張筋を優位に使用してしまうため注意が必要である。また、膝関節の伸展を妨げないように、足関節は背屈しないようにすることもあわせて注意する。術後初期の SLR では、下腿近位のポストスクリュー部周辺に疼痛が生じやすいが許容しながら実施する。

さらに、疼痛が軽減し、ある程度 SLR が可能となってから患部外運動として、股関節周囲筋（股関節外転筋群、内転筋群、伸展筋群）の筋力 ex. を実施する（図 23）。

術後早期のクォータースクワットは両松葉杖を使用し、段階的に前方での松葉杖支持、杖なしへと進めていく（図 24）。術後早期の患側の支持が不十分な状態では、術側骨盤を後方回旋させ、身体重心を健側方向に位置させていることが多い。このとき、セラピストによる徒手的誘導で骨盤と身体重心の位置を修正するとよい（図 25）。

荷重位で行うクォータースクワットは正常歩行獲得のためにも重要である。クォータースクワットは踵を肩幅に開き、足位は約 10〜15°外転位とし膝は正中位を開始姿勢とする。この立位姿勢から膝を 45°屈曲させ、その後膝を伸展させながら元の立位姿勢へと戻る。膝を屈曲させる際、体幹は下腿の前傾角度と同じ程度に傾け、膝蓋骨が足の第 2 趾と同方向に向かうように膝を前に出す（図 26）。この姿勢をパワーポジションと呼び、今後のCKC での筋力 ex. の基本となる。

膝を前に出さず殿部を後方に移動させる後方重心のスクワットでは、殿筋群やハムスト

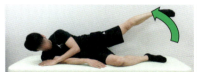
a：外転運動

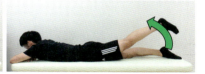
b：内転運動

c：伸展運動

図 23 股関節の筋力 ex.

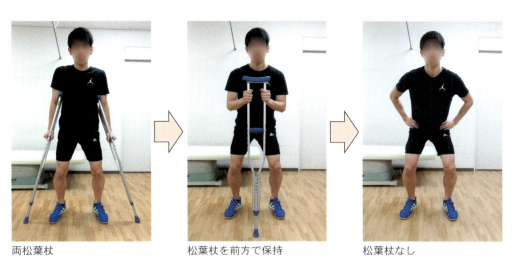

両松葉杖　　　　　　松葉杖を前方で保持　　　　　　松葉杖なし

図 24 術後早期のクォータースクワット
術後早期のクォータースクワットは、まず、両松葉杖を使用して行い、段階的に前方での松葉杖支持、松葉杖なしへと進めていく。

73

リングスを優位に使ってしまい、大腿四頭筋の活動を抑制してしまうため注意が必要である（図27）。その他にも、足位を平行にすると股関節が内旋し、膝が外反しやすく、外側広筋を優位に使用してしまうため注意する（図28）。このようなACLの主な受傷肢位である外反位でのスクワットはACL再損傷のリスクを増大させるため、今後の再発予防のためにもパワーポジションでのクォータースクワットを徹底することが重要である。

　歩行ex.は、まずは両松葉杖での歩行から開始する。術後早期では歩行周期全体を通して様々な跛行・代償動作を呈することが多い。立脚期では、支持性の低下により膝崩れを起こすような不安定感が生じ、伸展可動域制限と相まって膝関節屈曲位を呈しやすい。したがって、正常歩行獲得のためにも早期の伸展可動域獲得が重要である。また、筋力低下から立脚中期に膝が後方へ抜けるようなスナッピング現象によって不安定感を感じること

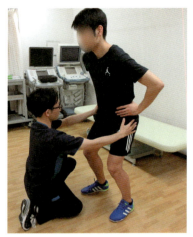

図25　セラピストによるクォータースクワット時の徒手誘導

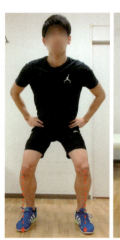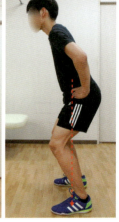

図26　クォータースクワット

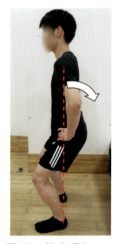

図27　後方重心でのクォータースクワット

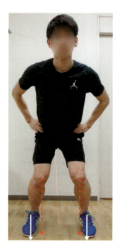

図28　足位を平行にしたスクワット

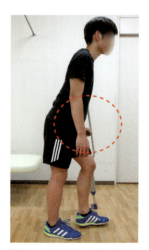

図29　歩行時の不良動作
支持性の低下により、立脚期に膝関節と股関節が伸展できず骨盤が後方に残った状態となる。

もある。このような支持性の低下により、立脚期に膝関節と股関節が伸展できず骨盤が後方に残った状態となる（図29）。このような立脚期の支持性の低下が見受けられる症例では、クォータースクワットなどの荷重位での筋力 ex. を積極的に取り入れていく。

遊脚期では、運動性の低下により膝の屈曲・伸展運動がみられず棒脚歩行を呈することが多い。骨盤の挙上と股関節の屈曲により下肢を棒のように振り出す歩行となりやすいうえに、膝関節だけではなく、足関節との協調運動がみられなくなる。足部は膝屈曲が十分に行えないことの代償として背屈位をとりやすい（図30）。

また、術後4～5日から歩行時の円滑で協調した下肢運動の獲得には足踏み ex. が効果的である（図31）。まずは、つま先を接地した状態で、その場で足踏みを行い膝関節の屈曲と足関節の底屈運動を促す。徐々につま先を床から離し、通常の足踏み動作へと移行していく。

また、立脚終期から前遊脚期までの、膝関節の屈曲・足関節の底屈運動が見られない場合には、立脚終期の足関節背屈位と膝関節伸展位から、前遊脚期の足関節底屈位と膝関節屈曲位を徒手で誘導し反復練習すると改善しやすい（図32）。

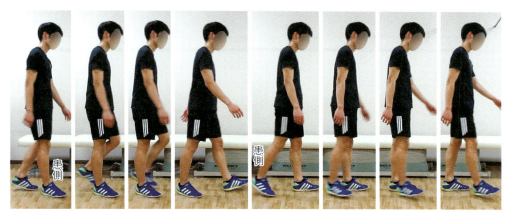

図30 棒脚歩行
骨盤の挙上と股関節の屈曲により下肢を棒のように振り出す歩行となりやすいうえに、膝関節だけではなく、足関節との協調運動がみられなくなる。足部は膝屈曲が十分に行えないことの代償として背屈位をとりやすい。

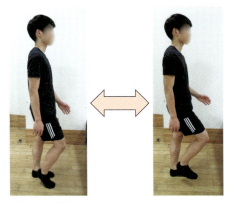

図31 足踏み ex.

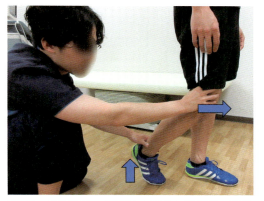

図32 前遊脚期の足関節底屈位と膝関節屈曲位の徒手誘導

以上のような適切な歩行 ex. を行うことで経過が順調であれば、リハビリ時には術後5〜6日で片松葉杖歩行、術後6〜7日でフリーハンド歩行が可能となる。ただし、退院後のADLでの歩行量の増加には注意を促し、人込みなど危険な場所では必要に応じて松葉杖を使用するよう指導することも重要である。

■ 術後1週間〜

　ROM ex. では、まずは膝関節屈曲90°、伸展−10°を獲得目標とし、徐々に屈曲可動域の拡大を図っていくために、ヒールスライドを継続する。初期のヒールスライドで膝を90°程屈曲できるようになってきたら、中期のヒールスライドに移行する。中期のヒールスライドの方法は、患側と反対側の手で下腿遠位部を把持し、同側の手は大腿部の外側にしっかりと挟み込んで90°以上に屈曲させていく。この際、患側と反対側の手は下腿を内旋するように誘導する（図33）。ただし、再建靱帯の弛緩を防ぐため、術後4週間までは120°までに留める。

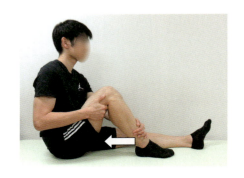

図33　中期のヒールスライド
患側と反対側の手で下腿遠位部を把持し、同側の手は大腿部の外側にしっかりと挟み込んで90°以上に屈曲させていく、この際、患側と反対側の手は下腿を内旋するように誘導する。

　受傷後は状態にあわせて可及的早期に完全伸展（HHD 0）の獲得を目指すが、術後は約1週間頃からHHDでの評価を実施し、HHDの健患差3.5 cm程を目標とする。しかし、術後早期の過度な膝関節伸展可動域の獲得は、再建靱帯の弛緩や骨孔の拡大を招く可能性があるため、慎重に実施していく必要がある。前述したヒールスライドで伸展可動域の改善も図るが、それだけでは伸展可動域の獲得が難しい場合が多々みられる。その際は、患者は背臥位でリラックスしトレーニング用の重錘バンドなどの重りを膝蓋骨に乗せ、持続的に10分間程度膝を伸展させる持続伸展 ex. を行う（図34-a）。この持続伸展 ex. の重りは、炎症状態や術後の経過にあわせて、術後1週では1kgまで、術後1ヶ月以降では最大5kgまでの範囲で調整する。この際、下肢がリラックスして股関節外旋位となり、下肢外側が床面へついて膝の伸展を妨げることがある。これを防ぐためにクッションなどを大腿部外側に置いて、膝蓋骨が直上を向くようにすることもポイントである（図34-b）。また、過伸展タイプの膝では、タオルを重ねるなどしてアキレス腱部の下に適度な高さを作り実施する（図35）。

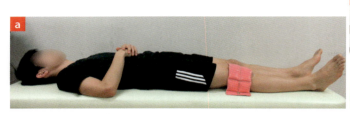 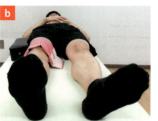

図34　重錘による伸展 ex.
背臥位でリラックスしトレーニング用の重錘バンドなどを膝蓋骨に乗せ、10分間程度、持続的に膝を伸展する（a）。クッションなどを大腿部外側に置いて、膝蓋骨が直上を向くようにする（b）。

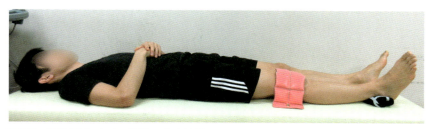

図35 過伸展タイプの重錘による伸展 ex.
過伸展タイプの膝では、タオルを重ねるなどしてアキレス腱部の下に適度な高さを作り実施する。

　また、片松葉杖歩行やフリーハンド歩行が可能になってきたら退院に向け階段昇降練習も開始する。4週間までは2足1段での階段昇降を行い、その後、問題がなければ1足1段の階段昇降へと移行する。実施する際は、手すりを把持し膝への負荷をコントロールしながら実施するとよい。また、ステップに足が引っかかるなどして転倒しないようにし、特に降り階段には十分注意する。なお、術後1ヶ月までは歩行量を抑えるとともに、ADLでの階段の利用は極力控えるように指導する。

- **術後4週間〜**

　ROM ex. では、屈曲可動域は120°を目標とする。ヒールスライドと同一の姿勢で内側ハムストリングスを使った自動運動を開始し、円滑に自動屈曲動作が行えるようにしていく。

　また、この時期から自転車エルゴメーターを開始していく（図36）。当院での自転車エルゴメーターの開始条件としては、120°の膝屈曲が可能であり、フリーハンドでの正常歩行が15分2セット程度可能であることとしている。自転車エルゴメーターは負荷40W程度、回転数50〜60回転/分（rpm）で1セット15分間から開始する。その後、段階的に70〜80W以上まで負荷を上げ、2〜3セット実施できるようにしていく。また、この時期からは日常生活でも自転車の運転は許可するが、乗り降りの際に膝を捻ったり、急勾配の上り坂や立ち漕ぎで負荷が急激に増加したりしないように注意喚起していく。

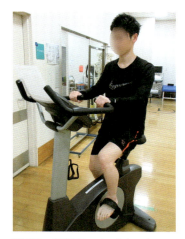

図36 自転車エルゴメーター

- **術後6週間〜**

　この時期からその場ジョギングとステアマスターを開始する。その場ジョギング、ステアマスターの開始条件として、階段昇降が問題なく、自転車エルゴメーターを80〜90W以上の負荷（回転数60 rpm）で15分2セット程度可能であることとしている。

　その場ジョギングは歩行からジョギングへ移行する際、膝の動きを中心とした運動学習に効果的である。鏡の前でフォームを確認しながら、30秒〜1分程のその場でのジョギングを行った後、歩行（またはその場足踏み）を30秒〜1分間行い、これを繰り返し10

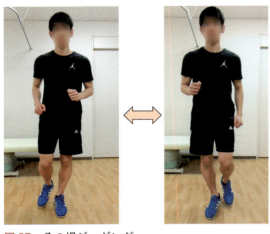
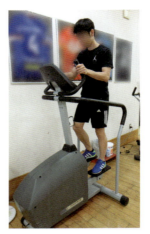

図37　その場ジョギング
その場ジョギングは歩行からジョギングへ移行する際、膝の動きを中心とした運動学習に効果的である。鏡の前でフォームを確認しながら行うと効果的である。

図38　ステアマスター

セット実施する（図37）。

　ステアマスターは、術後8週間からのスムースなジョギングへ移行するために効果的である。健側・患側どちらにも均等に荷重し、下腿の底屈筋による膝の伸展筋の代償作用が働かないように踵は上げずに行うとよい。時間は10分を2セット実施できるようにしていく（図38）。

■ 術後8週間〜

　ROM ex.では、この時期から伸展可動域はHHDが健患差0を目標とし術後3ヶ月までに達成できるように進める。また、屈曲可動域は130°程度を目標とする。

　さらに、その場ジョギングやステアマスターから実際のジョギングへと移行する。ジョギングの開始条件として、自転車エルゴメーターを80〜90W以上の負荷（回転数60 rpm）で15分2セット程度可能であることと、前述したその場ジョギングやステアマスターが問題なく可能であることとしている。

　当院では、ジョギングによって加わる膝関節への負荷量などを考慮して、インターバルジョギングから開始している（表3）。スピードはダッシュを100%として、まずは10%程度のゆっくりした速度で行う。時間は1分間のジョギングを行った後、1分間の歩行イ

表3　インターバルジョギングメニュー

「1分間ジョギング →1分間ウォーキング」×10セット
「3分間ジョギング →1分間ウォーキング」× 5セット
「5分間ジョギング →1分間ウォーキング」× 4セット
「10分間ジョギング→1分間ウォーキング」× 2セット
「15分間ジョギング→1分間ウォーキング」× 2セット
以降徐々にフリージョギング

ンターバルを設け、これを10セット程度繰り返し行う。5〜7日ほど繰り返し実施し、問題なければ走る時間を1分から3分、5分、10分、15分と増やしていくが、この際も1分間の歩行インターバルを設け3分では5セット、5分では4セット、10分では2セット、15分では2セットと合計時間では20〜30分ほどのメニューとしている。最終的には15分以上のフリージョギングへと段階的に進めていく。

- 術後12週間〜

　ROM ex. では屈曲可動域は140°を目標とする。また、この時期までに再建靱帯と骨孔の癒合が進むことから、アスレティックリハビリテーションとしてバリエーションを増やした負荷量の高い筋力 ex. を開始していく。実際の筋力 ex. としてはハーフスクワットやレッグランジ、片脚スクワット、レッグカールを行う。

　スクワットはクォータースクワットからハーフスクワットへ移行する。まず、クォータースクワットと同様に、足を肩幅に開き、足位は約10〜15°外転位、膝を正中位にして安静立位をとる。この位置から膝は足の第2趾に向かうように前方へ移動させながら膝を90°屈曲させる。このとき、後方重心にならないように注意しながら、股関節も屈曲させ、体幹を下腿の前傾角度と同じ程度に傾ける（図39）。

　レッグランジは、前方へ踏み出すフロントレッグランジと側方へ踏み出すサイドレッグランジを行う。フロントレッグランジはハーフスクワットと同様に第2趾に向かうように膝を前方へ移動させながら膝を60°程度屈曲する。体幹はやや前傾させ、後方重心にならないように注意する（図40）。

　サイドレッグランジでは踏み込んだ方向に膝を位置させ、股関節と足関節の中間に膝関節が位置するようにする。この際、床反力に対して膝が内側に位置しないこと、体幹が外方へ偏位し相対的に膝が内側に入らないようにすることも併せて注意する（図41）。また、最終的にはどの方向に踏み込んだ際も、膝とつま先の位置関係、股関節・膝関節・足関節の位置関係を崩さず、踏ん張ることができるようにしていく（図42）。

　片脚スクワットは膝の屈曲角度を45°で行う。膝を屈曲した際に両脚で行うより外反位を取りやすいため、膝とつま先の位置関係を崩さないように注意する（図43）。

　手術時にSTを使用した場合、採取したSTの回復状況を考慮して、この時期から負荷

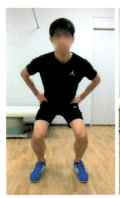

前額面　　　矢状面
図39　ハーフスクワット

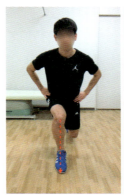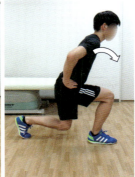

前額面　　　矢状面
図40　フロントレッグランジ

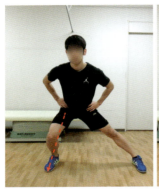
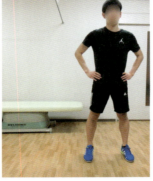

図41　サイドレッグランジ

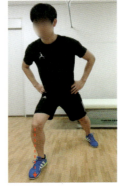

図42　様々な方向へのレッグランジ

最終的にはどの方向に踏み込んだ際も膝とつま先の位置関係、股関節・膝関節・足関節の位置関係を崩さず、踏ん張ることができるようにしていく。

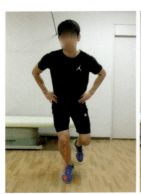
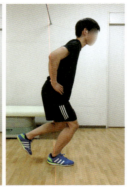
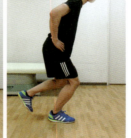

図43　片脚スクワット

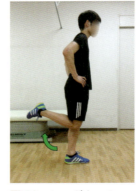

図44　レッグカール

を上げたハムストリングスの筋力 ex. としてレッグカールを取り入れていく。レッグカールは立位にて膝を殿部に引き付けるように屈曲させる（図44）。この際、膝の位置が前方に移動しやすいので、膝の位置を変えないように注意する。また、過負荷にならないようにまずは自重でのトレーニングから開始していくが、慣れてきたら1kg程度から徐々に負荷を上げていく。さらに、膝屈曲時の股関節をやや内旋位にすることにより内側ハムストリングスを優位に鍛えていく。

走行練習では、インターバルジョギングからスピードを上げた加速走やランニングへと移行し、ステップ ex. も導入していく。加速走やランニング（ダッシュの70〜80％）はインターバルジョギングを10分2セット以上問題なく実施可能であれば開始する。ジョギング程度のスピードから徐々に上げ、中間走を最初はダッシュの50％程まで加速し、徐々に減速していく。これに慣れてきたら、加速も50％程度から徐々に80％程度まで段階的にスピードを上げるようにする。また、加速走は膝の持ち上げや踏ん張り、腕の振りが左右対称になるように意識しながら行うことが重要である。

ステップ ex. はバックステップ、サイドステップ、クロスステップ、カッティングなど

の基本的な動作から開始する（図45）。まずは短い距離でゆっくりとしたスピードで行い、小股でのステップや踏み込みを繰り返し実施する。安定して不安感なく行えるようになったら、徐々に距離を伸ばしていく。

▪ 術後4ヶ月間～

　この時期から膝関節屈曲可動域は最終域であるHHが健患差0（正座姿勢）の獲得を目標とし、後期のヒールスライドを開始する。後期のヒールスライド方法は、屈曲140°を超えたところから患側と同側の手も反対側の手とあわせて、両手で下腿遠位部を把持し、踵部が殿部につくように屈曲させていく。この際、体幹を後方に倒し、踵を浮かせながら足関節は底屈・内反となるように誘導する（図46）。

　また、再建靱帯と骨孔の癒合がさらに進み、靱帯の成熟も進んでいるため筋力ex.の負荷をあげ、レッグエクステンションや踏み込みエクササイズを開始する。

　レッグエクステンションでマシーンを使用し行う場合は、まず両脚で実施し、その後、問題なく実施可能であれば片脚で実施していく。重さは5kg程度で、10回を3セット程

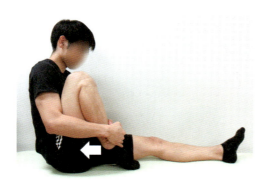

クロスステップ　　カッティング　　ハーキー

図45　ステップex.

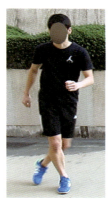

図46　後期のヒールスライド
屈曲140°を超えたところから患側と同側の手も反対側の手とあわせて、両手で下腿遠位部を把持し、踵部が殿部につくように屈曲させていく。この際、体幹を後方に倒し、踵を浮かせながら足関節は底屈・内反となるように誘導する。

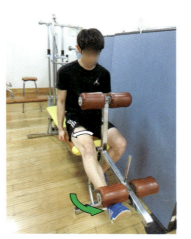

図47　レッグエクステンション

度から開始する。適宜、重さやセット数を増やしていくが、実施する際に、股関節をやや外旋位にして内側広筋が直上を向くように実施するとよい（図47）。

踏み込みex.は、スポーツ動作の踏み込みや着地をイメージしながら行う（図48、49）。レッグランジでの注意点を踏まえながら、さらに高負荷・高スピードで行うイメージである。まずはその場で単発の踏み込みから開始し、慣れてきたら踏み込み後に後方へ戻り、再度踏み込む。この際、リズミカルに10回3セット程度から開始する。踏み込む際は、足元だけを見ずに今後のスポーツ動作を想定し、目線を上げ周辺視野を確保した状態でも踏み込みが可能となることが望ましい。また、踏み込む足を交互に踏み替える踏み替えex.を行うことで身体操作の向上を図る（図50）。

■ 術後5ヶ月間～

この時期では屈曲可動域のゴールとして、HHが健患差0（正座姿勢）の達成を目標とする。さらにこの時期からKneelax（Index社製）などによる再建靱帯の安定性、BIODEXによる等速性運動での筋力評価を行う（図51）。筋力評価では、角速度60deg/secでの膝関節伸展筋力が健患比70%以上の獲得を目標とする。これがクリアできれば、ボディーコンタクトを伴わない部分練習の開始を許可する。部分練習の開始時には、必ず

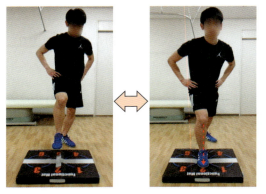

図48　正面への踏み込みex.

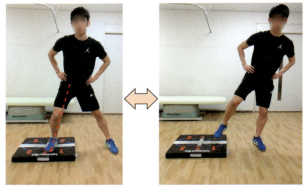

図49　側方への踏み込みex.

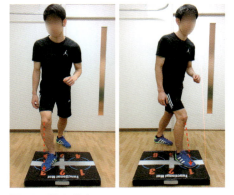

図50　踏み替えex.

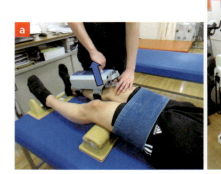

図51　靱帯・筋力評価
a：Kneelax（Index社製）などによる再建靱帯の安定性の評価
b：BIODEXによる等速性運動での筋力評価

装具やサポーター、テーピングをして実施する。

■ 術後 6.5ヶ月間〜

引き続き Kneelax などによる再建靱帯の安定性、等速性運動の筋力評価を行う。角速度 60 deg/sec での膝関節伸展筋力が健患比 80% 以上獲得できればボディーコンタクトを伴う練習を開始し、徐々にスポーツ復帰を目指す。

5 ACL 損傷の再発予防

ACL 損傷は外因性の受傷（接触型・介達型）と内因性の受傷（非接触型）に分けられ、比率としては内因性の受傷が多いと前述した。このことは ACL 再建術後の再断裂に関しても同様である。そして、内因性の受傷では体の使い方に問題があるケースが多く見受けられる。すなわち、ACL 損傷の大半の受傷肢位である膝の外反位を取りやすいということである。

ACL 再断裂の予防のリハビリテーションは復帰時期である 8ヶ月前後に行われることが多いが、われわれは術前や術後当初から再発予防を意識したプログラムを行っている。すなわち、運動動作において ACL 損傷肢位である外反位を防止したパワーポジションを徹底し、術前から指導することが重要であると考えている。

具体的には、クォータースクワットでのパワーポジションを土台として意識づけて、その後のジョギングやカッティング動作へと落とし込んでいく。また、ジャンプの着地やカッティング動作は上半身と下肢が連動した動きを行うため、それらが協調した動きが求められる。例えば、動作中に上半身が外側に傾いた時、下肢はバランスをとるために内側へ動く。その結果、膝は外反し ACL を損傷しやすい姿勢となってしまう（図 52）。このように、動作時の上半身の不安定性が ACL 損傷のリスクを高めることが大いにありうる。再断裂に至るケースはさまざまではあるが、膝関節のみならず、体幹・股関節・足関節を含めた全身の評価を十分に行い、競技ごとの動作の特徴を把握することも重要となる。

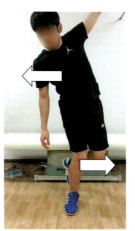

図 52　上半身の不安定性による ACL 損傷のリスク

動作中に上半身が外側に傾いた時、下肢はバランスをとるために反対側（内側）へ動く。

6 要　約

- 膝関節の外反・屈曲・内旋位で亜脱臼することにより強い伸張ストレスが加わり損傷することが多い。
- ACL 損傷後、保存療法を選択することもあるが、そのほとんどが手術療法を選択することとなる。
- 本邦では ACL 再建術は ST 及び BTB を用いた ACL 再建術、骨端線温存（PS）法を用

いて行うことが主流となっている。

● 膝関節の機能として可動域、筋力、安定性の3つが重要でありそれぞれの機能回復に努める必要がある。

● 受傷後、術前、術後どの段階にあってもまずは可動域の改善が求められる。

● 術後5ヶ月以降から段階的に競技復帰となるが、筋力の回復や再発予防のための動作練習が必須となる。

● 筋力評価で角速度 60 deg/sec の膝関節伸展筋力が健患比 70% 以上あれば、ボディーコンタクトを伴わない部分練習の開始を許可する。

● 筋力評価で角速度 60 deg/sec の膝関節伸展筋力が健患比 80% 以上あれば、完全復帰を許可する。

文献

1) 津田英一ほか．スポーツ膝外傷を理解するための機能解剖とバイオメカニクス．臨床スポーツ医学：Vol. 38, No. 5 (2021-5)
2) 塚田幸行ほか．膝前十字靱帯の付着 - 最新の知見 - ：MB Orthop. 28(7)：45-50, 2015
3) Hara, K. Mochizuki, T. Sekiya, I. Yamaguchi, K. Akita, K . Muneta, T.：Anatomy of normal human anterior cruciate ligament attachments evaluated by divided small bundles. Am J Sports Med. 37：2386-2391, 2009.
4) 岩橋武彦ほか．前十字靱帯の機能解剖．臨床スポーツ医学：Vol. 28, No. 1(2011-1)
5) 古賀英之．膝靱帯損傷の受傷機転に対するビデオ解析：MB Medical Rehabilitation(154)：13-20, 2013.
6) Prodeomos, CC. et al. A meta-analysis of the incidence of anterior cruciate ligament as a function of gender, sports, and a knee injury-reduction regimen. Arthroscopy, 2007, 23, 1320-5.
7) Arendt, E. et al. Knee injury patterns among men and women in collegiate basketball and soccer. NCAA data and review of literature. Am J Sports Med。23, 1995, 694-701.
8) Malone, TR. et al. Relationship of gender to anterior cruciate ligament injuries in intercollegiate basketball players. J south Orthop Assoc. 2, 1993, 36-9.
9) Myklebust, G. et al. A prospective cohort study of anterior cruciate ligament injuries in elite Norwegian team handball. Scand J Med Sports. 8, 1998, 149-53.
10) 今屋健ほか．膝前十字靱帯損傷患者の半月合併損傷〜受傷からの経過期間との関係〜．医学研究結果報告書(リハビリテーション関係)8. 労働福祉事業団．69-71, 1998.
11) 眞島任史・他：負荷(張力)の軽減が膝前十字帯再建術における自家腱移植の離モデリングに与える影響．関節外科 16：168-176, 1997.
12) Amiel D, et al: The phenomenon of "ligamentization": anterior cruciate ligament reconstruction with autogenous patellar tendon. J Orthop Res 4: 162-172, 1986.
13) Arnocky, S. P. et al: Anterior cruciate ligament replacement using patellar tendon. J Bone Joint Surg. 64A: 217-224, 1982
14) Shiyi Yao, Bruma Sai-Chuen Fu, and Patrick Shu-Hang Yung：Graft healing after anterior cruciate ligament reconstruction(ACLR)：Asia Pac J Sports Med Arthrosc Rehabil Technol. 2021 Jul; 25: 8-15.
15) Shino K, Nakata K, et al.：Rectangular tunnel doublebundle anterior cruciate ligament reconstruction with bonepatellar tendonbone graft to mimic natural fiber arrangement. Arthroscopy 24：1178-ll83, 2008.
16) 橋本昂史朗ほか．BTBおよびSTを用いたACL再建術前後の経時的臨床成績．理学療法学 48 (suppl-1)：635-635, 2021.
17) 佐々木有記ほか．骨端線が残存する小児の前十字靱帯損傷膝に対して骨端内の骨孔作成にて二重束再建術を施行した2例．JOSKAS 2014：39：883-890.
18) Lemaitre G, Salle de Chou E, Pineau V, et al. ACL reconstruction in children：a transphyseal technique. Orthop Traumatol Surg Res 2014；100(4 Suppl)：S261-265.
19) Robert HE, Casin C. Valgus and flexion deformity after reconstruction of the anterior cruciate ligament in a skeletally immature patient. Knee Surg Sports Traumatol Arthrosc 2010；18：1369-1373.
20) 山口研ほか．急性前十字靱帯損傷に対する保存的修復法の治療成績 - 骨端線閉鎖前小児例と閉鎖後成人例の比較 - .東日本整災会誌・16 巻：119-123, 2004 年
21) Andrish, J. T：Anterior cruciate ligament injuries in the skeletally immature patient. Am. J. Orthop. 30：103－110, 2001.
22) Simonian, P. T. et al.：Anterior cruciate ligament injuries in the skeletally immature patient. Am. J. Orthop. 28：624-628, 1999.
23) Janarv, P. M. et al.：Anterior cruciate ligament injuries in skeletally immature patients. J. Pediatr. Orthop. 16：673'677, 1996.

24) McCarroll, J. R. et al.：Patellar tendon graft reconstruction for midsubstance anterior cruciate ligament rupture in junior high young athletes. Am. J. Sports Med. 22：478-484, 1994.
25) 田代泰隆ほか．小児における前十字靱帯損傷の治療．JOSKAS 2022；47：450-456.
26) Kocher MS, Smith JT, Zoric BJ, et al. Transphyseal anterior cruciate ligament reconstruction in skeletally immature pubescent adolescents. J Bone Joint Surg Am 2007；89：2632-2639.
27) Liddle AD, Imbuldeniya AM, Hunt DM. Transphyseal reconstruction of the anterior cruciate ligament in prepubescent children. J Bone Joint Surg Br 2008；90：1317-1322.
28) 今屋健ほか．ACL 断裂に関わる半月板損傷について．スポーツ外傷・障害に対する術後のリハビリテーション改訂第 3 版．運動と医学の出版社 2010；270-271.
29) 今屋健ほか．ACL 断裂に関わる半月板損傷について．スポーツ外傷・障害に対する術後のリハビリテーション改訂第 3 版．運動と医学の出版社 2010；276-277.
30) 今屋健．当院における ACL 再建術後のリハビリテーション－術後早期からの伸展可動域の評価・獲得について. Sportsmedicine 2009 No. 114
31) 川野哲英．ファンクショナルテーピング．有限会社ブックハウス・エイチディ 1988; 71-73.
32) 今屋健．膝関節運動療法の臨床技術．文光堂 2018; 106-116.
33) 今屋健．膝関節運動療法の臨床技術．文光堂 2018; 120.

Ⅱ 膝関節

2 膝内側側副靱帯（MCL）損傷

橋本 昂史朗／今屋 健

1 はじめに

　膝内側側副靱帯（medial collateral ligament；MCL）の損傷は、膝関節の靱帯損傷の中でも、発症頻度の高い障害であり、明らかな受傷機転を認めるのが特徴である。そして、MCL損傷は受傷直後から適切な処置を行うことで、多くの場合、手術をせずに保存療法で良好な予後を辿り、元のスポーツ現場や生活に復帰することができる。これはⅠ度〜Ⅲ度といった損傷重症度にかかわらず共通することである。

　また、MCL損傷は単独で発生する場合もあれば、膝前十字靱帯（anterior cruciate ligament；ACL）などの他の靱帯と複合的に発生する場合もある。加えて、MCL損傷の発生する部位によって治療方針が異なるため、臨床では重要になる。そのため、各症例や症状に応じた適切な対応が求められる。

　そこで、本項では、MCL損傷の概要と損傷に伴う病態、そして理学療法の目的である復帰までの治療とその考え方について述べる。

2 発生機序と病態

　本項では、MCL損傷の発生機序とそれに伴う病態について解説する。MCLの機能解剖を知ることで、発生機序の理解だけでなく、リハビリテーションにおいて注意すべきMCLへのストレスや運動負荷量の決定、さらには再受傷の予防に役立てることができる。

　MCL損傷の診断には、外反ストレステストが用いられる。このテストは、損傷の重症度を評価するためのものだけではなく、スポーツ復帰の時期やリハビリテーションにおける負荷量を決める際の一助にもなる。このため、MCL損傷のリハビリテーションを進める上で必要かつ重要な評価であることを強調しておきたい。

▶ 機能解剖

　MCLは膝内側の重要な支持機構の1つであり、膝関節の外反ストレスに対する抑制力の60〜80％を担っている。同時に、脛骨外旋の制御も担っている[1]。

　MCLの解剖に関しては様々な報告があるが、ここでは大きく浅層と深層に分けて説明する。MCL浅層は、大腿骨内側上顆やや後方から起始し、前下方に向かう前縦走線維（anterior oblique ligament；AOL）と後下方に向かう後縦走靱帯（posterior oblique ligament；POL）に分けられる（図1）。AOLは鵞足の深層を通り脛骨内側面やや後方に停止し、POLは後内側の関節包、半腱様筋とその髄鞘に停止している。

86　2 膝内側側副靱帯（MCL）損傷

一方、MCL深層は、半月大腿靱帯、半月脛骨靱帯として大腿骨と脛骨に付着し、MCL浅層よりも短い。このMCL深層は内側半月板と強固に結合し、内側半月板の安定性にも関与している。そして、MCL浅層と深層の間には滑液包が存在し、屈曲伸展運動時の両者の滑走を円滑にしている（図2）。

　外反に対する制動に関しては、浅層のAOLが外反不安定性に対する主な制御機構となっている。AOLが最も緊張する完全伸展位から、45～60°屈曲位で直線状になり、60°以上の屈曲位では大腿骨付着部が回転し、線維が巻き上げられることにより緊張を高めている[2]。このことにより、屈曲、伸展全可動域でAOLの緊張を保ち続けることができるのである（図3）。

　回旋に関しては、AOLは大腿骨から脛骨に向かって前下方に走る線維のため、外旋で緊張する。また、POLは内旋での緊張に加え、外旋でも長さが短いため容易に弾性限界を越えて緊張し、過度な外旋ではAOLよりも断裂しやすい[3]。

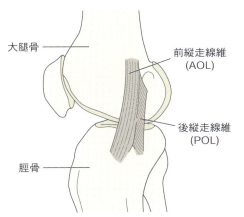

図1　MCL浅層

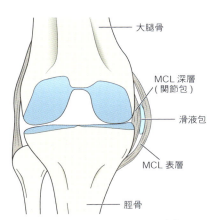

図2　MCL浅層、深層間の滑液包
MCL浅層と深層の間には滑液包が存在する。

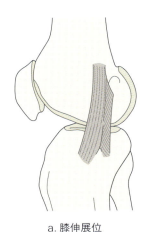

a. 膝伸展位

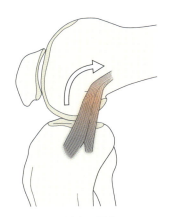

b. 60°以上の屈曲

図3　MCLの緊張
60°以上の屈曲位では大腿骨付着部が回転し、線維が巻き上げられることにより緊張を高めている。

▶ 発生機序

　MCL損傷の多くは、ラグビーやアメリカンフットボールなどのコンタクトスポーツにおいて、タックルなどによる膝外側からの直接的な外反・外旋の力が強制的に加わることで発症する。また、サッカーにおいては直接的な外力だけでなく、相手選手とのボールの蹴り合いやシュートブロックといった介達的な外反・外旋の力が強制的に加わることでも発症する。

　MCLの受傷機転は外反受傷であることから、ACL損傷を合併していることも考えられる。特に、損傷の程度が重症なⅢ度損傷の場合は、ACL損傷を合併している可能性が高いとされており、ACLに対する評価も忘れてはならない。また、臨床的には極めて頻度が少ないが膝後十字靱帯（posterior cruciate ligament；PCL）との複合靱帯損傷も合併することもある。この場合、下腿に過度な外旋力が加わるため、MCLを含む内側から後方の関節包まで断裂が波及することがあると報告されている[5]。

　MCL損傷の発生部位は、大腿骨内側上顆の起始部で最も多い。これは、過度な外反により、大腿骨内側上顆でMCLを引き伸ばすような強力な伸張ストレスが生じ、てこの原理のようにその部位を支点としてMCLの大腿骨付着部に応力が集中するためである[4]（図4）。

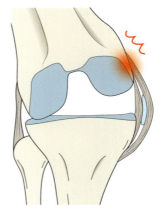

図4　MCLの大腿骨側付着部損傷の発生機序

▶ 症状と診断

　MCL損傷の症状を時系列的にみていくと、受傷直後いわゆる急性期では疼痛、腫脹、熱感を中心とした炎症症状が起こる。損傷の重症度が高いほど炎症症状は強くみられ、疼痛が強ければこの頃より可動域制限もみられる。通常、受傷後1～2週で腫脹や熱感は軽減するが、可動域制限や筋力低下といった機能障害は残存する。

　疼痛部位は損傷部位と一致しており、多くは大腿骨内側上顆の起始部に生じる。次に内側関節裂隙周囲の実質部、脛骨内側面鵞足後方周囲の停止部の順に多い（図5）。このMCL損傷による疼痛は他の靱帯損傷に比べて持続しやすく、特に脛骨側の損傷では回復が遅延しやすい傾向にある[6]。また、回復が遅延する脛骨側の疼痛で注意が必要なのは、脛骨側の引き抜き損傷である。これは、MCL浅層の停止部が骨膜から引き抜かれ、MRIではMCL浅層が波打つ特徴的な所見であるwave signがみられる[7]（図6）。

　MCL損傷の診断は、損傷の程度を評価する徒手検査として外反ストレステストが有用であり、損傷の重症度は3段階に分けられる。Ⅰ度損傷は、圧痛はあるが膝伸展位および屈曲30°にて外反不安定性がみられないもの。Ⅱ度損傷は、外反不安定性が膝伸展位ではみられないが屈曲30°ではみられるもの。Ⅲ度損傷は、膝伸展位および屈曲30°にて外反不安定性がみられるものとされている。この重症度は医師の診断だけでなく、セラピスト

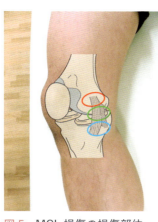

図5　MCL損傷の損傷部位

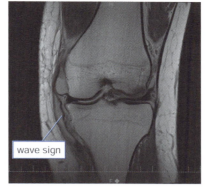

図6　wave sign
MCL浅層の停止部が骨膜から引き抜かれ、MRIではMCL浅層が波打つ特徴的な所見であるwave signがみられる。

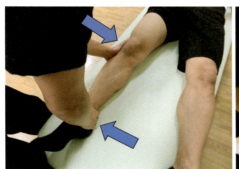

a. 膝伸展位での肢位

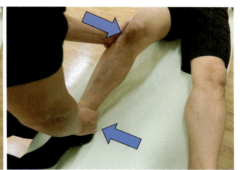

b. 膝30°での肢位

図7　外反ストレステスト
近位の持ち手は下から支え、遠位の持ち手は床面も利用し固定する。前額面上で外反ストレスを加えなければならないため、このときに踵を軽く床につけておくと股関節の回旋を防ぐことができる。外反ストレスを加える際は、近位と遠位に対して同時に力を加えることがポイントである。

がスポーツ復帰時期を予測する1つの指標にもなる。

　外反ストレステストの方法は、まず近位の手で膝関節を下から支え、遠位の手で足部を把持して床面も利用し、正中位に固定する。その後、前額面上で外反ストレスを加えるが、この時、股関節が回旋しないように注意し、膝の正中位を保持することが重要である。特に、膝関節30°屈曲位での外反ストレステストを行う際は、股関節が回旋しやすいため、踵を軽く床につけておくと股関節の回旋を防ぐことができる。また、外反ストレスを加える際は、近位と遠位に対して同時に力を加えることがポイントである[8]（図7）。

　Ⅲ度損傷の場合、AOLの損傷に加え、膝伸展位で緊張するPOLの損傷が予測され、さらにACL損傷を合併している可能性が高い。正確な重症度を診断するためにMRIやX線でのストレス撮影による画像診断も行われる。

3　治療について

　MCL 損傷の治療に関しては、保存療法と手術療法のどちらを選択するかは今なお議論されている内容であるが、この項目では当院の治療の考え方と手術方法について解説する。

　これらを参考に、治療内容を理解し、リハビリテーションを進める上での一助にしていただきたい。

▶ 治療方針

　当院では、損傷の状態やスポーツレベルなどを考慮して、手術療法と保存療法のいずれかが選択される。MCL は関節外靱帯であり、関節内靱帯である ACL よりも自然修復能が極めて高いため、Ⅲ度損傷であっても保存療法が選択される場合もある。

　手術適応は、自然修復が見込めない脛骨の引き抜き損傷で、可及的早期に MCL 修復術が施行される。また、引き抜き損傷ではほとんどの症例で ACL 損傷を合併しており、MCL 修復術後可動域が獲得できた時点で ACL 再建術が施行されることが多い。また、大腿骨側や中央部の損傷であっても、断裂端が大きく転位した症例や断裂端の関節内陥入がみられる症例では手術適応となる。

▶ 手術方法

■ 修復術

　大腿骨側や中央部損傷の修復術は、ACL 再建と同時に行われることが多く、明らかな外反不安定性がある場合には単独で行われる。手術方法としては、損傷箇所に沿って皮切し、断裂もしくは損傷している MCL を同定する。MCL 浅層の AOL と POL は、それぞれに baseball suture または Krackow suture を用いて縫合し、縫合した断端を SwiveLock® にて膝屈曲 30°、内反位で固定する。また、MCL 深層も同じく損傷している部分を縫合し、膝完全伸展位で固定する（図8）。

　脛骨の引き抜き損傷は、大腿骨側や実質部での損傷と比べ頻度は少ないが、引き抜けた断端が鵞足より表層で停まることから、自然治癒は期待できず早期修復術の適応となる[7) 9)]。手術方法としては、脛骨側付着部から引き抜かれるように断裂している MCL 浅層の遠位断端に baseball suture をかけ、脛骨付着部に刺入した post screw に固定する（図9）。もしくは、アンカーに MCL の断端を吊り下げて固定する。多くは MCL 深層の損傷も合併しており、その際は同時に修復を行う。

　また、脛骨の引き抜き損傷ではほとんどの症例で ACL 損傷を合併しており、MCL 修復術後の可動域の改善が得られてから二期的に ACL 再建術が行われることが多い。

■ 再建術

　脛骨の引き抜き損傷以外のⅢ度損傷において、保存療法後に外反不安定性が残存する症例や、明らかに自然治癒が見込めず修復術が困難な症例に対しては、半腱様筋腱もしくは

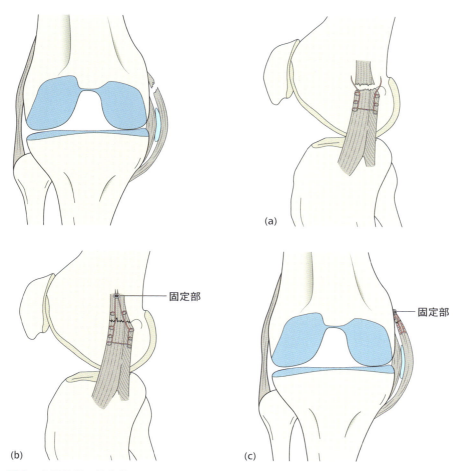

図8　大腿骨側の修復術
損傷箇所に沿って皮切をおき、断裂もしくは損傷しているMCLを同定する。
MCL浅層の前縦走線維とPOLはそれぞれにbaseball sutureまたはKrackow sutureをかける（a）。
その縫合した断端をSwiveLock®にて膝屈曲30°、内反位で固定する（b）（c）。
また、MCL深層も同じく損傷している部分を縫合し、膝完全伸展位で固定する。

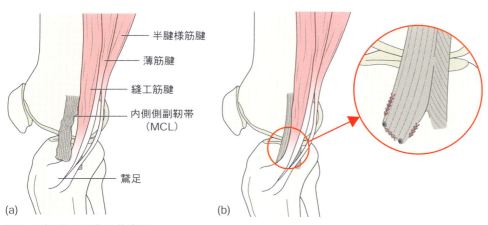

図9　引き抜き損傷の修復術
脛骨側付着部から引き抜かれるように断裂しているMCL浅層の遠位断端（a）にbaseball sutureをかけ、脛骨付着部に刺入したpost screwに固定する（b）。

薄筋腱を用いたMCL再建術が行われる。手術方法としては、移植腱を大腿骨側と脛骨側に作成した骨孔に固定し、MCL表層の走行を再現する。そのため、脛骨側はMCL表層の停止部を再現するため2ヶ所で固定をしている。固定の際は、膝軽度屈曲・内反位とする。当院では大腿骨側をSwiveLock®またはanchor、脛骨側をanchorで固定している。術者によっては、screwやエンドボタンで固定する場合もある（図10）。

MCL再建術が行われる症例では、ACL損傷を合併していることがほとんどで、ACL再建術と同時に行われることが多い。この場合、術後はACL再建術後のリハビリテーションプログラムに沿ってリハビリを進めることとなる。

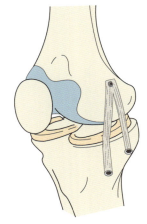

図10　再建術

4　リハビリテーション

ここまで、機能解剖から発生機序、病態と治療の考え方や手術内容を解説した。この項目では、それらを踏まえた上で、リハビリテーションをどう進めていくか、どの時期に何をしているかなどの具体的な内容を解説する。

▶リハビリテーションの考え方

MCL損傷後のリハビリテーションは、保存療法、修復術後、再建術後それぞれの特性を理解しながら進めていく。さらに、保存療法に関しては、急性期、回復期、復帰期と経時的に段階を分けて考える。

なお、全ての治療法に共通して重要なことは、外反および外旋の肢位に注意しながらリハビリテーションを進めるということである。これは、保存療法であれば急性期から、手術療法であれば術直後から意識して進め、復帰期になっても再発予防のために継続して指導していくことが重要である。

▶リハビリテーションの実際

1．保存療法

まず、保存療法におけるスポーツ復帰時期は靱帯の修復過程を加味し、Ⅰ度損傷で1〜4週、Ⅱ度損傷で2ヶ月、Ⅲ度損傷で3ヶ月を目標にする。

そして、前述したように経時的に3つの時期に分けて以下に解説する。急性期は、受傷直後から炎症症状が軽減し、日常生活に支障がなくなるまでの時期。回復期は、急性期以降、ジョギングなどの全身機能を獲得するまでの時期。復帰期は、元のスポーツ動作の部分練習から完全復帰までの時期とする。

急性期

　MCL損傷の受傷直後は炎症症状が強く、跛行が顕著に認められ、日常生活に支障をきたすことがよくみられる。しかし、筆者が日々臨床をしている中で、この炎症症状の程度は必ずしも重症度とは一致しない。Ⅲ度損傷であっても、受傷翌日から疼痛がなく可動域練習や荷重が行える症例もいれば、Ⅰ度損傷でも強い炎症症状が数週間継続する症例もいる。したがって、急性期のリハビリテーションは重症度ではなく症状を指標として進めていくことが重要である[2]。

　MCLは自己修復能が高く、受傷後早期から疼痛のない範囲で膝関節の生理的な運動を行うことで、損傷したMCLのコラーゲン線維の修復が促進されることが確認されている[8]。そのため、受傷後早期より疼痛のない適切な負荷でリハビリテーションを進めることが有効である。しかし、不十分な負荷や過剰な負荷は症状を悪化させる。ここでいう不十分な負荷とは、ギプス固定などによる関節の不動を指し、これはMCLの修復を妨げるとともに、関節拘縮や筋委縮を引き起こし、スポーツ復帰の遅延にもつながる。ただし、Ⅲ度損傷や疼痛が強い場合は、日常生活でシーネや装具での固定が必要な場合もある。その場合は、リハビリテーション時にはシーネや装具を外して行い、疼痛の軽減、正常歩行の獲得とともに日常生活でも外してもらう。そして、過剰な負荷とは過度の外反、外旋、最終屈曲域、最終伸展域での過度な伸張ストレスである。稀に受傷後早期より全可動域を獲得できる症例がいるが、その場合は最終屈曲、最終伸展は確認程度で、積極的にはその肢位でのエクササイズは行わないようにしている。

ROM ex. のポイント

　ROM ex.は、自動介助運動にてヒールスライドを行う（図11）。ヒールスライドとは、長座位で下肢を脱力させ、大腿後面遠位部を両手で把持し踵を滑らせながら、疼痛のない範囲で膝の屈伸を行うROM ex.である。この時、膝の屈伸とともに外反、外旋による伸張ストレスが生じないように注意して行う。また、最終屈曲、最終伸展域でもMCLへの

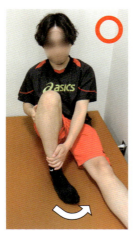 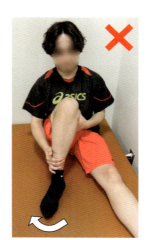

a. 正しい方法　　　b. 間違った方法

図11　ヒールスライド
膝の屈伸とともに外反、外旋による伸張ストレスが生じないように注意して行う。

伸張ストレスが高まることから、深屈曲、完全伸展は確認程度で積極的には行わせない。
　また、ヒールスライドは自動介助運動で行っても急性期では疼痛を生じやすい。これは、MCLは半膜様筋腱や内側半月板などの内側支持機構に停止していること、60°以上の屈曲位で大腿骨付着部が回転し線維が巻き上げられ、さらに緊張を高めていくことが関係している。さらに、損傷したMCL自体の疼痛に加え、受傷直後では炎症症状、受傷後数日～数週間が経過していたら、組織間の滑走障害も疼痛の要因となってくる。そのため、疼痛のないもしくはごく軽度の範囲で時間をかけて徐々に可動域を拡げていくことが重要である。
　受傷後早期では後内側部の炎症により、内側ハムストリングスが収縮しにくく、外側ハムストリングス優位の膝屈曲になることが多い。特に、半膜様筋はPOL線維と連続していることから、内側の動的スタビライザーとして知られている。このような外側ハムストリングス優位の膝屈曲は下腿の外旋を伴うため、MCLに伸張ストレスが生じ疼痛が継続しやすい。そのため、このような症例では90°以上の屈曲が得られたならば、自動運動のヒールスライドにて内側ハムストリングスの収縮を意識させながら、膝屈曲とともに下腿内旋を伴うように行うとよい。

■ 筋力ex.のポイント

　筋力ex.では、受傷後早期では炎症症状が残存しており、過度な負荷での運動は控える必要がある。しかし、受傷後は疼痛などの炎症症状により荷重感覚は欠如し筋収縮は抑制されている。特に大腿四頭筋の筋出力は低下し、中でも内側広筋が低下しやすい。そのため、まずは、非荷重位で関節運動を伴わないクアドセッティングにて、筋収縮を学習させる（図12）。この運動は完全伸展位でなくても、疼痛のない膝関節最大伸展位、股関節中間～軽度外旋位にて行い、筋出力が低下しやすい内側広筋を意識しながら行う。なお、股関節内旋位では外側広筋優位の収縮になりやすいため注意する。疼痛の軽減とともに、クアドセッティングは膝関節完全伸展位で行っていく。次に、長座位のままSLRを行っていくが、その際、大腿四頭筋を収縮させ膝関節伸展位を保ったまま行う（図13）。これも疼痛のない膝関節最大伸展位、股関節中間～軽度外旋位にて行い、内側広筋の収縮を意識させると良い。

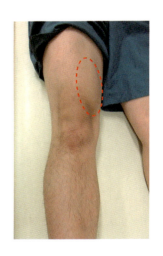

図12　クアドセッティング
疼痛のない膝関節最大伸展位、股関節中間～軽度外旋位にて行い、筋出力の低下しやすい内側広筋を意識しながら行う。

　非荷重位での筋収縮が得られたら、正常歩行獲得のため荷重位での筋力ex.を開始する。その代表例がクォータースクワットである（図14）。クォータースクワットは、足を肩幅に広げ、膝45°屈曲位で行う。その際に、膝外反位にならないようつま先と膝の向きは同方向で真っ直ぐ前方に向ける。また、時折膝を前方に出さず後方重心で、膝伸展モーメントを高め、大腿四頭筋の収縮を促す症例もいる。しかし、膝を前方に出したポジションの方が大腿四頭筋の収縮を促しやすいと感じているため、膝を前方に出し重心は足底の中央になるように行う。

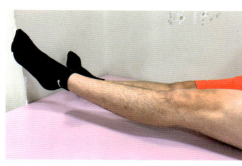
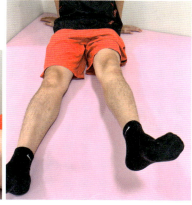

図13　SLR
疼痛のない膝関節最大伸展位、股関節中間～軽度外旋位にて行い、内側広筋の収縮を意識させる。

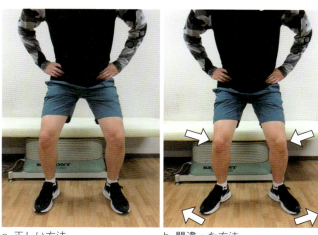

a. 正しい方法　　b. 間違った方法

図14　クォータースクワット
足を肩幅に広げ、膝45°屈曲位で行う。
膝外反位にならないようつま先と膝の向きは同方向になるように膝を屈曲していく。

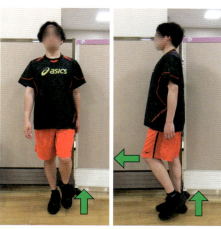

a. 前額面　　b. 矢状面

図15　足踏み運動
膝伸展、足背屈と膝屈曲、足底屈をスムースに繰り返し、健側と同様の動きができるようにし、正常歩行へ移行していく。

■ 正常歩行獲得のポイント

　荷重位での筋収縮が得られたら、足踏み運動にて立脚期の支持と遊脚期の膝の動きの再学習を促し、正常歩行の獲得を目指す（図15）。その際、鏡を用いて行うと動作時の身体の崩れを自覚でき、フィードバックしやすい。足踏み運動は、膝伸展、足背屈と膝屈曲、足底屈をスムースに繰り返し、健側と同様の動きができるように練習する。誤った足踏み運動で多いのは、膝伸展で支持する際に膝屈曲位になったり体幹が動揺したりする、また膝屈曲の際に股関節から下肢を挙上したり、足関節背屈位のまま行ってしまったりする不良動作である（図16）。このような動作を修正する際には、つま先をつけたまま行うと正常な足踏み運動につながりやすい（図17）。

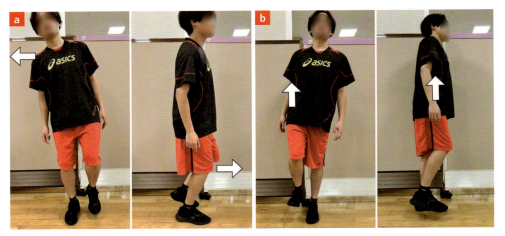

図16　誤った足踏み運動
a. 膝伸展で支持する際に膝屈曲位になったり体幹が動揺したりする。
b. 膝屈曲の際に股関節から下肢を挙上したり、足関節背屈位のまま行ってしまったりする。

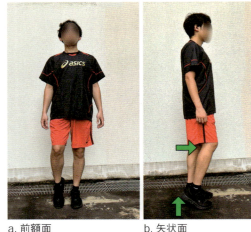

a. 前額面　　　　　b. 矢状面

図17　つま先をつけた足踏み運動
つま先をつけたまま行うと正常な足踏み運動につながりやすい。

回復期

　腫脹、熱感がほぼなくなり、圧痛や運動時痛が軽減した時期が回復期にあたる。さらに、急性期と比較し、外反ストレステストによる外反不安定性や痛みが軽減していることを確認する。ただし、Ⅲ度損傷では外反不安定性が残存する場合があるが、筆者は痛みが軽減していれば、リハビリテーションにおける負荷を上げていいと考えている。

　この時期で膝屈曲角度120°以上が楽に得られ、大腿四頭筋の筋収縮がクアドセッティングなどで十分に確認できるようになったら、自転車エルゴメーター（図18）やハーフスクワット（図19）を開始する。ただし、膝屈曲角度がなんとか120°に達するという症例では、自転車エルゴメーター時に疼痛を訴えることが多い傾向がある。その際は、サドルの高さを調整することで膝関節屈伸運動の範囲を抑え、疼痛が軽減することが確認でき

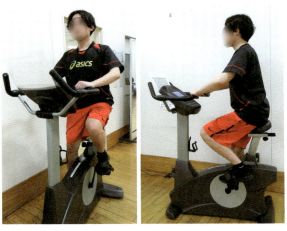

図18　自転車エルゴメーター
患側も健側同様に漕ぐ意識を持つように指導する。
術後の場合は4週間からエルゴメーターを開始し負荷量は段階的に上げていく。

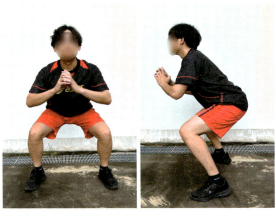

図19　ハーフスクワット
膝屈曲90°を目安に行い、クォータースクワット同様、膝外反位にならないようつま先と膝の向きは同方向で真っ直ぐ前方に向ける。疼痛が増強する場合は、膝屈曲角度は90°よりも浅い角度から行う。

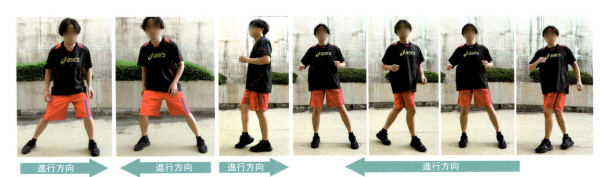

a. サイドステップ　　　b. バックステップ　　　c. クロスステップ

図20　ステップ
サイドステップやバックステップ、クロスステップといった同一方向の動きを低速度から行う。

れば続行する。反対に、疼痛が増強していく場合は時期尚早と考え、自転車エルゴメーターは中止する。

　ハーフスクワットは膝屈曲90°を目安に行い、クォータースクワット同様、膝外反位にならないようつま先と膝の向きは同方向で真っ直ぐ前方に向ける。疼痛が増強する場合は、膝屈曲角度は90°よりも浅い角度から行う。

　その後、直線的なジョギング、アジリティートレーニングを開始する。その際、腫脹や疼痛が再燃しないよう短時間、低速度から開始し、徐々に負荷量を増加する。直線的な動きが問題なく遂行できるようになったら、ステップ動作へ移行する。ステップ動作からは外反、外旋位の肢位を取りやすくなるため、一歩一歩の細かいステップを学習させ、MCLにストレスがかからないよう注意する。まずはサイドステップやバックステップ、クロスステップといった同一方向の動きを低速度から行う（図20）。そして、徐々に速度を上げ、複合的な多方向へのステップに移行していく。

復帰期

　ステップ動作が獲得できたら、徐々に各スポーツ種目特有の動きに移行し、最終的にはスポーツ復帰へとつなげていく。始めは部分的な練習から参加し、徐々に負荷量を上げ完全復帰へ移行する。また、サッカーのインサイドキックのように膝外反、外旋ストレスの強い動作は、繰り返し行うことで炎症症状が増悪することがある。そのため、始めは回数や時間に制限を設け、テーピングで保護することが望ましい（図21）。そして、ラグビーなどのコンタクトスポーツでは、再受傷の予防を目的にサポーターやテーピングなどを使用して復帰することを検討する。

　この時期には回復期と比較し、外反ストレステストによる外反不安定性や痛みがさらに軽減し、痛みは消失しているとなおよい。ただし、Ⅲ度損傷では外反不安定性が残存する場合があるが、筆者は痛みが消失していれば、サポーターやテーピングを使用しスポーツへ復帰してよいと考えている。

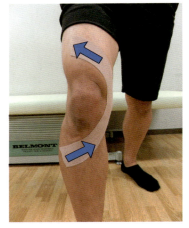

図21　テーピング
外反ストレスを抑制する。脛骨外側からテーピングを開始し、大腿骨外側まで貼付する。
サイドステップやサッカーのインサイドキックなど症状の出やすい動作では、補助としてテーピングを施行することがすすめられる。

2. MCL 中央部損傷の修復術後、MCL 再建術後

　MCL 中央部損傷の修復術ならびに MCL 単独での再建術後は、表1 に沿って進める。

■ 術後翌日〜

　リハビリテーションは手術翌日より開始する。ROM ex. はヒールスライドで行い、術後4週間までは屈曲 120°にとどめるが、伸展は制限を設けていない。術後数日は疼痛が強いため、疼痛の増強がない範囲で ROM ex. を進める。徐々に屈曲可動域を拡大していき、術後1週間〜2週間で屈曲 120°を目指して行っていく。また、ヒールスライドの際は、膝の屈伸とともに外反、外旋による伸張ストレスが生じないように注意して行う（図11）。

表1　MCL 単独の引き抜き損傷術後・中央部修復術後、再建術後のリハビリテーションプログラム

術後翌日〜	ROM ex.：ヒールスライド（HHD0〜屈曲 120°） 筋力 ex.：クアドセッティング、SLR、クォータースクワット 歩行 ex.：疼痛に応じて可及的に全荷重歩行を開始する
術後 4 週間〜	ROM ex.：屈曲 120°以上を可及的に進める 自転車エルゴメーター
術後 6 週間〜	ステアマスター、その場ジョギング
術後 8 週間〜	ROM ex.：屈曲可動域は正座ができることが目標 ジョギング
術後 3 ヶ月間〜	ステップ動作、ランニングからダッシュへ
術後 4〜6 ヶ月間〜	スポーツ復帰

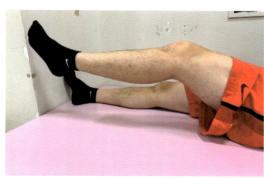
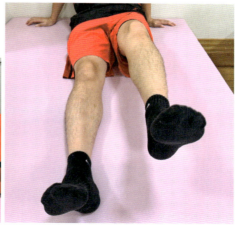

図22 膝関節軽度屈曲位でのSLR
術後の疼痛が強い時期は完全伸展位ではできないことがあり、その場合は膝関節軽度屈曲位でSLRを行う。

　筋力ex.は、クアドセッティング、SLR、クォータースクワットを行う。クアドセッティングは、疼痛が強く完全伸展位で行えない場合は膝窩にタオルなどを入れ、それを押しつぶすように行う。また、股関節中間〜軽度外旋位にて行い、筋出力の低下しやすい内側広筋を意識しながら行う（図12）。
　SLRは術後の疼痛が強い時期は完全伸展位ではできないことがあり、その場合は膝関節軽度屈曲位でSLRを行う（図22）。疼痛の軽減とともに、膝関節完全伸展位、股関節中間〜軽度外旋位にて行い、内側広筋の収縮を意識して行う（図13）。クォータースクワットは、術後早期は松葉杖を使用し疼痛の増強がない範囲から開始する（図14）。足を肩幅に広げ、膝45°屈曲位で行う。膝外反・外旋位にならないよう、つま先と膝の向きは同方向になるように膝を屈曲していく。そして、疼痛の軽減と大腿四頭筋の筋収縮が得られるとともに、松葉杖を外して行っていく。
　歩行ex.は可及的全荷重で行う。術後早期は松葉杖を使用し、歩容に応じて徐々にフリーハンド歩行へ移行していく。正常歩行を獲得するためには、足踏み運動を行うことを推奨している（図15）。足踏み運動では最初は足を上げすぎず、膝伸展・足背屈と膝屈曲・足底屈の運動を協調的にスムースに繰り返すことを意識する。健側と同様の動きができるようになれば、正常歩行を獲得しやすくなり、術後2週前後での正常方向獲得を目指す。
　歩行の際は装具を使用する。MCL単独の場合はMCL用軟性装具、ACL再建術と同時に行っている場合はACL用硬性装具を使用する。

■ 術後4週間〜

　ROM ex.は、疼痛に応じてさらに屈曲可動域を可及的に拡大していく。MCL中央部損傷の修復術ならびにMCL単独での再建術後は、この時期における屈曲可動域の制限はなく、術後8週間で正座を目指して行っていく。
　術後4週からエルゴメーターを開始する（図18）。エルゴメーターでは患側でも健側同様に漕ぐように意識して行い、負荷量は段階的に上げていく。なお、エルゴメーターを開

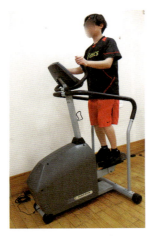

図23 ステアマスター
体幹の側屈などの代償がないように行う。

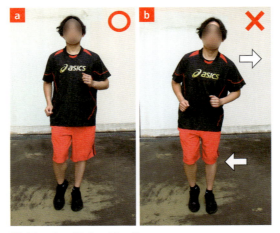

図24 その場ジョギング
a：正しいその場ジョギングは体幹側屈などの代償がない。
b：間違ったその場ジョギングでは体幹が側屈し膝の外反につながる。

始するには屈曲角度が120°以上必要であり、スムースにエルゴメーターが漕げない場合はリカンベントバイクなどから開始している。

■ 術後6週間〜

ROM ex. は疼痛に応じてさらに屈曲可動域を拡大し、正座に近づくよう進める。術後6週からステアマスター（図23）、その場ジョギングを開始する（図24）。どちらも体幹の側屈による代償が出現し、膝の外反が起こらないように注意して行う。

そして、MCL修復術後、再建術後に痛みが強く、術後6〜8週間で可動域が改善しない場合、外科的に関節授動術を施行することもある。

■ 術後8週間〜

ROM ex. は術後8週間で正座ができることを目標にする。術後8週からジョギングを開始する。ジョギングはゆっくりとした速度でフォームを意識して行い、段階的に速度を上げていく。

■ 術後3ヶ月間〜

ステップ練習を開始する（図20）。ステップ練習では、サイドステップやバックステップ、クロスステップ、ハーキー、カッティングを行う。ステップ練習においても、始めは遅い速度から行い徐々に速度を上げ、一方向の動きから多方向の動きのトレーニングを行う。この時、膝外反・外旋動作に注意し、痛みや不安感がないことを確認する（図25）。

ステップ練習と並行して、ジョギングよりも速度を上げたランニングを開始する。徐々に速度を上げて疼痛や腫れなどの出現がなければ、ダッシュまで段階的に速度を上げていく。また、競技がサッカーであればリフティングやボレー、ショートパスを開始する。ただし、インサイドキックに関しては膝外反のストレスが増強するため疼痛が生じやすく、決して無理のない範囲で行うよう注意する。

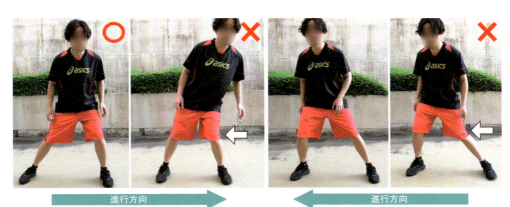

a. 進行方向が手術側の場合　　b. 進行方向とは反対が手術側の場合

図25　ステップ練習
写真は患側が左膝の症例。術後3ヶ月間からステップ練習を開始する。この時、膝外反・外旋動作に注意し、痛みや不安感がないことを確認する。

　このように、MCLの術後では特にサイドステップやインサイドキックでは術部の痛みや外反不安定感が残りやすい。このような場合は、しばらく外反制動のテーピングを行うと症状が緩和され、メニューを進めやすくなる（図21）。

　また、ステップやランニングなどリハビリテーションの負荷が上がってくるこの時期には、外反ストレステストで外反への動揺がないことも確認しながら進めていく。修復術や再建術後は保存療法と比較し、外反への動揺はほとんど左右差のない程度にとどまっている。左右差を感じることも少なからずあるが、痛みや外反不安定性の訴えがなければ、その後もリハビリテーションの負荷を上げていく。

■ 術後4〜6ヶ月間〜

　BIODEXなどの等速性筋力測定において、大腿四頭筋、ハムストリングスともに健患比80％以上の筋力が得られていれば、徐々に競技への復帰を許可する。サッカーへの競技復帰に際して、強いインサイドキックに痛みや恐怖心がある場合は、引き続き外反防止のテーピングを行う（図21）。

　BIODEXなどの等速性筋力測定機器がない場合は、クアドセッティングを両側同時に行った際に、左右の大腿四頭筋、特に内側広筋の硬さに左右差がないこと。また、ランニングやステップ動作で痛みや不安定感がなく、競技への部分的な復帰（非接触プレーやゲーム形式以外の練習など）を段階的に進めることができていることを条件に競技への復帰を許可すると安全に進めることができると考えている。

　また、ACL再建術と同時にMCL再建術が行われた場合は、ACL再建後のプロトコルに沿って進めていく。この場合、ACL単独の再建術よりも痛みの訴えは強く、可動域や筋力の回復に時間を要することが多い。

3. 引き抜き損傷修復術後

　引き抜き損傷修復術後は、前述したMCL中央部損傷の修復術ならびにMCL単独での再建術後と同様に、表1のプログラムに沿って進める。

脛骨の引き抜き損傷の修復術は、受傷後可及的早期に行われるため、受傷時の炎症と手術による炎症が重複し、疼痛や腫脹などの炎症症状が強くなりやすい。そのため、疼痛による不動や腫脹による癒着が起こり、関節拘縮を招きやすく注意が必要である。

リハビリテーションは手術翌日から開始し、荷重は可及的早期に全荷重とする。ROM ex. は、制限は設けず疼痛自制内にて開始するが、ACL 再建術を同時に行っている場合は ACL 再建術後のプロトコルに準ずる。装具は ACL 再建術と同時に行っている場合は ACL 用の硬性装具（角度制限なし）、引き抜き損傷修復術単独の場合は MCL 用の軟性装具を使用する。

ACL 再建術を二期的に行う場合は、術後 2ヶ月前後で伸展 HHD1.5 cm、屈曲 130〜140° を目標とし、この角度が獲得できた時点で ACL 再建術を施行する。しかし、当院では術後 6 週間前後で屈曲 120〜130° が獲得できない場合や明らかな伸展制限がある場合には、関節授動術を行い可動域の改善を図ることもある。

5 要約

- MCL は浅層と深層に分かれており、MCL 浅層は大腿骨内側上顆やや後方から起始し、前下方に向かう AOL と後下方に向かう POL に分けられる。MCL 深層は MCL 浅層よりも短く、内側半月板と強固に結合し、内側半月板の安定性にも関与している。
- MCL 損傷は膝の靱帯損傷において頻度の多い障害である。
- 多くはコンタクトスポーツにおいて、膝外側からの直接的な外反・外旋強制で発症する。また、サッカーにおけるボールの蹴り合いなどの介達的な外反・外旋強制でも発症する。
- 損傷部位は疼痛部位と一致しており、多くは大腿骨内側上顆の起始部に生じる。また、MCL 損傷の重症度は外反ストレステストで判別でき、スポーツ復帰の目安にもなる。
- MCL は自然修復能が極めて高いため、基本的に保存療法でのスポーツ復帰が期待できる。
- 保存療法、手術療法によりリハビリテーションの進め方、スポーツ復帰時期に差はあるものの、どちらにおいても膝外反・外旋による MCL へのストレス増大は注意が必要である。
- 保存療法におけるスポーツ復帰時期は靱帯の修復過程を加味し、Ⅰ度損傷で 1〜4 週、Ⅱ度損傷で 2ヶ月、Ⅲ度損傷で 3ヶ月を目標にする。
- 保存療法のリハビリテーションは、重症度ではなく、臨床症状をともに急性期、回復期、復帰期の 3 段階を分けて進めていく。
- 手術後のリハビリテーションは、手術侵襲による疼痛などの炎症症状に留意し、プログラムに沿って ROMex.、筋力 ex.、歩行 ex. を進める。

文献

1) 福林徹：膝の機能解剖．臨床スポーツ医学，2001，Vol. 18，臨床増刊号，pp40-44
2) 今屋健・他：膝内側側副靱帯損傷の機能解剖学的病態把握と理学療法．理学療法，2012，29 巻 2 号，pp152-160
3) W. ミュラー：膝　形態・機能と靱帯再建術．シュプリンガー・フェアラーク東京，1989，pp88-89
4) 廣川俊二・他：MCL 損傷のメカニズム．日本臨床バイオメカニクス学会誌，2000，Vol. 21，pp171-178
5) 原邦夫・他：実践すぐに役立つアスレティックリハビリテーションマニュアル．全日本病院出版会，2007，pp123-135

6) 内山英司：バスケットボール選手によくみられる膝の外傷・障害―靱帯・半月損傷―. 臨床スポーツ医学：2001,
Vol. 18 No. 9, pp969-975
7) 武富修治・他：脛骨からの MCL 引き抜き損傷の診断と治療. JOSKAS, 2010, pp176-177
8) 今屋健：膝関節運動療法の臨床技術―運動器診療 Next Decade につながるエッセンス. 文光堂, 2018, pp79-81
9) 山口玲・他：交通外傷で生じた膝内側側副靱帯脛骨側引き抜き損傷の 1 例. JOSKAS, 2016, pp178-179

Ⅱ 膝関節

3 膝後十字靱帯（PCL）損傷

今屋 健／大宅 一平

1 はじめに

　膝後十字靱帯（Posterior Cruciate Ligament；PCL）損傷は、スポーツ外傷としては接触動作を伴う競技でのタックルや転倒により、膝屈曲位で脛骨前面を打撲したり、膝関節の過伸展強制により発生することが多い。一方、スポーツ外傷以外では交通事故や転落などの高エネルギーによる受傷が多い。

　PCL 損傷膝では、膝屈曲位で下腿が後方へ落ち込む現象（sagging 徴候）に代表される膝関節の後方不安性を呈する。加えて、膝前十字靱帯（Anterior Cruciate Ligament；ACL）や後外側支持機構などの合併損傷があると、一般的に保存療法の予後は不良となる。また、半月板損傷や中等度以上の関節軟骨損傷などの重度の合併損傷が存在することが予後に影響を与えるともされている[1]。PCL 損傷後の膝関節の不安定性は、走行時の加速動作や方向転換時、跳躍動作時の脱力感など、俊敏な膝深屈曲や深屈曲位からの伸展動作時に支障がみられることが多い。ただし、ACL 損傷膝に頻発する膝崩れ（giving way）は生じにくく、PCL 損傷膝に対する治療は他の靱帯損傷や関節軟骨損傷などの合併症がなければ保存的治療が第一選択となる。しかし、疼痛や不安定性が残存する症例には再建手術を要する場合もあることを経験する。本稿では、PCL 損傷後の治療やリハビリテーションについて述べる。

2 発生機序と病態

　本項では、PCL 損傷の発生機序とその病態について解説する。まずは、本疾患の病態を理解するために機能解剖を解説する。後述する発生機序と併せて理解することで、病態が明確になる。加えて、術後リハビリテーションを行うにあたって、機能解剖や発生機序を知ることは、靱帯を過度に緩ませないためのリスクの観点からも非常に重要である。

　さらに、PCL 損傷後に重要となる所見として、合併症の有無が挙げられる。診断では、問診や徒手検査、画像検査などから総合的に評価し、靱帯や半月板損傷など合併損傷の有無も確認することが重要である。

▶ 機能解剖

　PCL は ACL より分厚く、脛骨の後方部から大腿骨の顆間窩のやや内側部に走る太い線維束で ACL の約 2 倍の強度を有している。膝関節においては非常に強固な靱帯であり、機能解剖学的には膝関節の軸とされており、膝関節において最大の靱帯ともいわれている。

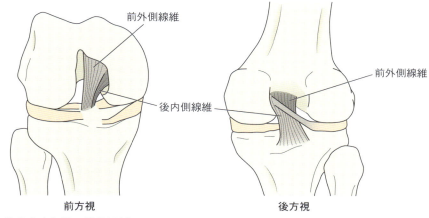

図1 膝後十字靱帯　機能解剖

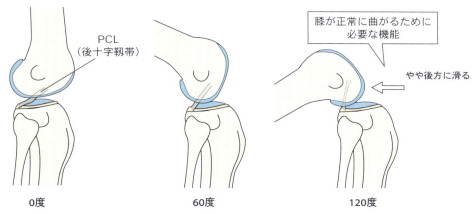

図2 膝関節のロールバック機構

PCLには2つの線維束があり、靱帯の大部分を形成する前外側線維（Anterolateral Bundle；ALB）と後内側線維（Posteromedial Bundle；PMB）がある（図1）。機能的にはALBは屈曲位で緊張し、PMBは伸展と深屈曲で最も緊張するとされている[2]。

　正常では、脛骨の他動的後方移動に対する全抵抗力の95％をPCLが担っていることから、膝関節の後方制動にはPCLが深く関わっている。すなわち、固定された脛骨上の大腿骨前方推進の制動とも言い換える事ができる。PCLの制動により脛骨上で大腿骨を後方に引き込むことで膝屈曲時の後方インピンジメントを回避している。これらの運動を一般的に膝関節のロールバック機構という（図2）。

▶ 発生機序

　PCL損傷は大腿骨に対して脛骨が後方へ押し込まれることによって発生する。スポーツによる受傷ではラグビーやアメリカンフットボールなどにみられるが、多くが大きな外力のかかる交通外傷等で起こることが多い。交通外傷で有名な発生機序としてダッシュボード損傷と呼ばれる受傷がある。これはダッシュボードに脛骨前面を強く打ち付ける直

達外力によってPCLが断裂してしまう発生機序である[3]。この他に膝関節の過伸展によって断裂してしまう場合もある。

▶ 症状と診断

膝関節の関節内出血を認め、膝窩部にも皮下出血や圧痛を認めることがある。また、背臥位で膝立てした際、下腿が後方へ落ち込んでみえるsagging徴候を呈する（図3）。この姿勢から脛骨近位を後方に押し込むと激痛が生じることが多い。明らかなsagging徴候を示す症例もあるが、筋緊張のために後方動揺性を確認しにくい場合もある。このような症例でも受傷後1〜2週間程

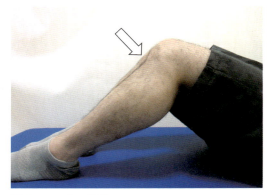

図3　sagging徴候

経過すると、腫脹と疼痛は軽減し、可動域の改善とともに後方動揺性がより明確になる場合が多い。

ACL損傷と比較し、膝崩れのような不安定感を生じることはないが、腫れ、疼痛などの炎症症状や可動域制限など機能障害が遷延しやすい。また、荷重時や歩行時、階段昇降などでも疼痛が残存しやすいことを経験する。

PCL損傷の診断では、画像診断と整形外科的な徒手検査が行われる。

■ 画像診断

画像診断では単純X線検査やMRIを用いる。単純X線検査は徒手による最大後方ストレス、または器具や装置による定量的な後方ストレスを加えた状態で側面像を撮影する（図4）。PCL損傷ではgradeⅠ、gradeⅡ、gradeⅢに分類され、脛骨転位が5 mm未満をgradeⅠ、脛骨転位が5〜10 mmをgradeⅡ、脛骨転位が10 mm以上をgradeⅢとし、gradeⅢでは後外側支持機構損傷などの合併損傷の可能性も考えられる。陳旧例ではスト

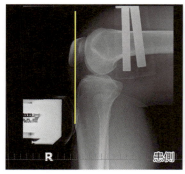
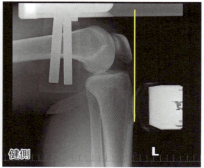

図4　Telosを使用したストレスX線検査
X線検査は徒手による最大後方ストレス、または器具や装置による定量的な後方ストレスを加えた状態で側面像を撮影する。

レスを加えない状態でも脛骨が大腿骨に比べ後方に位置していることがあり、PCL脛骨付着部の裂離骨折を伴う損傷では、側面像および顆間窩像で遊離骨片を認める場合がある。

MRIでは、正常のPCLは、矢状面像にて低輝度信号の帯状で描出される。PCLの場合、容易に全長を描出できるうえに、新鮮例では、明らかな連続性の途絶だけでなく、膨化や輝度の上昇も異状所見と考えられる。一方、陳旧例では靱帯の弛緩や、中間の輝度変化を示すとされている。このように画像診断においては特にMRIを用いることが極めて有効である（図5）。その他にもKnee arthrometerなどによる後方動揺性を計測し、健患差が6～10 mm以上は手術適応であるとされている[3]。

整形外科的な徒手検査

整形外科的な徒手検査では、PCL損傷に伴う脛骨の後方移動を確認する。下記に、一般的に行われている2つのテストの方法（後方引き出しテスト、グラビティーテスト）を記載する。

後方引き出しテストでは、被検者は背臥位で膝を90°屈曲し、検者は脛骨を把持し後方ストレスを加える。後方への不安定性がみられる場合は陽性である。この際、新鮮例ではしばしば膝窩部に疼痛が生じることがある（図6）。同様の機転での疼痛誘発テストに

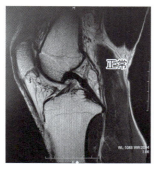
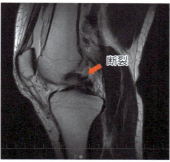
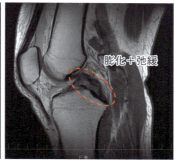

図5 MRI
PCL線維の連続性の途絶や膨化、輝度の上昇から、PCL損傷と診断する。

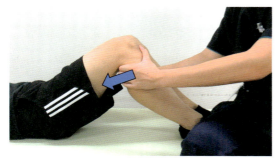

図6 後方引き出しテスト
検者の殿部で被検者の足部を固定し、脛骨を把持し後方ストレスを加える。

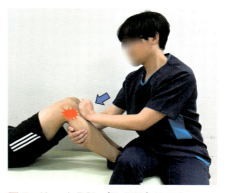

図7 Knock PCL（K-PCL）テスト
被検者の脛骨粗面を握り拳で叩打すると膝窩部に疼痛が出現する。損傷PCLが線維連続性を回復すると疼痛が消失することから、治癒判定、運動開始判定にも使用できる。

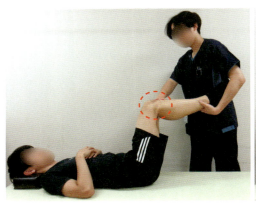
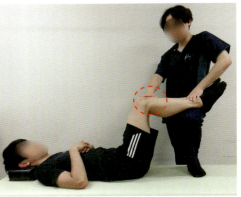

図8　グラビティーテスト
下腿遠位を把持し、患側の脛骨が重力によって後方に落ち込んでいたら陽性となる。

Knock PCL（K-PCL）テストがある。脛骨粗面を握り拳で叩打すると膝窩部に疼痛が出現する。損傷PCLが線維連続性を回復すると疼痛が消失することから、治癒判定、運動開始判定にも使用できる（図7）。

グラビティーテストでは、被検者は背臥位で膝と股関節を90°屈曲し、検者は下腿遠位を把持する。患側の脛骨が重力によって後方に落ち込んでいたら陽性となる（図8）。

この中でも、後方引き出しテストは臨床的に有用性が高い徒手検査であり、当院でもこのテストを頻回に利用している。

3 治療について

▶ 治療方針

　PCL損傷では、PCL損傷の程度と合併損傷の有無によって治療方法が選択される。一般的に、症状が強くても損傷の程度がgradeⅠからgradeⅡでは保存療法が選択されることが多い。一方、gradeⅢで膝の不安定性など症状が著しい場合は、手術療法であるPCL再建術が適応となる。

　合併損傷の有無では、半月板損傷の有無が治療方法や予後に影響を与える大きな要素である。半月板損傷は、PCL損傷に合併して損傷する場合と、PCL損傷後に二次的に損傷する場合とがある。後者では変形性膝関節症の進行につながりやすいとされている[4]。

　これらのことから現状の損傷の程度や症状、合併損傷の有無、今後の膝機能の状態を鑑みて治療方針は決定される[5]。

▶ 手術方法

　PCL損傷後の再建術は、関節鏡視下靱帯再建法にて行われる。ハムストリング腱の内側から半腱様筋腱を採取する。採取した半腱様筋腱を2本の二重折移植腱にする。必要であれば、半月板、軟骨の処置を行う。PCL遺残組織を郭清し、大腿骨、脛骨のPCL付着

部を確認する。骨孔作成後、作成した靱帯を骨孔に通す。当院では大腿骨側は金属ボタンを用いた Suspension device による固定で脛骨側はボタンもしくはポストスクリューで固定している。(図9)。

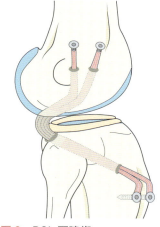

図9 PCL 再建術

4 リハビリテーション

▶ リハビリテーションの考え方

1）保存療法

　PCL 損傷は、ACL 損傷と比較すると血流が豊富な膝後方の関節包と距離が近い。そのため、膝関節の若干の緩みを残すが、靱帯組織は治癒する可能性が高く、軽度の緩みであれば運動療法などでカバーできる場合が多い。以上のことから、臨床では装具療法や運動療法といった保存的治療が選択されることが多い[6〜9]。一方で、PCL 損傷後は炎症症状が残存しやすく、可動域や筋力の回復に時間を要することを理解しておく必要がある。また、疼痛や不安定感に注意しながらリハビリを進めていくことが大切である。

　PCL 損傷後では、ACL 損傷後と同様に大腿四頭筋の筋力が低下していることが多く、これが原因で膝の支持機能がうまく働かずに不安感を感じやすい。また、脛骨の後方剪断ストレスを制動する意味でも大腿四頭筋の筋力 ex. は大変重要となる。その際、リハビリテーションのメニューは手術療法のものと同様となるが、メニューを進めるうえで個人の状態や機能にあわせた負荷量や肢位に注意して実施する必要がある。また、ハムストリングスの筋力 ex. は後方剪断ストレスを生じさせるため、早期から積極的に行うことは避ける。導入の目安としては、炎症が消失した時期より浅屈曲位から開始し、疼痛が増悪しないように注意して行う。

2）手術療法

　PCL 再建術後では ACL 再建術後と同様に、関節可動域、筋力、安定性の3つの膝機能を総合的に獲得していくことが重要である。その中でも可動域の回復を第一として、徐々に筋力 ex. へと移行することで、効果的なリハビリテーションを展開していくことができる。

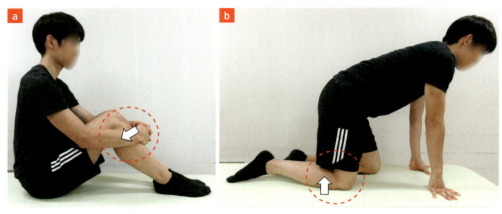

図10 ADL での注意姿勢
ADL では膝を抱え込むような姿勢（a）や、膝を地面につく姿勢（b）などは膝の後方剪断力が生じるため行わないように注意喚起する。

　PCL 再建術後の最大のリスクは再建靱帯の弛緩である。PCL 再建術後は ACL 再建術後に比べ、再断裂するリスクは極めて少ないが、術後早期より再建靱帯が弛緩し、靱帯の機能不全を生じることがある。これは、関節運動時に PCL には伸張ストレスが生じやすいためである。具体的には、膝関節 90°以上の屈曲位では伸張が増大するため、術後早期にはこの角度を超えないように注意する。また、ADL においても PCL に伸張ストレスが加わる動作は多いため、術後早期は注意喚起が必要である（図10）。
　筋力 ex. においては、膝の後方剪断力が生じない上半身重心や股関節・足関節のポジションを取るように心がける。

▶ リハビリテーションの実際

　本項では、ここまで述べてきた PCL に対する基本的な考え方を踏まえた上で、当院における実際のリハビリテーションを時系列毎に解説していく。

1）保存療法

　PCL 損傷後の症状は個人差が大きく、受傷後からの期間のみを基にリハビリテーションプログラムを進めていくのは難しい。そのため、症状や病態から急性期（受傷後～2週）、回復期（2週～8週）、復帰期（8週以降）と経時的に段階を分けてリハビリテーションを進めていく。また、リハビリテーションの負荷を上げていくうえでは、診断の項で説明した後方引き出しテスト等を適宜行い、疼痛と不安定性を評価しながら進めていく。リハビリテーションの内容は術後リハビリテーションと全く同様であるため、そちらの項目も参照されたい。

①急性期
　PCL 損傷直後から、関節の腫脹と炎症による疼痛を生じやすい。そのため、アイシングや弾性包帯などでの圧迫を徹底し、炎症や疼痛を抑える必要がある。

ROM ex.では、ヒールスライドで可動域の拡大を目指す。安定したADLの獲得のためにも、まずは90°程度の屈曲可動域、また、健側と同程度の伸展可動域の獲得を目標とする。急性期では腫脹や疼痛もあるため状態にあわせて適宜、可動域を拡大させていく必要がある。

筋力ex.では、早期から大腿四頭筋の筋力ex.を開始する。大腿四頭筋の筋力ex.は後方剪断力を回避する意味でも大変重要となる。具体的には、関節運動を伴わないクアドセッティングから開始する。また下腿の後方剪断力の原因となるハムストリングスの筋力ex.は早期には行わない。荷重時の疼痛が軽減してきたら、クォータースクワットなどの荷重位での運動も取り入れていく。方法として、踵を肩幅に開き、足位は約10～15°外転位とし膝は正中位を開始姿勢とする。この立位姿勢から膝蓋骨が足の第2趾と同方向に向かうように膝を45°屈曲させ、その後、膝を伸展させながら元の立位姿勢へと戻る。

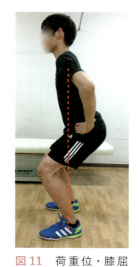

図11　荷重位・膝屈曲位での注意点

膝を屈曲させる際には過度に前方に移動させず、体幹はなるべく直立にして足圧中心はやや踵寄りとする。

このとき、膝を屈曲させる際には過度に前方に移動させず、体幹はなるべく直立にして足圧中心はやや踵寄りとする（図11）。この肢位で運動することで、脛骨プラトーの前方傾斜に伴う大腿骨の前方移動を回避できる。そして、体幹を垂直位に保持して重心を後方にすることで、膝の伸展モーメントを高め、大腿四頭筋の活動を賦活すると同時に、ハムストリングスの活動を抑制することができる。すなわち、脛骨の後方剪断力を回避しながら、大腿四頭筋を効率よく鍛えることができる。ACL損傷後のスクワットでは前方剪断力に注意し実施していたが、PCL損傷後は後方剪断力に注意し、膝関節を保護しながら行う必要がある。

歩行ex.では、受傷直後は荷重歩行が困難な症例も散見されるため、必要に応じて松葉杖歩行練習を行う。疼痛と不安感、歩容を指標にしながら、徐々に片松葉杖、松葉杖なしの歩行へと移行する。

以上のように急性期で行うリハビリテーションには、疼痛の発生が懸念される。当院では、運動中の痛みの基準としてNRS 2～3は許容範囲として進めるようにしている[10]。

②回復期

腫脹、熱感がほぼなくなり、圧痛や運動時痛が軽減した時期が回復期にあたる。受傷後2～3週で歩行時の疼痛が消失し、ADLでの松葉杖なしでのフリー歩行が可能となることを多く経験する。また、荷重時に疼痛や不安定感が消失し、屈曲可動域が120°獲得できれば自転車エルゴメーターを開始する。段階的に運動負荷を上げ、受傷後6週頃からジョギングを開始する。

③スポーツ復帰期

受傷後8週頃からサイドステップを開始し、ステップ動作が獲得できたら、徐々にスポーツ種目特有の動きに移行する。そして、受傷後3～4ヶ月でのスポーツ復帰を目指す。復帰の際は、テーピングもしくはサポーター・装具の装着を推奨する。

2) 手術療法

損傷の程度が gradeⅢ の場合や保存療法では充分な安定性が得られなかった場合、もしくはトップアスリートが PCL を損傷した場合、当院では手術療法が選択される。

PCL 再建術後のリハビリテーションプログラムを**表1**に示す。当院では術後翌日から術後リハビリテーションを開始し、術後2週までは膝の屈曲角度を90°まで、荷重は 1/2PWB としている。その後、術後2週以降から屈曲角度120°程度までの獲得、および全荷重へと移行していく。また、半月板修復術などの処置を同時に行った場合には、一定期間の完全免荷、部分免荷の期間をおいてプログラムを進めていく。リハビリテーションを進める上で過度な屈曲による靱帯の緩みに留意しなければならない。

■ 術後翌日〜

術後翌日からリハビリ室でのリハビリテーションを開始する。リハビリ室では装具を外し、ROM ex. や筋力 ex.、歩行 ex. を進めていく。術後早期には膝関節周囲の可動域は制限されていることが多く、筋力の回復や、ADL 能力を改善するためにも可動域の改善は極めて重要である。

再建術後の屈曲、伸展角度を改善させる ROM ex. としては、ACL 損傷と同様にヒールスライドが最も有効な方法である。PCL に過剰なストレスがかからないようにハムストリングスの単独収縮を回避する必要があるが、自己他動的に行うヒールスライドはその意

表1　PCL 再建術後のリハビリテーション

術後翌日	病棟にて CPM 開始 リハビリ室にてリハビリ開始 ROM ex.：ヒールスライド 筋力 ex. ：クアドセッティング、SLR、レッグエクステンション、1/4 スクワット 歩行 ex. ：装具を外し歩行練習
術後1週間〜	伸展可動域は1週間程で HHD 3.5 cm（1〜2 横指）を目標とする 屈曲角度 90°までの獲得 階段昇降練習
術後2週間〜	屈曲角度 120°程度までの獲得 1/2PWB から全荷重へと移行し段階的にフリーハンド歩行の獲得
術後6週間〜	自転車エルゴメーター
術後10週間〜	その場ジョギング ステアマスター
術後12週間〜	伸展可動域は HHD 0 を目標とし屈曲可動域は 140°程度を目標とする ジョギング
術後4ヶ月間〜	ステップ動作 ランニングからダッシュへ
術後5ヶ月間〜	屈曲可動域のゴールとして、術後5か月で HH0 を目標とする Kneelax（または KT-2000）による安定性評価 BIODEX による筋力評価 ※健患比 70% 以上であれば非接触プレイ開始
術後8ヶ月間〜	Kneelax（または KT-2000）による安定性評価 BIODEX による筋力評価 ※健患比 80% 以上であれば徐々にスポーツ復帰

味でも有用である。ヒールスライドの方法は、患者は長座位にて、患側の大腿部遠位後面を両手で把持する。その後、下肢はリラックスし、手の力で膝を屈曲させ、踵をスライドして膝を曲げていく。この際、両手は膝窩部に入れ、屈曲の際に膝の後方剪断力が生じないように注意する（図12）。また、足底面が引っかからないように靴下を履いた状態もしくはタオルなどを敷くと実施しやすい。膝を屈曲する際には膝を内側に入れて外反しないように注意し、膝蓋骨を正中位に保持して行う。慣れてきたら下腿を内旋させ、踵は同側の殿部の坐骨結節に向かうように誘導する（図13）。

　屈曲後に伸展方向へスライドしていくが、伸展時も同様に大腿部遠位後面を両手で把持したまま踵を前方へスライドし伸ばしていく。慣れてきたら大腿骨遠位を前面から軽く5回程押し込み、上半身の体重を乗せストレッチするように膝を伸展させる（図14）。以上のように屈曲・伸展運動を繰り返し行うことで、可動域を徐々に拡大させていく。ただし、

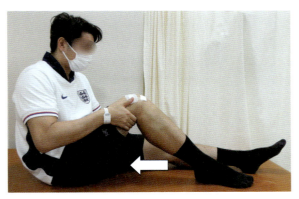

図12　ヒールスライド
長座位にて、患側の大腿部遠位後面を両手で把持する。その後、下肢はリラックスさせ手の力で膝を屈曲させ、踵をスライドして膝を曲げていく。この際、両手は膝窩部に入れ、屈曲の際に脛骨の後方剪断力が生じないように注意する。

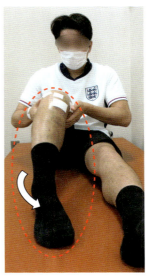

図13　ヒールスライドでの屈曲誘導のポイント
膝を屈曲する際には膝を内側に入れて外反しないように注意し、膝蓋骨を正中位に保持して行う。慣れてきたら下腿を内旋させ、踵は同側の殿部の坐骨結節に向かうように誘導する。

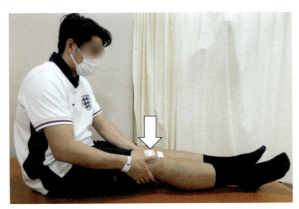

図14　ヒールスライドでの伸展誘導のポイント
伸展時も同様に大腿部遠位後面を両手で把持したまま踵を前方へスライドし伸ばしていく。慣れてきたら大腿骨遠位を前面から軽く5回程押し込み、上半身の体重を乗せストレッチするように膝を伸展させる。

この時期では、下腿脛骨の後方偏位を回避するため屈曲可動域は90°までに制限する。ヒールスライドの実施目安としては、疼痛が増強しない範囲で10分を2セット行い、状態によっては適宜、時間やセット数を調整する。

筋力ex.ではクアドセッティングやStraight Leg Raising（SLR）、レッグエクステンション、クォータースクワットを中心に実施していく。術後早期は内側広筋を中心に膝関節周囲の筋力は低下や萎縮していることが多く、今後のADL状態を改善するために筋力の回復は極めて重要である。術後翌日は疼痛が強い場合が多いため、状態に合わせて実施する必要がある。クアドセッティングは非荷重位で最も重要な筋力ex.であり、最終目標として健側と同程度の大腿四頭筋の筋トーンの獲得を目指す。患者は長座位で膝窩部をベッドに押し付けるようにすると実施しやすい。術後早期は可動域制限をきたしており膝関節が屈曲位となっていることが多いため、膝窩部にクッションやタオルを敷いて実施するとよい（図15）。その後、伸展可動域の改善に伴いクッションやタオルを徐々に低くし取り除いていく。

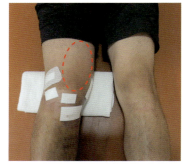

図15　クアドセッティング

膝窩部にクッションやタオルを敷いて実施するとよい。伸展可動域の改善に伴いクッションやタオルを徐々に低くし取り除いていくよう調整していく。
また、図で示されている内側広筋の筋トーンを左右で比較して評価する。

SLRは内側広筋を中心にエクササイズを行う。背臥位で行うSLRでは股関節屈筋や大腿直筋の関与が強くなるため長座位で実施する。前述したクアドセッティングでの筋収縮を持続させながら、できるだけ膝関節は伸展位を保持し、下肢を5～10cm程度の高さの範囲で上げ下げする（図16）。ただし、術後早期でラグがある場合でも、下肢の挙上動作を獲得することでADLは拡大するため、その意味合いでSLRを獲得することも重要である。

内側広筋を中心とした広筋群の筋トーンが改善してくるとエクステンションラグもなくなり、膝関節伸展位を保持できるようになってくる。さらに、股関節を軽度外旋し、内側

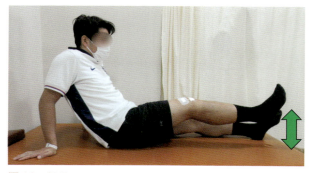

図16　SLR

クアドセッティングでの筋収縮を持続させながら、できるだけ膝関節は伸展位を保持し、下肢を5～10cm程度の高さの範囲で上げ下げする。

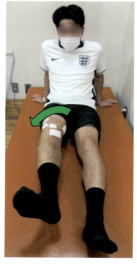

図17　内側広筋を選択的に使用したSLR

股関節を軽度外旋し、内側広筋を直上に向けて行うことにより選択的に内側広筋の筋力ex.を実施することができる。

広筋を直上に向けて行うことにより選択的に内側広筋に対する筋力 ex. を実施することが可能となる（図17）。ただし、股関節を軽度外旋ではなく過外旋してしまうと内転筋群が優位に働き、逆に内旋すると外側広筋や大腿筋膜張筋を優位に使用してしまうため、実施時には注意が必要である。また、膝関節の伸展を妨げないように足関節は背屈しないようにすることもあわせて注意する。

さらに、疼痛が軽減し、ある程度 SLR が可能となってから患部外運動として、股関節周囲筋（股関節外転筋群、内転筋群、伸展筋群）の筋力 ex. を実施する（図18）。

荷重位での筋力 ex. であるクォータースクワットは、最初は両松葉杖を使用し、段階的に前方での松葉杖支持、杖なしへと進めていく（図19）。術後早期で患側の支持が不十分な状態では、術側骨盤を後方回旋させ、身体重心を健側方向に位置させていることが多い。このとき、セラピストによる徒手的誘導で骨盤と身体重心の位置を修正するとよい（図20）。

クォータースクワットは正常歩行獲得のためにも重要であるが、ACL 再建術後とは留意する部分が異なるため注意を要する。方法として、踵を肩幅に開き、足位は約 10～15° 外転位とし膝は正中位を開始姿勢とする。この立位姿勢から膝蓋骨が足の第2趾と同方向に向かうように膝を 45° 屈曲させ、その後、膝を伸展させながら元の立位姿勢へと戻る。膝を屈曲させる際には過度に前方に移動させず、体幹はなるべく直立にして足圧中心はやや踵よりとする（図21）。先述したように、この肢位でクォータースクワットを行うことで、脛骨の後方剪断力を回避しながら、大腿四頭筋を鍛えることができる。

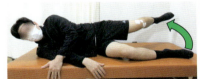
a：外転運動

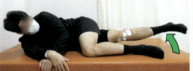
b：内転運動

c：伸展運動

図18　股関節の筋力 ex.

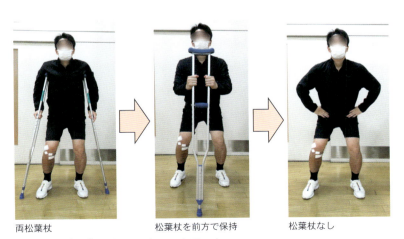

両松葉杖　　松葉杖を前方で保持　　松葉杖なし

図19　術後早期のクォータースクワット
術後早期のクォータースクワットは、まず、両松葉杖を使用して行い、段階的に前方での松葉杖支持、松葉杖なしへと進めていく。

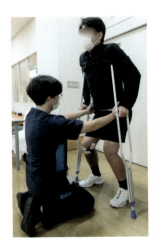

図20　セラピストによるクォータースクワット時の徒手誘導

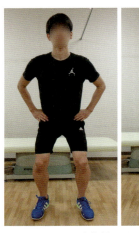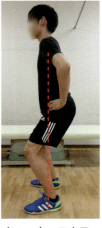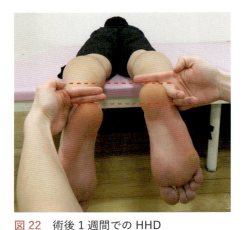

図21 PCL再建術後のクォータースクワットの注意点
膝を屈曲させる際には過度に前方に移動させず、体幹はなるべく直立にして足圧中心はやや踵よりとする。

図22 術後1週間でのHHD
受傷後は状態にあわせて可及的早期に完全伸展（HHD 0）の獲得を目指すが、術後は1週間程でHHDでの評価を実施し、HHD 3.5 cm程度を目標とする。

歩行ex.は、術後2週間まで荷重は1/2PWBとし、まず両松葉杖での歩行から開始する。受傷後や術後に正常歩行を獲得することは重要であるが、可動域制限や筋力低下から歩行障害を生じることがほとんどである。正常歩行が獲得できず棒脚歩行などの跛行状態で歩行を続けていると膝機能は改善せず、むしろ悪化してしまうため、受傷後や術後早期に正常歩行を再獲得する必要性はきわめて高いといえる。しかし、膝機能が低下した状態では歩行周期を通して様々な跛行・代償動作を呈する。例えば、関節の伸展可動域制限は立脚期に骨盤を後方回旋させ、正常な伸展運動が阻害されるため、早期の伸展可動域獲得が重要である。

遊脚期では、運動性の低下により膝の屈曲・伸展運動がみられず棒脚歩行を呈することが多い。骨盤の挙上と股関節の屈曲により下肢を棒のように振り出す歩行となりやすいうえに、膝関節だけではなく、足関節との協調運動がみられなくなる。足部は膝屈曲が十分に行えないことの代償として背屈位をとりやすい。

前述した跛行状態から、支持性や運動性の改善を図ることによって正常歩行の獲得を目指すが、支持性に関しては、筋力ex.を的確に実施し、特に荷重位でのエクササイズであるクォータースクワットによって支持性を安定化させる。筋力状態の改善に伴い歩行支持期の安定性は高まり、不安定感は改善してくる。運動性に関しては、足踏みex.を導入し、円滑で協調した下肢運動の獲得を図る。足踏みex.後、前方への移動を開始し実際の歩行獲得へとつなげていく。

■ 術後1週間〜

ROM ex.ではヒールスライドを継続し、膝関節屈曲90°、伸展－10°を獲得目標とする。膝を90°以上屈曲できるようになってきても、術後2週までは膝の屈曲角度を90°までに留め、再建靱帯の弛緩を防ぐように注意する。

受傷後は状態にあわせて可及的早期に完全伸展（HHD 0）の獲得を目指すが、術後は1週間程でHHDでの評価を実施し、HHD 3.5 cm程度を目標とする（図22）。

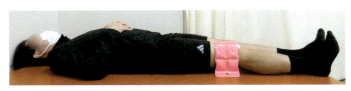

図23 重錘による伸展 ex.
背臥位でリラックスしトレーニング用の重錘バンドなどを膝蓋骨に乗せ、10分間程度、持続的に膝を伸展する。

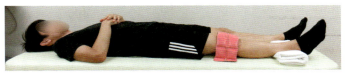

図24 過伸展タイプの重錘による伸展 ex.
過伸展タイプの膝では、タオルを重ねるなどしてアキレス腱部の下に適度な高さを作り実施する。

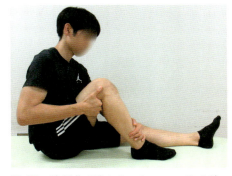

図25 膝屈曲90°からのヒールスライド
同側の手は大腿部の外側にしっかりと挟み込んで90°以上に屈曲させていく。これによって、膝の後方剪断力が生じないようにする。さらに、患側と反対側の手は下腿を内旋するように誘導する。

　術後早期の過度な膝関節伸展可動域の獲得は、再建靱帯の弛緩や骨孔の拡大を招く可能性があるため慎重に実施していく必要がある。前述したヒールスライドで伸展可動域も改善させるが、それだけでは伸展可動域の獲得が難しい場合が多々みられる。その際は、患者は背臥位でリラックスしトレーニング用の重錘バンドなどの重りを膝蓋骨に乗せ、10分間程度膝を伸展させる持続膝伸展 ex. を行う（図23）。炎症状態や術後の経過にあわせて、術後1週では1kg程度、術後1ヶ月以降では最大5kgまでの範囲で調整する。この際、下肢がリラックスして股関節外旋位となり、下肢外側が床面へついて膝の伸展を妨げることがある。これを防ぐためにクッションなどを大腿部外側に置いて、膝蓋骨が直上を向くようにすることもポイントである。また、過伸展タイプの膝では、タオルを重ねるなどしてアキレス腱部の下に適度な高さを作り実施する（図24）。

　歩行 ex. では1/2PWBを継続する。引き続き、足踏み ex. や荷重位でのクォータースクワットなどを継続し、立脚期の支持性と遊脚期の運動性を高めて、正常歩行の獲得を目指す。

- 術後2週間〜

　ROM ex. ではこの時期から膝関節屈曲120°程度までの獲得を目標とする。ヒールスライドで膝を90°程屈曲できるようになってきたら患側と反対側の手で下腿遠位部を把持し、同側の手は大腿部の外側にしっかりと挟み込んで90°以上に屈曲させていく。これによって、脛骨の後方剪断力が生じないようにする。さらに、患側と反対側の手は下腿を内旋するように誘導する（図25）。

　荷重 ex. では、1/2PWBから徐々に全荷重へと移行する。段階的に松葉杖を除去し、フリーハンド歩行の獲得を目指す。

　筋力 ex. では、PCL 再建術後では、ACL 再建術後と違い早期からレッグエクステンションを実施し、内側広筋を中心とした大腿四頭筋の筋収縮改善に取り組む。この時期では、まだマシーンなどのトレーニング器具を使用せず自重での運動から開始する。脛骨近位部後面にクッション等を挟み、屈曲30°程から開始し、順次、座位姿勢での膝90°屈曲位か

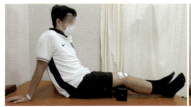 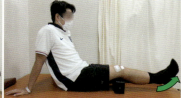 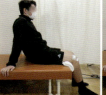 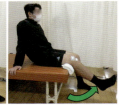

屈曲30°からのレッグエクステンション　　屈曲90°からのレッグエクステンション

図26　レッグエクステンション
脛骨近位部後面にクッション等を挟み、屈曲30°程から開始し、順次、座位姿勢での膝90°屈曲位からのエクステンションへと移行していく。

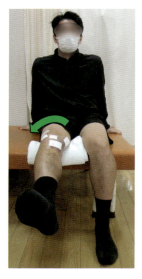

図27　内側広筋を選択的に使用したレッグエクステンション
レッグエクステンションを実施する際は、股関節をやや外旋位にして内側広筋が直上を向くように実施するとよい。

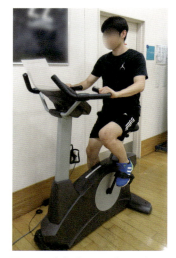

図28　自転車エルゴメーター

らのレッグエクステンションへと移行していく（図26）。レッグエクステンションを実施する際は、股関節をやや外旋位にして内側広筋が直上を向くように実施するとよい（図27）。

■ 術後6週間〜

　ROM ex. では屈曲角度120°程度までを継続する。120°の膝屈曲が可能であれば、この時期から自転車エルゴメーターを開始する（図28）。自転車エルゴメーターは40W程度の負荷で開始し、まずは回転数60回転/分（rpm）のペースで1セット15分程度を安定して漕げるようにする。その後、段階的に負荷を上げていき、70W以上で2〜3セット実施できるようにしていく。また、この時期から日常生活でも自転車の運転も許可する。ただし、乗り降りの際に膝を捻ったり、急勾配の上り坂や立ち漕ぎで負荷が急激に増加したりしないように指導する。

■ 術後10週間〜

　この時期からその場ジョギングとステアマスターを開始する（図29）。その場ジョギング、ステアマスターの開始条件として、階段昇降が問題なく、自転車エルゴメーターを80W以上の負荷（回転数60 rpm）で15分2セット程度可能であることとしている。

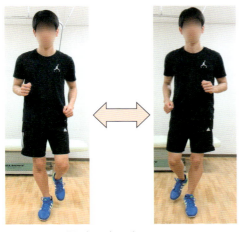

図29　その場ジョギング
その場ジョギングは歩行からジョギングへ移行する際、膝の動きを中心とした運動学習に効果的である。鏡の前でフォームを確認しながら行うと効果的である。

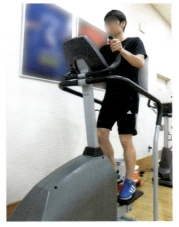

図30　ステアマスター
健側・患側どちらにも均等に荷重し、下腿の底屈筋による膝の伸展筋の代償作用が働かないように踵は上げずに行う。

　その場ジョギングは歩行からジョギングへ移行する際、膝の動きを中心とした運動学習に効果的である。鏡の前でフォームを確認しながら、30秒～1分程のその場でのジョギングを行った後、その場足踏みを30秒～1分間行い、これを繰り返し10セット程度実施する。

　ステアマスターは術後8週間からスムースにジョギングへ移行するために効果的である。健側・患側どちらにも均等に荷重し、下腿の底屈筋による膝の伸展筋の代償作用が働かないように踵は上げずに行う。時間は10分を2セット程実施できるようにしていく（図30）。

■ 術後12週間～

　ROM ex.では、この時期から膝関節屈曲140°、伸展はHHD 0を獲得目標とする。

　筋力ex.では筋力の改善がみられれば、レッグエクステンションマシーンを使用する（図31）。まず両脚で実施し、その後、問題なく実施可能であれば片脚で実施していく。重さは5kg程度から、10回を3セット程度から開始する。適宜、重さやセット数を増やしていく。

　また、その場ジョギングやステアマスターが問題なく実施できていれば、この時期から実際のジョギングへと移行する。ジョギングは膝に加わる負荷量などを考慮して、インターバルジョギングから開始する（表2）。スピードはダッシュを100%として、まずは10%程度のゆっくりした速度で行う。時間は1分間のジョギングを行った後、1分間の歩行インターバルを設け、これを10

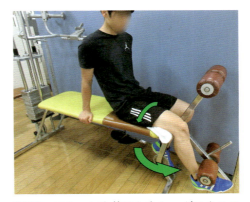

図31　マシーンを使用したレッグエクステンション

表2 インターバルジョギングメニュー

「1分間ジョギング → 1分間ウォーキング」× 10セット
「3分間ジョギング → 1分間ウォーキング」× 5セット
「5分間ジョギング → 1分間ウォーキング」× 4セット
「10分間ジョギング→ 1分間ウォーキング」× 2セット
「15分間ジョギング→ 1分間ウォーキング」× 2セット
以降徐々にフリージョギング

セット程度繰り返し行う。5〜7日ほど繰り返し実施し、問題なければ走る時間を1分から3分、5分、10分、15分と増やしていくが、この際も1分間の歩行インターバルを設け3分では5セット、5分では4セット、10分では2セット、15分では2セットと合計時間では20〜30分ほどのメニューとしている。最終的には15分以上のフリージョギングへと段階的に進めていく。その場ジョギングも同様であるが、ジョギングの負荷を増やしていくときは、"スピード"を上げていくのではなく、まずは"実施時間"を増やしていくことが重要である。

■ 術後4ヶ月間〜

この時期までに再建靱帯と骨孔の癒合が進むことから、アスレティックリハビリテーションとしてバリエーションを増やした負荷量の高い筋力ex.を開始していく。実際の筋力ex.としてはハーフスクワットやレッグランジ、片脚スクワットを行う。

スクワットはクォータースクワットからハーフスクワットへ移行する。まず、クォータースクワットと同様に、足を肩幅に開き、足位は約10〜15°外転位、膝を正中位にして安静立位をとる。この位置から膝は足の第2趾に向かうように前方へ移動させながら膝を90°屈曲させる。このとき足圧中心はやや踵よりとする（図32）。

レッグランジは、前方へ踏み出すフロントレッグランジと側方へ踏み出すサイドレッグ

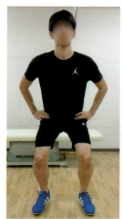
前額面　矢状面
図32　ハーフスクワット
膝は足の第2趾に向かうように前方へ移動させながら膝を90°屈曲させる。
このとき足圧中心はやや踵よりとする。

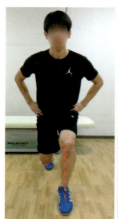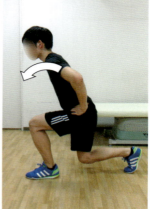
図33　フロントレッグランジ
第2趾に向かうように膝を前方へ移動させながら膝を60°程度屈曲し、体幹はやや前傾させる。

ランジを行う。フロントレッグランジはハーフスクワットと同様に第2趾に向かうように膝を前方へ移動させながら膝を60°程度屈曲し、体幹はやや前傾させる（図33）。サイドレッグランジでは踏み込んだ方向に膝を位置させ、股関節と足関節の中間に膝関節が位置するようにする。この際、床反力に対して膝が内側に位置しないこと、体幹が外方へ偏位し相対的に膝が内側に入らないようにすることも併せて注意する（図34）。また、最終的にはどの方向に踏み込んだ場合でも、膝とつま先の位置関係、股関節・膝関節・足関節の位置関係を崩さず、踏ん張ることができるようにレッグランジを応用した踏み込み練習を行う（図35）。

　片脚スクワットは膝の屈曲角度を45°で行う。膝を屈曲した際に両脚で行うより外反位を取りやすいため、膝とつま先の位置関係を崩さないように注意する（図36）。

　走行練習では、インターバルジョギングからスピードを上げた加速走やランニングへと移行し、ステップex.も導入していく。加速走やランニング（ダッシュの70〜80%）はインターバルジョギングを10分2セット以上問題なく実施可能であれば開始する。ジョギ

Ⅱ　膝関節

3　膝後十字靱帯（PCL）損傷

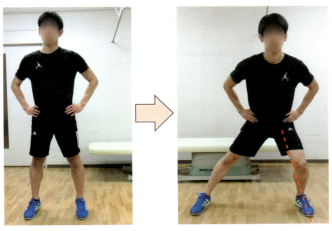

図34　サイドレッグランジ
床反力に対して膝が内側に位置しないこと、体幹が外方へ偏位し相対的に膝が内側に入らないようにすることも併せて注意する。

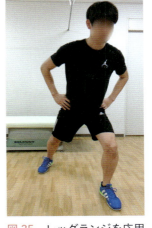

図35　レッグランジを応用した踏み込み練習
最終的にはどの方向に踏み込んだ際も膝とつま先の位置関係、股関節・膝関節・足関節の位置関係を崩さず、踏ん張ることができるようにしていく。

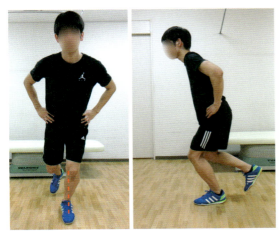

図36　片脚スクワット
片脚スクワットは膝の屈曲角度を45°で行う。膝を屈曲した際に両脚で行うより外反位を取りやすいため、膝とつま先の位置関係を崩さないように注意する。

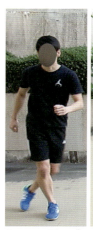 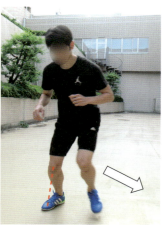 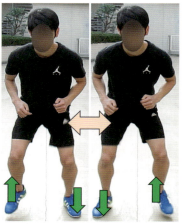

クロスステップ　カッティング　　　　　　ハーキー

図37　ステップ ex.

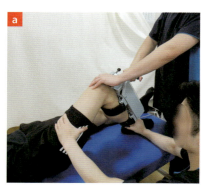 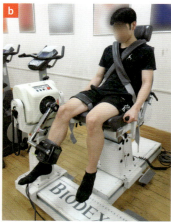

図38　靱帯・筋力評価
a：Kneelax（Index 社製）などによる再建靱帯の安定性の評価
b：BIODEX による等速性運動での筋力評価

ング程度のスピードから徐々に上げ、中間走を最初はダッシュの50％程まで加速し、徐々に減速していく。これに慣れてきたら、加速も50％程度から徐々に80％程度まで段階的にスピードを上げるようにする。また、加速走は膝の持ち上げや踏ん張り、腕の振りが左右対称になるように意識しながら行うことが重要である。

　ステップ ex. はサイドステップ、クロスステップ、カッティングやハーキーなどの基本的な動作から開始する（図37）。まずは短い距離でゆっくりとしたスピードで行い、小股でのステップや踏み込みを繰り返し実施する。安定して不安感なく行えるようになったら、徐々に距離を伸ばしていく。

■ 術後5ヶ月間〜

　この時期では屈曲可動域のゴールとして、HH 0（正座姿勢）の達成を目標とする。さらにこの時期から Kneelax（Index 社製）などによる再建靱帯の安定性、BIODEX による等速性運動での筋力評価を行う（図38）。筋力評価では、角速度60 deg/sec での膝関節伸展筋力と屈曲筋力の両方が健患比70％以上の獲得を目標とする。これがクリアできれ

ば、ボディコンタクトを伴わない部分練習の開始を許可する。部分練習の開始時には、必ず装具やサポーター、テーピングをして実施する。

■ 術後8ヶ月間〜

引き続き Kneelax などによる再建靱帯の安定性、BIODEX による等速性運動の筋力評価を行う。角速度 60 deg/sec での膝関節伸展筋力と屈曲筋力の両方が健患比 80% 以上を獲得できればボディーコンタクトを伴う練習を開始し、徐々にスポーツ復帰を目指す。

5 要約

- PCL 損傷はスポーツ外傷としては接触動作を伴う競技でのタックルや転倒、交通事故等の高エネルギー外傷により、膝屈曲位で脛骨前面を打撲して発生することが多いとされている。
- PCL 損傷後、保存療法を選択することが多いが、損傷状態やその後不安定性に応じて手術療法を選択する場合もある。
- 本邦では PCL 損傷後の手術は ST や膝蓋腱を用いて行うことが主流となっている。
- PCL 損傷後は炎症症状が残存しやすく、可動域や筋力の回復に時間を要する。
- 術後のリハビリテーションでは脛骨の後方剪断力が生じない上半身重心や股関節・足関節のポジションを取るように心がける。
- 術後は5ヶ月以降から段階的に競技復帰となるが、筋力の回復や再発予防のための動作練習が必須となる。
- 筋力評価で角速度 60deg/sec の膝関節伸展筋力と屈曲筋力が健患比 70% 以上を獲得できれば、ボディーコンタクトを伴わない部分練習の開始を許可する。
- 筋力評価で角速度 60deg/sec の膝関節伸展筋力と屈曲筋力が健患比 80% 以上を獲得できれば、完全復帰を許可する。

文献

1) McAllister DR, Petrigliano FA. Diagnosis and treatment of posterior cruciate ligament injuries. Curr Sports Med Rep 2007；6：293-9.
2) Mannnor DA, Shearn JT, Grood ES, et al. Two-bundle posterior cruciate ligament reconstruction. Am J Sport Med 2000；28：833-45.
3) Wind, W. M., Jr., et al.：Evaluation and treatment of posterior cruciate ligament injuries：revisited. Am J Sports Med. 32：1765-1775, 2004.
4) 出家正隆. 後十字靱帯に関する最近の知見. 関節外科 Vol. 34 No3 2015
5) 三浦敦ほか. PCL 損傷における保存療法の限界. 東京膝関節学会会誌 13: 101-104, 1992.
6) 史野根生：後十字靱帯損傷. スポーツ膝の臨床. 31-39, 金原出版, 2008.
7) Wind, W. M., Jr., et al.：Evaluation and treatment of posterior cruciate ligament injuries：revisited. Am J Sports Med. 32：1765-1775, 2004.
8) Shino, K., et al.：Conservative treatment of isolated injuries to the posterior cruciate ligament in athletes. J Bone Joint Surg. 77：895-900, 1995.
9) Peccin, M. S., et al.：Interventions for treating posterior cruciate ligament injuries of the knee in adults. Cochrane Database Syst Rev. 18(2)：1-12, 2005.
10) 今屋健. 運動器診療 Nex. t Decade につながるエッセンス 膝関節運動療法の臨床技術. 文光堂 P151-152.

Ⅱ 膝関節

4 脛骨顆間隆起骨折

今屋　健／海津　爽

1 はじめに

　脛骨顆間隆起骨折は膝前十字靱帯（anterior cruciate ligament；ACL）付着部の裂離骨折である（図1）。ACL損傷と同様に、膝関節の不安定性や機能障害を引き起こし、運動時の膝崩れや二次的な半月板損傷、関節症変化の進行なども危惧される。そのため、速やかな整復固定が必要とされる疾患である。

　発生率は人口10万人当たり3人という報告があり[1]、有病率としてはきわめて稀な疾患であるが、近年ではスポーツ活動の増加や早期化により発生率は増加していると言われている[2]。好発年齢について、脛骨付着部がACL実質部より相対的に弱い8～14歳の小児期に多く発症するとされている[3]。しかし、近年の報告では成人における脛骨顆間隆起骨折の有病率は以前の報告よりも高いことが示唆されている[4]。

　当院で2015年から2024年の間に手術を行った40症例を年代ごとに分けると、10歳未満3例、10歳代14例、20歳代8例、30歳代4例、40歳代6例、50歳以上が5例であった（図2）。このように顆間隆起骨折は、小児期を含めた幅広い層にみられる疾患であり、受傷後はスポーツ復帰が困難になることから、適切な診断や治療が必要になる。

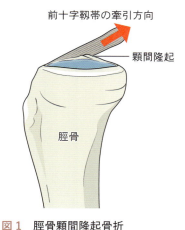

図1　脛骨顆間隆起骨折
前十字靱帯に強い張力が加わった際にその付着部である脛骨顆間隆起に裂離骨折を生じる。

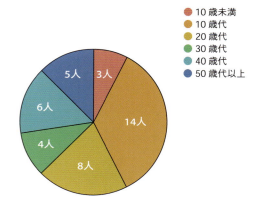

図2　脛骨顆間隆起骨折の受傷時の年齢
小児期に多い疾患とされているが、当院の調査では幅広い年代で受傷者がいたことがわかった。

2 発生機序と病態

本稿では、脛骨顆間隆起骨折の発生機序とその病態について解説する。脛骨顆間隆起骨折は前十字靱帯付着部の裂離骨折であることから、前十字靱帯断裂と同様の機序で発生しやすい特徴がある（p59参照）。したがって、治療を行うにあたって、前十字靱帯の解剖や機能について理解しておくことが重要である。

▶ 機能解剖

脛骨を前方から見ると、関節面の中央部に2つの骨隆起がある。これを顆間隆起といい、内側の骨隆起を内側顆間結節、外側の骨隆起を外側顆間結節という。内外側の顆間結節は、前額面からは左右同じような山の形をして見える。しかし、上方から見ると内外側の顆間結節は完全な横並びではなく、内側顆間結節は前方よりに骨隆起が見られ、外側顆間結節は後方よりに骨隆起がある形である。前者はACLの付着部の一部となり、後者は後十字靱帯の付着部の一部となる（図3）。

また、ACL付着部の構造を観察すると、ACLは内側顆間隆起のみに付着するのでなく、外側半月板や関節軟骨にも付着する場合がある[5]（図4）。室生[5]は脛骨側のACL線維が付着する平均の面積は、骨67%、関節軟骨27%、外側半月板5%、横靱帯1%であり、30%以上のACL線維が骨以外に付着していると報告している。

脛骨顆間隆起骨折はACLの機能不全を生じるため、膝関節屈伸運動時のACLの張力変化を理解する必要がある。膝最大伸展時にACLの張力は最大となり、屈曲していくと張力は減少する。その後膝関節屈曲140°程度から再び張力を増していく[6]（図5）。これらの張力変化が骨折部に離開のストレスを生じさせることを理解し、臨床に応用する必要がある。

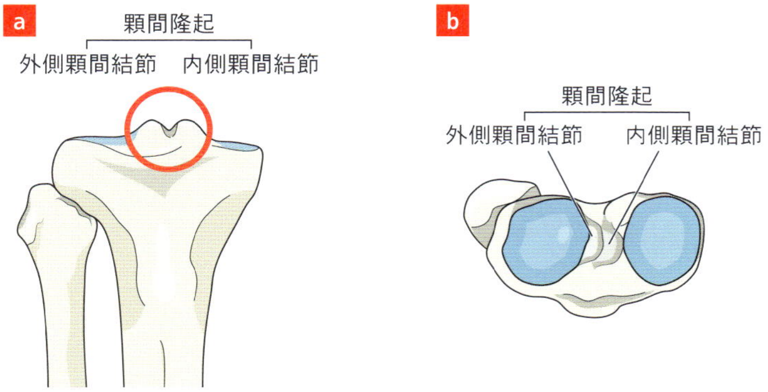

図3 脛骨顆間隆起の解剖
a：脛骨を前方からみた図。関節面の中央部にある2つの骨隆起が顆間隆起である。
b：脛骨を上方からみた図。前方よりに内側顆間隆起があり、膝前十字靱帯の付着部となる。

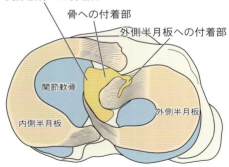

図 4　前十字靱帯付着部の構造
前十字靱帯付着部は内側顆間隆起のみに付着しているのではなく、外側半月板や関節軟骨にも付着している。
（文献 5 を基に作図）

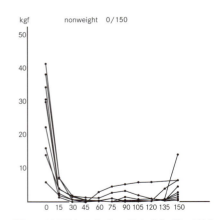

図 5　膝関節運動時の前十字靱帯の張力
新鮮凍結人膝関節 9 膝における 15°毎の前十字靱帯の張力の図。屈曲 0°で張力は最大となり、屈曲角度の増大に伴い急激に張力は小さくなっている。45°から 135°まではほぼ平坦で屈曲 150°で再び張力を増している。
（文献 6 より引用・改変）

▶ 発生機序

　脛骨顆間隆起は ACL の脛骨側の停止部であるため、ACL への強い伸張ストレスにより裂離骨折が発生する。そのため、脛骨顆間隆起骨折の発生機序は ACL 損傷の発生機序と同様である。

　受傷肢位については、Limone らによると、脛骨顆間隆起骨折は過伸展＋内旋もしくは過伸展によって受傷すると報告している[7]。しかし、当院で 2015 年から 2023 年までに脛骨顆間隆起骨折に対して手術を行った 40 症例の受傷肢位を調査したところ、外反損傷が 28 例、過伸展損傷が 1 例、正中屈曲損傷が 1 例、内反損傷が 1 例、不明 9 例であった（図 6）。つまり、当院の調査では膝外反＋脛骨前方亜脱臼損傷が最も多く、膝関節外反に加え脛骨が大腿骨に対して内旋・屈曲した ACL 損傷と同様の発生機序が働いたと推察される。

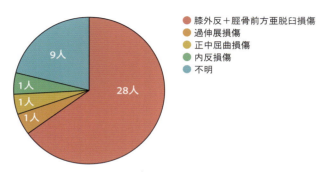

図 6　脛骨顆間隆起骨折の受傷肢位
前十字靱帯損傷と同様に外反損傷が大半を占めていたことがわかった。

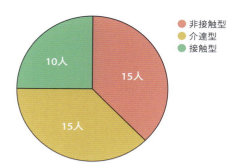

図7 脛骨顆間隆起骨折の受傷形態
介達型が非接触型と並び最も多いことが特徴的であった。

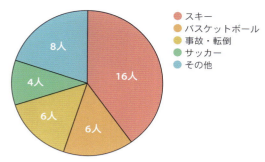

図8 脛骨顆間隆起骨折受傷時のスポーツ種目
スキーが最も多く、次いでバスケットボール、事故・転倒、サッカーが多かった。

　受傷形態については、接触型損傷と非接触型損傷がある。当院での調査では、介達型損傷15例、非接触型損傷15例、接触型損傷10例であった（図7）。介達型損傷が非接触型損傷と並び最も多かったことが特徴的であった。また、受傷時のスポーツ種目を示す（図8）。最も多かった競技はスキーでの受傷であり、このほとんどが介達型損傷であった。次いでバスケットボール、事故・転倒、サッカーが多かった。

▶ 症状と診断

　受傷後早期は関節内に血液が貯留し、疼痛や腫脹など炎症症状に加えて膝関節の関節可動域低下や筋力低下などの機能障害を伴う。これらの症状により受傷後早期は歩行などの日常生活動作に支障が生じる。骨片転位がわずかであれば、これらの症状は適切な治療が行われれば2〜4週程度で改善がみられることが多い。しかし、裂離骨片が半月横靱帯を乗り越えて嵌頓（かんとん）し、膝関節の伸展可動域制限を引き起こすことがある（図9）。嵌頓による可動域制限が無い場合、炎症症状が落ち着いてくると日常生活の歩行などは問題なく可能となることもある。しかし、脛骨顆間隆起骨折はACL付着部の裂離骨折であることから、仮に治癒してもACLの機能不全を引き起こすため、運動時の膝崩れが問題となる。直線的なジョギングやランニング動作が可能でも、サイドステップやカッティング動作などの左右への切り返しを含む動作では膝崩れを起こしてしまう可能性が考えられる。

　診断は、問診や理学所見、徒手的検査や画像診断などを用いて総合的に行われる。徒手検査ではラックマンテスト、前方引き出しテスト、N-testがいずれも陽性となる。

　ラックマンテストは、膝関節軽度屈曲位で行う検査であり、受傷後早期にも行うことができる有用な検査である（図10）。膝関節を20°程度の屈曲位で大腿に対して下腿を引き出すことで前方剪断力をかけ、エンドポイントが感じられなければ陽性である。受傷後早期では疼痛により患者は力が抜きにくく、適切に検査が行いにくい場合がある。この際は、関節可動域練習を実施した後にラックマンテストを行うことで力の抜けた肢位で検査ができることが多い。

　前方引き出しテストは、膝関節90°屈曲位で行う下腿の前方引き出しテストである（図11）。ラックマンテストと同様にエンドポイントを感じなければ陽性である。しかし、膝

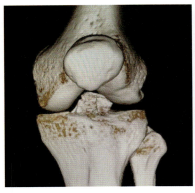
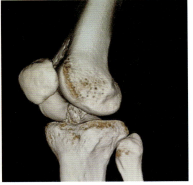

図9 裂離骨片とそれによる伸展制限
裂離した骨片が膝関節伸展時に顆間でインピンジメントを起こし、伸展可動域制限を起こすことが多くみられる。この症例は術前 −35° 程度の膝関節伸展制限を呈した。

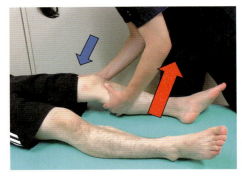

図10 ラックマンテスト
膝関節は軽度屈曲位（10〜15°）とし、大腿遠位に対して下腿近位を引き出すことで前方剪断力をかける（➡）。エンドポイントが感じられなければ陽性である。この際、大腿骨を後方へ押し込むと適切に剪断力を加えやすい（➡）。

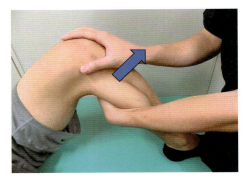

図11 前方引き出しテスト
膝関節は 90° 屈曲位とし、大腿遠位に対して下腿近位を引き出すことで前方剪断力をかける。
エンドポイントが感じられなければ陽性である。

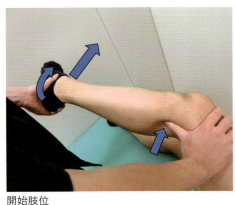
開始肢位

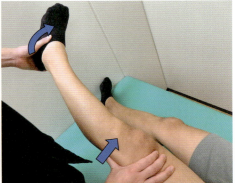
終了肢位

図12 N-test
膝関節屈曲・外反・下腿内旋位から膝外反・下腿内旋を維持したまま膝関節を伸展させていく。
検者は足部を把持する手で下腿の内旋と伸展をコントロールする。
もう一方の手で膝を把持しながら母指にて腓骨頭を押し出すことで下腿の内旋方向への力を加える。膝関節の脱臼感が再現されれば陽性となる。

128　4 脛骨顆間隆起骨折

関節90°屈曲位で行うため、受傷後早期で炎症症状が強い場合は実施できないことが多い。

N-testは、膝関節の回旋不安定性を検査する徒手検査である（図12）。膝関節屈曲・外反・下腿内旋位から、膝外反・下腿内旋を維持しながら膝伸展させていくことで、膝関節伸展域での脱臼感を再現させる。最終伸展域で脱臼感が再現されれば陽性である。患者の不安感などから筋緊張が解除できないと偽陰性となるため検査者の技術の習熟を要する。

画像診断では、単純X線正面、側面像で裂離骨片が確認できることが多い（図13）。またCT検査は骨片の大きさや転位の程度を詳細に評価できる有用な検査である。

治療方針の決定には骨片の転位の大きさにより分類されたMeyers-McKeever分類が広く用いられている[8]（図14）。TypeⅠは顆間隆起前方を含む骨折で転位がないかあるいは転位が最小限のもの、TypeⅡは前方骨片が上方へ転位し後方は付着しているものである。TypeⅢは完全骨折でTypeⅢAとTypeⅢBにさらに分類される。TypeⅢAはACL付着部のみを含むもの、TypeⅢBは顆間隆起すべてを含むものである。粉砕骨折はTypeⅣと分類される。

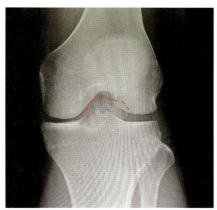 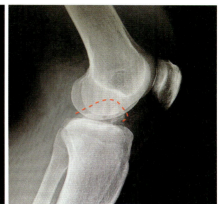

正面像　　側面像

図13　レントゲン
正面像・側面像にて裂離骨片を確認できる。

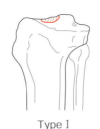 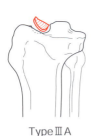 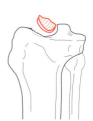 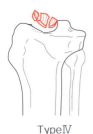

TypeⅠ　　TypeⅡ　　TypeⅢA　　TypeⅢB　　TypeⅣ

図14　Meyers-McKeever分類
TypeⅠ：顆間隆起前方を含む骨折で転位がないかあるいは転位が最小のもの
TypeⅡ：前方骨片が上方へ転位し後方は付着しているもの
TypeⅢA：完全骨折で前十字靱帯付着部のみを含むもの
TypeⅢB：完全骨折で顆間隆起すべてを含むもの
TypeⅣ：粉砕骨折

3 治療について

この項目では、脛骨顆間隆起骨折の治療の考え方について解説する。脛骨顆間隆起骨折は、骨片の転位の大きさにより保存療法もしくは手術療法が選択される。手術方法については、当院で行われている方法を一例として解説する。

▶ 保存療法

骨片の転位の少ない Meyers-McKeever 分類 TypeⅠや膝伸展位で骨片整復が可能な TypeⅡでは、ギプスで保存的に加療されることが多い。保存治療の場合、稀に骨折部が偽関節となり手術治療となる場合があるが、ほとんどの症例でスポーツ復帰が可能となる。

▶ 手術療法

Meyers-McKeever 分類の TypeⅡの整復困難例、TypeⅢ、Ⅳに対しては手術療法が適応となる。前述したとおり、受傷後数週間経過すれば日常生活は問題なく送ることが可能となる場合もある。しかし、筋力訓練や装具療法といった保存療法では、運動時の膝崩れや将来的な半月板損傷や関節症変化を完全に予防することは困難である[9〜11]。このため、早期の正確な整復固定が必要と考えられる。

また、骨折のタイプにかかわらず、小児例は特にその活動性の高さから厳密な保存療法の継続が困難なことが多い。そのため、保存療法の成績は一般的に不良であることから骨端線温存での手術療法が選択されることが多い[9〜11]。

▶ 手術方法

脛骨顆間隆起骨折の手術療法は整復固定術が行われ、関節鏡下でのスクリュー固定と Pull-Out 固定の2つの方法が主流となっている。双方に機能的な差はないと言われているが、抜釘目的の再手術はスクリュー固定法で有意に多かったと報告されている。そのため、Pull-Out 固定法を用いることが望ましいとされている[12]。

■ スクリュー固定（図15）

骨片をスクリューで固定する方法である。スクリュー径の3倍以上の骨片が必要とされるが、骨片が大きな症例では手技的には容易で強固な固定が得られる。手術時間が短く、強固な固定が得られることがメリットであるとされている。スクリュー抜去目的の再手術の可能性があることがデメリットとして挙げられる。

■ Pull-Out 固定（図16）

関節鏡視下に骨片に糸をかけ、脛骨側に作成した骨孔から糸を引き出し、骨片を整復固定する方法である。抜釘の必要がなく、骨片が小さな症例でも対応可能である。手術手技がやや煩雑であり、術者の熟練を要すると言われている。現在当院では Pull-out 法で行

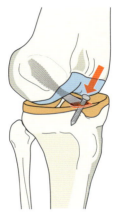 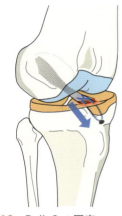

図15 スクリュー固定　　図16 Pull-Out 固定
骨片に糸をかけ、脛骨側に開けた骨孔から引き込み、骨片を固定する方法。

うことを第一選択としている。

4 リハビリテーション

　ここまで、病態や治療の基本的な考え方を解説した。本項では、それらを踏まえた上で、我々が普段どのように脛骨顆間隆起骨折の症例に対して運動療法を施行しているのかを紹介する。

　当院における保存療法と術後リハビリテーションの2つに分けて解説し、受傷した日から時系列毎に紹介する。ぜひ、日々の臨床の一助にしていただきたい。

▶ リハビリテーションの考え方

　脛骨顆間隆起骨折では、保存療法、手術療法にかかわらず、まずは骨癒合が最優先される。そのため、骨癒合が進むまでは骨折部に離開ストレス（過度な膝関節伸展や屈曲、脛骨の前方剪断力が生じる動作）をかけないようにすることが重要である。しかし、骨折部へのストレスを気にするあまり、リハビリが不十分では膝関節の機能低下をきたしてしまう。どのような動きが骨折部に離開ストレスを生じさせるのかを理解し、安全な範囲内で筋力や可動域の維持・向上に努める必要がある。そして、骨癒合が得られてからは、筋力・可動域に応じて段階的にスポーツ復帰に向けて運動負荷を増大させていく。次項のリハビリテーションの実際では、脛骨顆間隆起骨折に対する保存療法のリハビリテーションと脛骨顆間隆起骨折術後のリハビリテーションに分けて説明する。

▶ リハビリテーションの実際

脛骨顆間隆起骨折に対する保存療法のリハビリテーション（表1）

　脛骨顆間隆起骨折に対する保存療法を選択した場合、ある程度の骨癒合が得られてくるまでは膝関節伸展位での固定期間を設ける。そして、固定除去後は可及的に脛骨顆間隆起骨折術後のリハビリテーショプログラムに準じて進めていく。そのため、この項では、固定期間のリハビリテーションと固定除去後のリハビリの流れについて説明する。また、詳細な練習方法などは術後の部分と重なるので、後述する術後リハビリの項を参照していただきたい。

表1　脛骨顆間隆起骨折の保存療法のリハビリテーションプログラム

固定期間	ROM ex.：ROM 禁止 筋力 ex. ：クアドセッティング、SLR など 歩行 ex. ：ニーブレイス固定で疼痛に応じて可及的全荷重可
固定除去後	ROM ex.：ヒールスライド 筋力 ex. ：クォータースクワットを開始 歩行 ex. ：正常歩行獲得　足踏み ex. 開始
受傷後 2ヶ月間〜	ジョギング
受傷後 3ヶ月間〜	ステップ動作　ランジ系運動　加速走
受傷後 4ヶ月間〜	レッグエクステンション　ダッシュ・アジリティー
受傷後 5ヶ月間〜	KNEELAX による脛骨前方移動量の測定 BIODEX による筋力測定 　膝伸展筋力　健患比 70％以上→　接触のないプレーのみ復帰許可 　膝伸展筋力　健患比 80％以上→　コンタクトプレーも含めた復帰許可

固定期間のリハビリテーション

　骨片の大きさや骨癒合の状態によって多少前後するが、受傷後6〜8週間はニーブレイスによる膝関節固定期間を設ける（**図17**）。過度な膝関節伸展や屈曲は ACL に張力が生じ、骨片への離開ストレスが加わる（**図18**）。そのため、正常な骨癒合を妨げないよう、骨癒合がある程度得られるまでは ROM ex. は行わない。

　筋力 ex. では、骨癒合を妨げないように大腿骨に対する脛骨の前方剪断力がかかることを考慮しなければならない。我々は固定期間においても、膝関節の関節運動を伴わないアイソメトリックな運動であるクアドセッティング（**図19**）、SLR（**図20**）を固定期間中も取り入れている。これらの運動では大腿四頭筋の筋収縮は起こるが膝関節の関節運動が起こらないため、脛骨の前方剪断力が生じにくいと考えている。一方、レッグエクステンションでの筋力 ex. は膝関節の関節運動を生じる。安田らの報告では、膝関節屈曲 70° よりも伸展域での大腿四頭筋収縮は、脛骨の前方剪断力に作用するとされている[13]。そのため、レッグエクステンションでの筋力 ex. は、骨癒合が得られていないこの時期ではトレーニングとしては適さない。

　また、大腿四頭筋の良好な筋収縮を得られていると、膝関節前面の軟部組織の柔軟性を維持しやすいことを経験する。このような理由からも、大腿四頭筋の筋力 ex. は固定期間

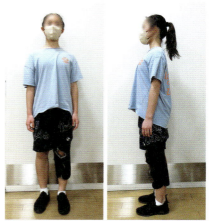

図17 ニーブレイスによる膝関節固定
受傷後6〜8週間はニーブレイスを使用し膝関節固定期間を設ける。

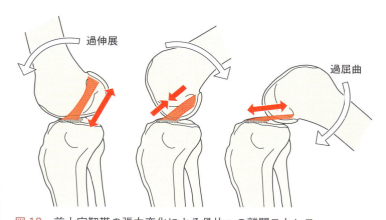

図18 前十字靱帯の張力変化による骨片への離開ストレス
過度な膝関節伸展や屈曲は前十字靱帯に張力が生じ、骨片への離開ストレスが加わってしまう。

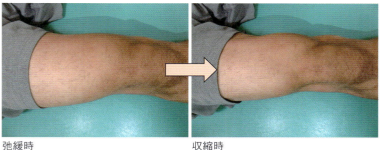

弛緩時　　　　　収縮時

図19 クアドセッティング
長座位にて大腿四頭筋を収縮させる練習。「膝窩を下に押し付けるように」と伝えると行いやすい。筋収縮の質を反映しており、収縮時の筋のトーンを評価する。

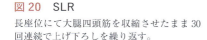

図20 SLR
長座位にて大腿四頭筋を収縮させたまま30回連続で上げ下ろしを繰り返す。

において非常に重要な意味をもつ。

歩行ex.では、基本的にニーブレイス固定下であれば全荷重を許可する。歩行の安定性に応じて松葉杖は適宜使用する。

以上の膝機能が獲得できれば、受傷後6〜8週間でニーブレイスによる固定を除去する。

固定除去後のリハビリテーション

一般的に膝関節内の骨癒合は平均2か月程度で得られるとされており、受傷後2ヶ月時点までにはニーブレイス固定は除去されることが多い。ADLではACL用の硬性装具や軟性サポーターを装着する。

ROM ex.では、固定除去後から速やかにヒールスライドを開始する（図21）。この際、膝関節伸展位での固定期間を設けたために、膝関節屈曲可動域制限が強く出ることを念頭に置いて進めていく必要がある。膝蓋下脂肪体や膝蓋上嚢などの軟部組織に硬さが出る症例も少なくないため、必要であれば軟部組織のモビライゼーションを併用しながら可動域の獲得を図っていく（図22）（図23）。

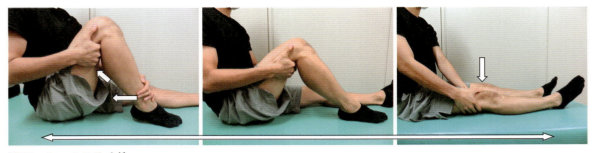

図 21　ヒールスライド
長座位にて自身の両手で大腿遠位を把持し、下肢をリラックスさせたまま他動的に膝関節の屈曲・伸展を繰り返す。

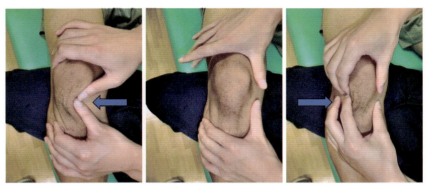

図 22　膝蓋下脂肪体に対するモビライゼーション
膝関節は軽度屈曲位で行うと膝蓋下脂肪体を触りやすい。脂肪体部を左右に動かし柔軟性を高める。

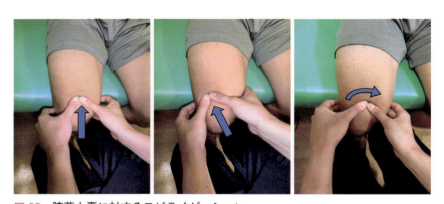

図 23　膝蓋上嚢に対するモビライゼーション
座位で膝関節は屈曲位とし、膝蓋骨直上からやや外側にかけて、大腿骨に沿うようにモビライゼーションを行う。

　また前述したとおり、過度な膝関節屈曲は骨片への離開ストレスを引き起こすため、ある程度の骨癒合が得られる受傷後2ヶ月までは膝関節屈曲可動域120°程度にとどめる。この時期に120°まで容易に屈曲できるようになっていれば、重篤な膝関節屈曲可動域制限を引き起こすことは少ない。受傷後2ヶ月以降、医師の診察で骨癒合が進んでいることを確認した上で膝関節屈曲可動域を拡大していく。その後のROM ex.の進め方は、受傷後3ヶ月で〜130°、受傷後4ヶ月で〜140°、受傷後5ヶ月程度で正座ができることを当院では

目標としている。

　また、膝関節伸展可動域の獲得も積極的に進めていく。この時期は膝関節伸展可動域の評価は Heel Height Difference; HHD にて行う（図24）。膝関節伸展位固定を行っていたため、重篤な膝関節伸展制限を引き起こすことは少ない。しかし、膝関節最終伸展可動域を獲得することは、良好な大腿四頭筋の筋収縮を獲得するために重要である。そのような理由から、ある程度の骨癒合が得られる受傷後6週以降に重錘バンドを用いた伸展 ex. を開始し、膝関節最終伸展可動域獲得を目指す（p76 参照）。

　筋力 ex. は、固定除去後においても、大腿骨に対する脛骨の前方剪断力が生じることには配慮する必要がある。そのため Open Kinetic Chain（OKC）での筋力 ex. は、固定期間と同様にクアドセッティングと SLR を中心に実施する。また、この時期から Closed Kinetic Chain（CKC）での筋力 ex. では、クォータースクワットを開始していく（図25）。固定除去後に、正常歩行を獲得するために立位での大腿四頭筋の収縮の獲得は必須であるため、非常に重要な運動である。

　歩行 ex. は、ニーブレイスを除去した状態で開始する。ニーブレイス固定中、膝関節伸展位での歩行を余儀なくされるため、ほとんどの症例で固定除去後にも膝関節伸展位での棒脚歩行を呈する（図26）。この棒脚歩行を速やかに改善させ、正常歩行獲得を目指すことを最優先とする。遊脚時の膝関節屈曲と足関節底屈を学習する練習として、足踏み練習を開始する（p75 参照）。棒脚歩行が改善され、正常歩行が獲得できれば速やかに松葉杖を外していく。

　膝関節屈曲可動域が120°獲得できており、杖なしの正常歩行が問題なくできていれば自転車エルゴメーターを開始する。

■ 固定開始後2ヶ月間〜

　骨癒合が確認できていれば、この時期以降は基本的に脛骨顆間隆起骨折術後のリハビリテーションプログラム（表2）に準じて進めていき、受傷後5〜6ヶ月でのスポーツ復帰を目指す。プログラムの詳細は術後のリハビリテーションの項をご参照いただきたい。

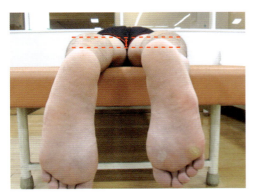

図24　Heel Height Difference；HHD
腹臥位で膝蓋骨は必ずベッドの端に乗せベッドから下腿を垂らす。
股関節の回旋に注意し、下肢を脱力させて両踵の高さの差を測定する。

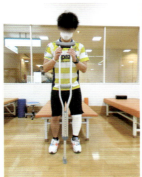 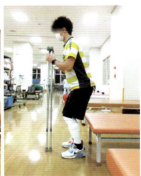

図25　クォータースクワット
立位で膝関節を前方へ屈曲させていく。この際、膝関節外反方向へ屈曲しないように第2趾の方向へ屈曲させるよう誘導する。

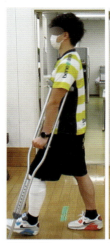 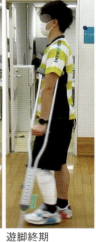 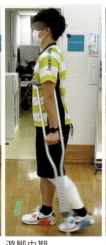 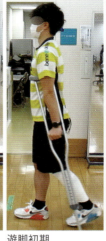 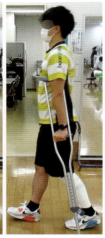

踵接地期　　　遊脚終期　　　遊脚中期　　　遊脚初期　　　立脚終期

図26　棒脚歩行
遊脚初期から遊脚終期を通じて膝関節屈曲が乏しく、立脚終期での膝関節屈曲と足関節底屈でのpush offがみられない。膝関節屈曲が乏しいために、患側を振り出す際には骨盤挙上での代償が観察されることが多い。

脛骨顆間隆起骨折に対する術後のリハビリテーション（表2）

■ 手術当日

当院では、手術当日はベッド上安静、アイシングシステムにてアイシングを徹底して行う（図27）。さらに、膝関節の腫脹、浮腫の改善、下肢の循環障害の改善を目的に弾性包帯による下肢の圧迫を行う。

■ 術後翌日

病棟では、術後翌日からContinuous Passive Motion（CPM）を開始され、リハビリテーション開始となる。術後数日は手術による炎症および疼痛が強いため、リハビリテー

表2　脛骨顆間隆起骨折術後のリハビリテーションプログラム

術後翌日	リハビリ室にてリハビリ開始 　ROMex.：ヒールスライド 　筋力ex.：クアドセッティング、SLR、スクワットなど 　歩行ex.：可及的早期に正常歩行獲得を目指す
術後4週間〜	自転車エルゴメーター
術後6週間〜	ステアマスター・その場ジョギング
術後2ヶ月間〜	ジョギング
術後3ヶ月間〜	ステップ動作　ランジ系運動　加速走
術後4ヶ月間〜	レッグエクステンション　ダッシュ・アジリティー
術後5ヶ月間〜	Kneelaxによる脛骨前方移動量の測定 BIODEXによる筋力測定 　膝伸展筋力　健患比70％以上→　接触のないプレーのみ復帰許可 　膝伸展筋力　健患比80％以上→　コンタクトプレーも含めた復帰許可

ションの合間にはアイシングを行うことを徹底する。装具や関節可動域制限、荷重量に関しては、術中の骨片の固定性次第で指示が変わる可能性があるため、リハビリテーションを開始する際には必ず術中の記録と医師の指示を確認することが重要である。特に小児の場合、術後早期の活動性の管理が難しく、骨片への離開ストレスが避けられない場合があるため、注意が必要である。

ROM ex. は、術後翌日より開始する。保存療法と同様に、脛骨顆間隆起骨折の術後でも骨癒合が得られることが最も重要視されるべきである。すなわち、固定部に離開ストレスを発生させないように進めていく必要がある。過度な膝関節屈曲は ACL の緊張により骨片に離開ストレスが生じるため、術翌日から術後 2 ヶ月までは、屈曲可動域を 120° までに制限している。

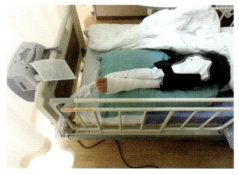

図 27　アイシングシステム
術後約 24 時間はアイシングシステムを 5° に設定し、病棟管理下で患部のアイシングを施行する。

膝関節伸展可動域については、当院での手術は最大伸展位での固定を行っているため、膝関節伸展可動域の獲得を進めても、理論上骨折部に離開ストレスは生じず、実際、骨癒合は得られていることも確認している。そのため、術後早期から炎症所見や筋の緊張などを適切に評価し、積極的に伸展可動域の獲得を進めていくことは臨床上非常に重要な意味を持つ。なぜなら、先述した通り膝関節伸展可動域が獲得できていないと大腿四頭筋の収縮を得られにくく、ハムストリングスや腓腹筋の過緊張を引き起こす。そして、膝関節屈曲筋の過緊張によりさらに膝関節伸展制限を生じ、大腿四頭筋の収縮が得られにくくなるという負の連鎖に陥りやすいからである。また脛骨顆間隆起骨折の固定術では、術前待機期間が短いことが多いため、術前リハビリが十分に行えない場合が多い。そのため、術後早期の可動域獲得に難渋する症例が少なくないことを念頭に置くことが重要である。

ROM ex. の方法はヒールスライドで行っていく（図 21）。長座位にて自身の両手で大腿遠位後面を把持し、下肢をリラックスさせたまま他動的に膝関節を屈曲・伸展を繰り返す。術後早期は炎症が強いため、強い疼痛の生じない範囲内で 10 分間繰り返すことで少しずつ可動域が拡大してくる。

筋力 ex. では骨折部への離開ストレス、すなわち大腿骨に対する脛骨の前方剪断力がかかることを OKC、CKC ともに考慮しなければならない。骨片への離開ストレスが生じる運動については保存療法の項（p132）をご参照いただきたい。

OKC での運動では、クアドセッティング（図 19）、無負荷での SLR（図 20）を行う。前述したとおり、これらの運動では大腿四頭筋の筋収縮は起こるが膝関節の関節運動が起こらないため、脛骨の前方剪断力が生じにくいと考えている。

クアドセッティングは長座位で大腿四頭筋を収縮させる運動である。「膝窩を下に押し付けるように」と伝えると行いやすい。大腿四頭筋の筋力 ex. で術後早期から可能な運動であるが、非常に重要な運動である。クアドセッティングでの筋トーンは、大腿四頭筋の収縮の質を表しており、良好な筋トーンが得られていなければ筋力の向上は望めない（図 28）。そのため、良好なクアドセッティングを獲得することの意味合いは大きい。

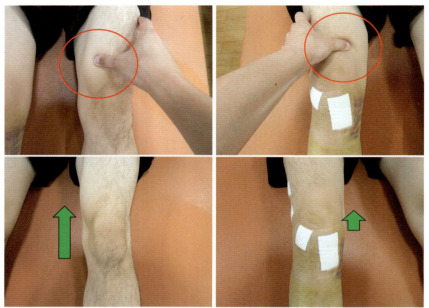

クアドセッティング良好例　　　　クアドセッティング不良例

図28　クアドセッティング
良好なクアドセッティングが行えていると筋のトーンが高いことはもちろん、大腿四頭筋の膨隆が確認され、膝蓋骨の近位側への引き上げが大きい。
不良例では、筋のトーンが低く、膝蓋骨の動きも乏しい。

　術後早期で膝関節伸展可動域が獲得できていない場合、疼痛によりクアドセッティングが行いにくいことがある。その際は、膝窩に最小限のタオルを敷いて行うことで疼痛が緩和し、大腿四頭筋の収縮が得られやすい。また、特に術後早期に大腿四頭筋の収縮の感覚がつかめず、クアドセッティングが難しい患者も少なくない。その場合、大腿四頭筋の筋収縮のフィードバックがあると、患者はより効率的に練習を行える。そのため、大腿四頭筋の筋収縮を視覚的に確認しながら行うことと、筋収縮を自己にて触りながらクアドセッティングを行うことで、患者はフィードバックが得られ、より良好な筋トーンが得られやすい。また、療法士によって徒手的に大腿四頭筋を遠位方向へ伸張し、大腿四頭筋を伸張した位置からクアドセッティングを行わせると、筋収縮の感覚がわかりやすく、臨床では有効であると考えている[14]（図29）。

　SLRは長座位にて行う。一度脚を上げたら脚をつかずに連続で30回上げ下ろしを繰り返す。術後早期には疼痛が強く、また大腿四頭筋の収縮も不十分であるため膝関節屈曲位でエクステンションラグのあるSLR（膝関節屈曲位でのSLR）となるが、術後早期ではこういった運動でも許容して行っている（図30）。自己でのSLRが行えるようになれば、ADLでの介助量が軽減するため、早期に自己でのSLRを行えることは重要である。良好なクアドセッティングが得られてくると、SLR時のエクステンションラグが改善されていき、より膝関節伸展位でのSLRが可能になる。この際、内側広筋の筋収縮を意識したSLRを行うことが重要である。術後早期は内側広筋が働きにくく、外側広筋や大腿筋膜張筋を優位に使ったSLRが多くみられる。このような症例に対しては股関節をわずかに外旋位としたSLRを行うことで内側広筋を優位に働かせることができる（図31）。

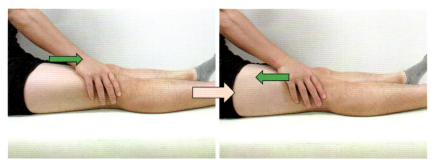

大腿四頭筋を伸張させた状態　　　　　クアドセッティング

図29　徒手でのフィードバックを応用したクアドセッティング
大腿四頭筋の収縮を自己にて触りながら行うとフィードバックが得られてより良好な筋トーンが得られやすい。また、図のように大腿四頭筋を遠位方向へ徒手的に伸張し、大腿四頭筋を伸張した位置からクアドセッティングを行うと大腿四頭筋の収縮をフィードバックしやすく筋収縮の感覚が分かりやすい。

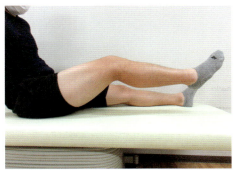

図30　エクステンションラグのあるSLR
術後早期など大腿四頭筋の筋収縮が不十分な場合、エクステンションラグのあるSLRとなる。

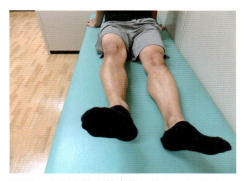

図31　内側広筋を効率的に働かせるSLR
内側広筋を効率的に働かせるためには股関節をわずかに外旋位としたSLRを行うとよい。

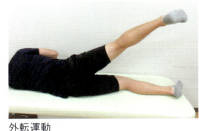
外転運動　　　　　　　　　伸展運動　　　　　　　　　内転運動

図32　股関節の筋力ex.
側臥位や腹臥位などの姿勢が疼痛なくとれるようになってきたら、患部外運動として股関節の筋力ex.なども適宜追加していく。

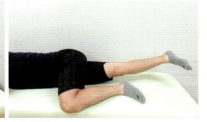

　また、疼痛が落ち着いてきて側臥位や腹臥位をとれるようになってきたら、患部外運動として、股関節の筋力ex.も行っていく（図32）。
　CKCでの運動は、クォータースクワットを翌日から開始する（図25）。立位での大腿四頭筋の収縮機能の獲得は正常歩行獲得にあたって必須であるため、非常に重要な運動である。ただし、誤った方法でのクォータースクワットでは前方剪断力を生じてしまう。これには解剖学的理由が関係する。通常、脛骨プラトーは解剖学的に腹側が高く、背側にな

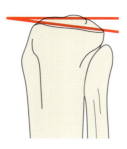
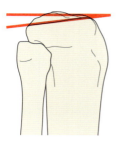

約11度

図33 脛骨後方傾斜角度
脛骨プラトーは腹側が高く、背側になるにつれて低くなる形状をしており、後方に11°傾斜している。

(文献15より引用)

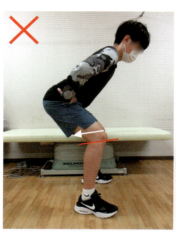
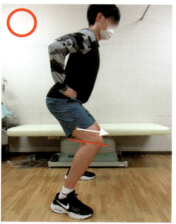
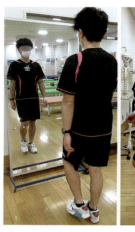
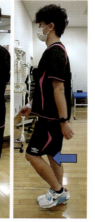

図34 クォータースクワット時の前方剪断力
後方重心のスクワットでは、脛骨に対して大腿骨が後方に滑り落ちるようなストレスが働いてしまい、相対的に脛骨には前方剪断力が働く。そのため後方重心での大腿四頭筋の収縮は、収縮自体で生じる前方剪断力を増大させてしまう。足関節に対して膝関節の位置を前方にして脛骨を前方へ傾斜させ、かつ身体重心を前方に保った形で行うことで、脛骨への過度な前方剪断力がかかることなく、効率的にCKCでの大腿四頭筋の筋収縮を獲得できる。

図35 足踏みex.
その場で膝関節の屈曲を意識しながら足踏みを行わせる。鏡を見ながら行うことで、骨盤挙上での代償をフィードバックしながら行え、効果が得られやすい。

るにつれて低くなる形状をしており、後方に平均11°傾斜しているとされている[15]（図33）。そのため、立位で後方重心のスクワットをしてしまうと、脛骨に対して大腿骨が後方に滑り落ちるようなストレスが働いてしまい、相対的に脛骨には前方剪断力が働いてしまう。さらに、大腿四頭筋は収縮すること自体で前方剪断力を生じるため、後方重心での大腿四頭筋の収縮は、収縮自体で生じる前方剪断力を増大させてしまう。この2つの理由から、クォータースクワットを行う際は、足関節に対して膝関節の位置を前方にして脛骨を前方へ傾斜させ、かつ身体重心を前方に保った形で行うことで、脛骨への過度な前方剪断力がかかることなく、効率的にCKCでの大腿四頭筋の筋収縮を獲得できる（図34）。

歩行ex.では、可及的全荷重で進める。術中の固定性次第で荷重制限など設ける可能性もあるため、医師の指示を必ず確認する必要がある。初めは両松葉杖使用での部分荷重歩行から開始し、歩容の改善を目指す。脛骨顆間隆起骨折術後の患者では、膝関節機能の改善のために可及的早期に正常歩行を獲得することが極めて重要である。大腿四頭筋の筋出力や可動域などの機能に合わせて少しずつ荷重量を増やしていく。歩容が改善するまでは、原則松葉杖は外さない。

また、脛骨顆間隆起骨折術後には棒脚歩行がみられやすい（図26）。棒脚歩行は、遊脚

初期から終期までを通じて膝関節伸展位のままで、立脚終期での膝関節屈曲、足関節底屈でのpush offがみられないことが特徴である。このために、振り出しの際には骨盤挙上での代償動作が観察される。この棒脚歩行は、足踏み練習を行うことで改善が得られることが多い（図35）。足踏み練習は、その場で足踏みを行わせ、立脚終期から遊脚相での膝関節屈曲を学習させる練習である。この練習では、足部を高く上げようとすると、ハムストリングスがうまく働かずに骨盤挙上での代償を起こしてしまうため、始めは爪先を着いたまま膝関節屈曲を行うことで学習を得られやすい。

また、立脚相で起こりやすい跛行としては、膝関節屈曲位での歩行である。これは膝関節伸展可動域が不十分であること、もしくは荷重位での大腿四頭筋の筋力が不足していることや、適切な収縮が発揮できないことが原因として考えられる。この跛行に対してはクォータースクワットが有効であると考えている。荷重位にて大腿四頭筋が十分に筋活動を得られてくると、立脚相での膝関節の伸展が得られやすい。これらの跛行が改善された場合、可及的に速やかに杖を除去していく。

- 術後1週間～

術後1週が経過すると炎症が落ち着き、炎症の沈静化が得られるが、同時に軟部組織の硬さを呈することが多い。特に膝蓋下脂肪体には内視鏡を挿入した創部が内側と外側にあるため、硬化が必発する（図36）。この膝蓋下脂肪体をはじめとした軟部組織の硬さにより膝関節の可動域制限を起こすことが多い。そのため、創部に直接ストレスをかけない範囲で軟部組織のモビライゼーションを開始していく（図22）。モビライゼーションにより、軟部組織が柔軟性を取り戻していく際には疼痛が伴うことが多いため注意が必要である。また、創部周辺の癒着や滑走障害も起こりやすい。

術創部の修復は、術後3～4週より創部の再構築と成熟期が始まる[16]。そのため、それまでの期間は創部に強いストレスはかけずに、創部が閉じる方向にモビライゼーションを愛護的に行うのが望ましい（図37）。創部癒合の進行は創の大きさによっても変化するため、大きい創部（30 mm以上）の場合はやや遅らせるなど調整が必要になる。

この時期には、ある程度可動域が拡大してきていることが多い。膝関節屈曲可動域120°、膝関節伸展可動域もHHD3 cm以内程度を目標とする。疼痛が落ち着き、腹臥位がとれるようになる時期であるため、伸展可動域はHHDを用いて評価する（図24）。膝関節伸展可動域の獲得が不十分である場合、重錘バンドによる伸展ex.を開始する（図38）。方法は背臥位にて膝関節裂隙に重錘バンドを乗せ、全身を脱力させる。そして、膝関節が正中位をとるように股関節の内外旋を調整し重錘を10分間乗せる。このエクササイズは強い疼痛を伴うことが予想されるため、あらかじめ患者

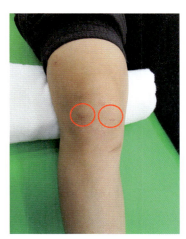

図36　ポータル部分の硬化

内視鏡を挿入した創部は、膝蓋下脂肪体を貫通していることが多く、膝蓋下脂肪体の硬化が必発である。
この膝蓋下脂肪体が硬化し硬化することにより、膝関節や膝蓋骨の可動域の低下が起こり、大腿四頭筋の収縮の妨げとなりやすい。

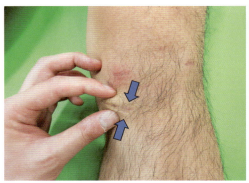 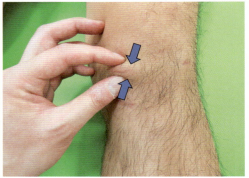

図37　皮膚のマッサージ
創部治癒の成熟期が始まる術後3週間までは、創部に強いストレスをかけるのは望ましくない。そのため、創部を閉じる方向のマッサージから愛護的に開始する。

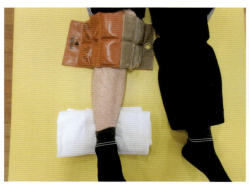 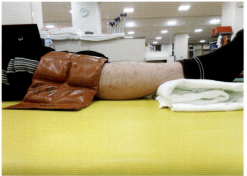

図38　重錘による伸展 ex.
背臥位にて膝関節裂隙に重錘を10分間乗せ、持続的に膝関節を伸展する。健側が過伸展する膝の場合、下腿遠位にタオルを置いて行うと最終伸展可動域まで獲得しやすい。

に伝えておく必要がある。

　また、術後1週間が経過する頃には、ある程度大腿四頭筋の筋活動が得られ、杖なしでの歩行が可能になってくることが多い。そのため歩行 ex. では、正常歩行が獲得できていることを確認し松葉杖を除去していく（図39）。小児例においては、跛行が改善されていても活動量を制限する目的で両松葉を使用しておく場合もある。

■ 術後4週間〜

　この時期以降は、当院では外来でのリハビリテーションに移行している症例がほとんどである。外来診察時にレントゲンを撮影するため、レントゲン画像にて固定部の転位などがないことを確認する。また、ラックマンテストや前方引き出しテストなどの徒手検査でもエンドポイントがあることと、脛骨前方移動量の左右差を必ず確認する必要がある。エンドポイントの消失や、脛骨前方移動量の左右差の明らかな増大は、固定部位に問題が生じている可能性がある。そのため医師に報告するなどの対応が必要になる。

　術後4週頃には、創部周辺や膝蓋下脂肪体の硬さを強く呈する症例が多いことを経験する。特に膝蓋下脂肪体の硬化は、膝関節伸展時にインピンジメントを起こし、膝関節伸展

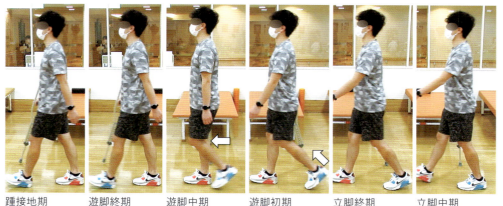

踵接地期　遊脚終期　遊脚中期　遊脚初期　立脚終期　立脚中期

図39　術後1週間での片松葉杖歩行
上図は術後1週間での片松葉杖歩行である。歩行周期を通じて膝関節の動きが改善し、正常歩行が獲得できていれば松葉杖を除去していく。

制限の原因になりやすい。そのため、膝蓋下脂肪体のマッサージをセルフエクササイズで行うように再度指導する必要がある。また、入浴後に膝蓋下脂肪体のマッサージをするとより効率よく柔軟性を得られやすい。

　膝関節屈曲120°の可動域が容易に獲得できているのであれば、自転車エルゴメーターを開始していく。サドルの位置が低すぎると120°以上の膝関節屈曲を強制されてしまうため、サドルの高さを調節して行う。負荷量は40W〜50W程度の軽い負荷から開始し、回転数は50rpm程度を維持する。15分を1セットとし、1〜2セット行う。可能であれば1週ごとに負荷を段階的に上げていく。ただ漫然と漕ぐだけでなく、漕ぐ際には患側の大腿四頭筋を意識して使うように指導すると良い。

■ 術後6週間〜

　この時期に自転車エルゴメーターが男性では60〜70W程度、女性では40〜50W程度で15分間疼痛がなく実施できていたら、ステアマスターとその場ジョギングを開始する（図40）。ステアマスターはその場でステップを踏むマシンであるが、こちらもジョギングを開始する前段階での運動に適している。その場ジョギングは膝関節への負担が少なく安全であるため、ジョギング開始前に動作の学習の運動として適している。ステアマスターもその場ジョギングも、膝関節を使わずに股関節や足関節で代償動作を認めることがあるため、正しい動作を指導し適宜修正しつつ行う。

■ 術後2ヶ月間〜

　走行練習では、この時期から少しずつジョギングを開始していく。ジョギングは膝関節への負担が大きいため腫脹を惹起しやすく、特に開始時期、負荷量には注意が必要である。ジョギングの開始条件は、自転車エルゴメーターを男性は100W、女性は80W程度で15分実施できていることとしている。また、大腿四頭筋の筋トーンも高まっているとよい。当院でのジョギングメニューの進め方を示す（表3）。インターバルジョギングで始めは短い時間から実施していき、スピードを上げるのではなくまずは時間を増やせるように実

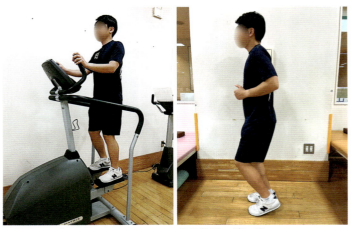

ステアマスター　　　　　　　その場ジョギング

図40　ステアマスター　その場ジョギング
ステアマスター・その場ジョギングでは、膝関節を使わずに股関節や足関節で代償動作を認めることがあるため、正しい動作を指導し適宜修正しつつ行う。

表3　ジョギングメニュー

| ① 「1分間ジョギング → 1分間ウォーキング」× 10セット |
| ② 「3分間ジョギング → 1分間ウォーキング」× 5セット |
| ③ 「5分間ジョギング → 1分間ウォーキング」× 4セット |
| ④ 「10分間ジョギング → 1分間ウォーキング」× 2セット |
| ⑤ 「15分間ジョギング → 1分間ウォーキング」× 2セット |
| ⑥ 徐々に時間を増やす |

施していく。負荷量を急に上げることはせず、同負荷にて数日実施し、腫脹や疼痛の増悪がないことを確認して進める。腫脹や疼痛の増悪がある場合は負荷量を上げずに留めるか、もしくは負荷量を落として実施する。

■ 術後3ヶ月間〜

　この時期での膝関節屈曲可動域は130°を目標とする。順調に経過すれば骨癒合が良好に得られてきている時期である。そのため、筋力 ex. では、両脚ハーフスクワット、片脚クォータースクワット（図41）、レッグカール（図42）、ランジ系運動（図43）を開始する。ランジ系運動は、下肢体幹の総合的な筋力が反映される動作であるため他関節にも着目する。特に体幹の患側への側屈や股関節の外転などは膝関節の外反は誘発するため注意が必要である（図44）。ランジ系動作は接地する際のスポーツ動作の習熟にもつながるため、動作を注意深く観察し、必要があれば修正をしていく。

　また走行練習では、ジョギングが15分×2セット程度問題なくできていればステップ系の運動を開始する。これらの運動ではこれまで練習していない横の動きが必要とされるため、患者は不安感を抱きやすい。まずは小さいステップ動作から開始していき、少しずつスピードを上げていく。ランジ系動作と同様に、修正する動作があればフィードバック

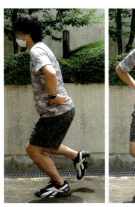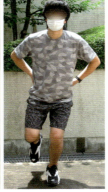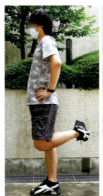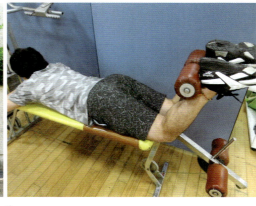

側方　　　　　前方

図41　片脚クォータースクワット

片脚スクワットは両脚でのスクワットよりも大腿四頭筋力を求められる。代償動作も認めやすいため、股関節優位な動作や、膝関節外反を伴う動作など、フォームを注意深く観察する。

図42　レッグカール

強度は徐々に上げていくため立位でのレッグカールで自重負荷から開始する。股関節屈曲での代償に注意し、膝関節屈曲のみで行えているか確認する。自重での負荷が問題なく可能であれば、マシンでのトレーニングなどで徐々に負荷を上げる。

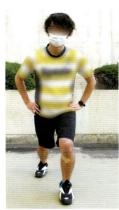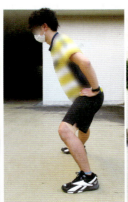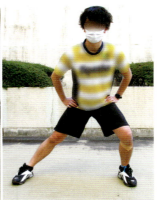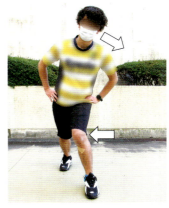

フロントランジ　　　サイドランジ

図43　ランジ系運動

股関節優位な動作や、膝関節外反を伴う動作など、フォームを注意深く観察する。

図44　フロントランジでの不良動作

体幹の側屈や股関節外転は膝関節外反を誘発するため、適宜修正していく。

を行い、運動学習を進めていく。また加速走もこの時期より開始する。徐々にスピードを上げていき、中間走で7〜8割のスピードが出るようにする。止まるときは急に止まらず、徐々にスピードを落とすように指導する。

■ 術後4ヶ月間〜

この時期での膝関節屈曲可動域は140°を目標とする。ROM ex.では、ヒールスライドで深い屈曲域まで進めていく（図45）

筋力ex.では、骨癒合が十分に得られるこの時期からレッグエクステンションを開始する（図46）。レッグエクステンションは大腿四頭筋の筋力強化には非常に有用な運動である。この際、正しくレッグエクステンションが行えているかどうかを確認する必要がある。

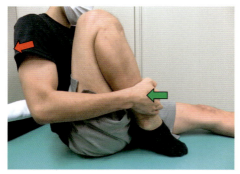

図45 深い屈曲域のヒールスライド
最終屈曲域では、両手で下腿遠位を把持し膝関節を屈曲させていく。この際、体幹を後傾させ、足関節を底屈させつつ膝関節を屈曲していくと最終屈曲域まで屈曲させやすい。

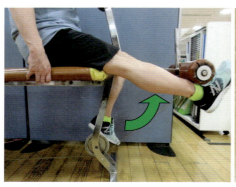
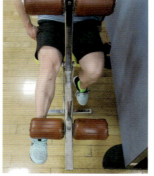

図46 レッグエクステンション
股関節を中間位からわずかに外旋位とする。そうすることで内側広筋を効率的に働かせやすい。
また内側広筋は膝関節最終伸展域で活動しやすいため、膝関節最終伸展できる負荷量で行う。

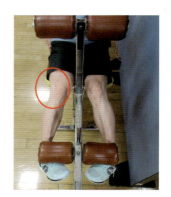

図47 レッグエクステンションの不良動作
股関節内旋位でのレッグエクステンションでは大腿筋膜張筋や外側広筋の活動が優位になり、内側広筋が働きにくい。

特に内側広筋が弱い症例に多い不良動作は、股関節内旋位でのレッグエクステンションである（図47）。これは膝関節伸展を外側広筋や大腿筋膜張筋で代償している動作であることが多い。この方法でのレッグエクステンションでは膝伸展筋力の向上は望めないため、股関節を中間位からわずかに外旋位としたほうが内側広筋を効率的に働かせやすい。

　走行練習では、ステップ系運動が問題なくできていれば、直線ダッシュやラダー系のアジリティートレーニングなどを開始する。

■ 術後5ヶ月間〜

　屈曲可動域は150°〜正座を目標とする。KNEELAX による前方引き出し量の測定とBIODEX による筋力の測定を行う。大腿四頭筋の筋力の健患比70％以上でノンコンタクトでのプレーのみ部分復帰が許可され、健患比80％以上でコンタクトを含めた練習を開始し、徐々にスポーツ復帰を開始する。この際、KNEELAX による検査で ACL の機能不全が残存する場合には、サポーターやテーピングなどの使用も検討する。

5　臨床成績

当院で2017年〜2022年での顆間隆起骨折で手術を行った症例は40例であった。当院でのスポーツレベル（表4）について調査したところ、レベル0が7例、レベル1が21例、レベル2が10例、レベル3が2例、レベル4と5は0例であった（図48）。レベル4や5の高いスポーツレベルの症例はなく、レベル0と1のスポーツレベルの低い症例が半分以上を占めていたことが特徴的であった。さらに、これらの症例の中で1年間追跡調査できた11例の臨床成績を以下に示す。

表4　当院におけるスポーツレベル分類（Rosai）

レベル0	運動を行っていない
レベル1	レクリエーションレベル（週末運動）
レベル2	部活動, 市大会レベル（週3回程度、サークル、市リーグ）
レベル3	県大会レベル（一般体育学生、県リーグ）
レベル4	地方・全国大会レベル（国体、インターハイレベル）
レベル5	プロ、オリンピックレベル（プロリーグ、実業団リーグ）

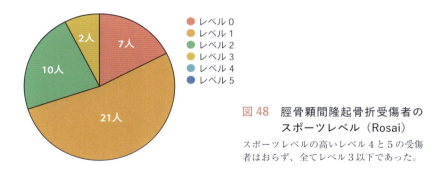

図48　脛骨顆間隆起骨折受傷者のスポーツレベル（Rosai）
スポーツレベルの高いレベル4と5の受傷者はおらず、全てレベル3以下であった。

可動域に関して、膝関節伸展可動域はHHD、膝関節屈曲可動域はHeel to Hip distance; HH（図49）にて測定した。1年経過時点でもHHD、HHともに1cm程度の数値であった（図50）。可動域に関しては、適切なリハビリを行うことで概ね良好な回復が得られていることがわかった。

筋力は、1年経過時点で膝関節屈曲筋力は健患比100%程度まで回復していたが、膝関節伸展筋力は患側の筋力低下が残存していた（図51）。このことから、脛骨顆間隆起骨折の術後は膝関節伸展筋力低下に留意してリハビリを進めていく必要があると考えられる。

当院で、12ヶ月時点において測定した脛骨前方移動量は平均1.69mm患側が高値を示した（図52）。Limoneら[7]によると、術後の脛骨前方移動量の平均は3.4mmであったと報告している。この研究と同様に、当院の術後でも脛骨前方移動量が増大する結果となっていた。これについては、受傷時にACLに微細な伸張ストレスが加わることでACL実質に延長が生じているのではないかと考えられている[18]。

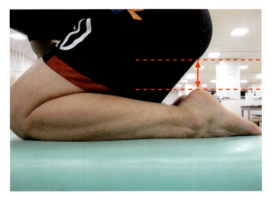

図49 Heel to Hip distance; HH
膝関節の完全屈曲可動域は正座の姿勢で踵と殿部の距離を測定する。踵骨の最上部から垂直上方向に殿部までの距離を測定する。もともと正座ができない症例は、健側のHHと同様であれば正常とする。

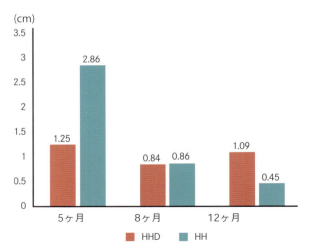

図50 顆間隆起骨折術後の可動域の推移
12ヶ月時点でのHHDは平均1.09 cm、HHは平均0.45 cmであり、重篤な可動域制限をきたすことはなかった。

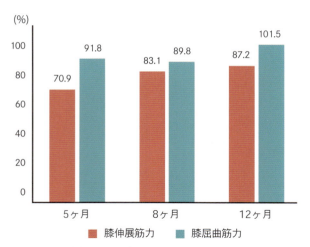

図51 顆間隆起骨折術後における筋力の健患比の推移
12ヶ月時点での膝屈曲筋力は101.5％と健側と同程度まで回復できていた。
しかし膝伸展筋力は12ヶ月時点でも87.2％と筋力低下が残存していた。

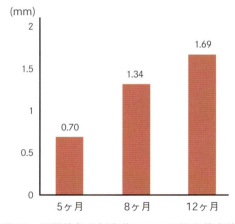

図52 顆間隆起骨折術後における脛骨前方移動量の健患差の推移
脛骨前方移動量は健側よりも患側が1 mm程度増加していたことがわかった。

6 要約

- 脛骨顆間隆起骨折は比較的稀な疾患とされている。小児期の受傷が多いとされているが、当院では幅広い年代に分布していた。
- 受傷肢位については、ACL損傷と同様に、外反損傷が最も多く、そのほかに過伸展損傷、正中屈曲損傷、内反損傷があった。また、受傷形態としては介達型と非接触型での受傷が多かった。
- 整復固定術は、当院ではPull-Out法で行うことが多い。

- 脛骨顆間隆起骨折においては、骨癒合が最優先される。そのため保存療法では膝関節伸展位固定期間を設ける。その際可動域練習は行うことができないが、関節運動を伴わない大腿四頭筋の筋力 ex. は非常に重要な意味をもつ。
- 術後においても、骨癒合が最優先されるため、脛骨の前方剪断力が加わる動作に注意する。筋力 ex. ではクアドセッティング、SLR、クォータースクワットを行い、大腿四頭筋の筋力獲得を図る。
- 保存療法でも整復固定術後でも膝関節伸展可動域と大腿四頭筋の筋力を最も重要視している。骨癒合の状態と関節可動域、大腿四頭筋筋力の状態に合わせて少しずつジョギングやステップなど動作練習を進めていく。
- 術後 5 ヶ月以降で筋力測定を実施する。膝関節伸展筋力の健患比が 70% 以上でノンコンタクトのスポーツ動作を開始し、膝関節伸展筋力の健患比 80% 以上が獲得できれば、徐々にスポーツ復帰を許可する。

文献

1) Shak SV, et al: Epidemiology of knee injuries in children. Acta Orthop Scand. 58(1): 78-81, 1987.
2) Stallone S, et al: Good Subjective Outcomes, Stable Knee and High Return to Sport after Tibial Eminence Avulsion Fracture in Children. Children(Basel). 2020 Oct 9; 7(10): 173.
3) Meyers MH, et al: Fracture of the intercondylar eminence of tibia. J Bobe Joint Surg Am. 52(8): 1677-84, 1970.
4) Ishibashi Y, et al: Magnetic resonance imaging AIDS in detecting concomitant injuries in patients with tibial spine fractures. Clin Orthop Relat Res. 2005; 434: 207-212.
5) Muro S, et al: Significance of the broad non-bony attachments of the anterior cruciate ligament on the tibial side. Sci Rep. 2022 Apr 27; 12(1): 6844.
6) 宗田大: ヒト膝関節 ACL の張力測定. 整形外科バイオメカニクス. 1987; Vol. 9: 91-94.
7) Limone B, et al: Management and Outcomes of Tibial Eminence Fractures in the Pediatric Population: A Systematic Review. Children(Basel). 2023 Aug 13; 10(8): 1379.
8) MEYERS MH, McKEEVER FM: Fracture of the intercondylar eminence of the tibia. J Bone Joint Surg Am. 1959 Mar; 41-A(2): 209-20
9) Mizuta H, et al: The conservative treatment of complete tears of the anterior cruciate ligament in skeletally immature patients. J Bone Joint Surg, 77-B: 890-894, 1995.
10) Millett PJ, et al: Associated injuries in pediatric and adolescent anterior cruciate ligament tears: does a delay in treatment increase the risk of meniscal tear? Arthroscopy, 18: 955-959, 2002.
11) Arbes S, et al: The functional outcome of total tears of the anterior cruciate ligament(ACL)in the skeletally immature patient. Int Orthop, 31: 471-475, 2007
12) Chao-Jui Chang, MD, et al: Functional Outcomes and Subsequent Surgical Procedures After Arthroscopic Suture Versus Screw Fixation for ACL Tibial Avulsion Fractures: Asystematic Review and Meta-Analysis. Orthop J Sports Med. 2022 Arp: 10
13) 安田和則・他: 膝十字靱帯のバイオメカニクスとその臨床応用. 臨整外 23: 757-767, 1988.
14) 今屋健: 膝関節運動療法の臨床技術, 文光堂. 2018, p120
15) Ho JPY, et al: Three-Dimensional Computed Tomography Analysis of the Posterior Tibial Slope in 100 Knees. J Arthroplasty. 2017 Oct; 32(10): 3176-3183.
16) 片寄正樹・他: スポーツ理学療法プラクティス 急性期治療とその技法, 文光堂. p49

Ⅱ　膝関節

5 半月板損傷

藤島 理恵子／今屋　健

1　はじめに

　二足歩行を行う人類の関節は、膝関節には歩行時に体重の約3倍、階段昇降時には約5倍の荷重ストレスがかかると言われている[1][2]。その中でも、膝関節内にある半月板は、膝関節に対する荷重ストレスの衝撃吸収や安定性の寄与などの重要な役割を担っている。

　そのため、負担の大きいスポーツ動作時の荷重や捻り動作では、半月板損傷が発生しやすい。また、日常生活においても、軽微な損傷部に力学的ストレスが繰り返し加わることで損傷部が拡大し、経過とともに症状の悪化をまねくことも少なくない。

2　発生機序と病態

　本項では、半月板損傷の発生機序とそれに伴う病態、診断について解説する。半月板の解剖と機能を把握し、損傷の程度や形態による分類を理解することが治療を進めるうえで重要である。また、発生機序を明らかにすることで、再受傷を予防することにも繋がる。

▶ 機能解剖

　半月板は大腿骨と脛骨の間にある組織で、約70％が水分、30％がコラーゲンの線維軟骨組織であり、膝関節内のショックアブソーバー、支持、荷重伝達、潤滑などの役割に寄与している。半月板は膝関節の内側と外側に存在し、内側は内側半月板（Medial Meniscus：MM）、外側は外側半月板（Lateral Meniscus：LM）である。半月板は、前方から3部位に分けて、前節（anterior segment）、中節（middle segment）、後節（posterior segment）とされる。さらに、前節の最前方部分を前角（anterior horn）、後節の最後方部分を後角（posterior horn）と呼び、それぞれ脛骨に付着している（図1）。

　MMは関節包を介して大腿骨と脛骨に付着する。前角は膝前十字靱帯（Anterior Cruciate Ligament：ACL）付着部の前方の脛骨に付着し、後節は膝後十字靱帯（Posterior Cruciate Ligament：PCL）の前方に付着する。さらに、前節は膝横靱帯に固定され、中節では内側側副靱帯に付着している。これらの構造によりLMよりも可動性が制限されている。

　LMは関節包を介して大腿骨と脛骨に付着する。外側側副靱帯には付着せず、後節では関節包に介する部分が狭い。これにより、MMより可動性が大きくなる。前角からの線維は内周線維と外周線維に分かれ、外周線維は前角で顆間隆起のACLに付着する。

　ここで、半月板の形状について解説する。矢状面断面では、MM・LM共に関節の中央

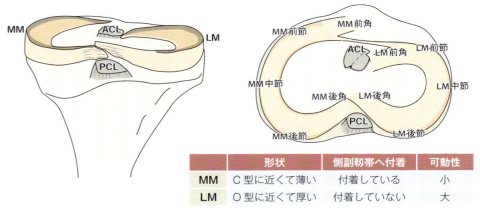

	形状	側副靱帯への付着	可動性
MM	C型に近くて薄い	付着している	小
LM	O型に近くて厚い	付着していない	大

図1 半月板の解剖
半月板は前方より前節・中節・後節とされる。
前節の最前方部分は前角・後節の再後方部分は後角である。

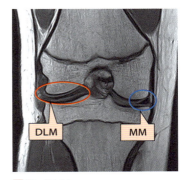

図2 DLM
MMは三角の形に描出される（◯部分）
DLMは関節面を覆うような長い三角に描出される（◯部分）。

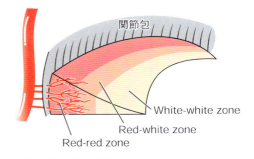

図3 半月板の血行
外周の1/3は血管があり血液に栄養され、前角と後角は内側縁まで血行が認められる。
外周1/3をRed-red zone、中央1/3をRed-white zone、内周1/3をWhite-white zoneとされている。

側を頂点とし関節の外側側が底面となる三角形の形をしており、関節の外側側にいくほど厚みが増していく。これは、脛骨の近位関節面は外側が凸形状であり、半月板が挟まることで大腿骨との安定性が得られるためと考えられる。

水平断面では、MMは、幅が前方から後方にかけて徐々に広くなり、C字に近い形状になっている。一方、LMは、幅が前方から後方にかけて、ほぼ均一で、MMよりも深いC字に近い形状になっている（図1）。

ただし、LMには通常よりも幅が厚く、形が大きな形態がみられることがある。これを円板状半月板（Discoid Lateral Meniscus：DLM）と呼ぶ。DLMは線維配列が不規則で、脛骨の中央部にも覆っている円形の分厚い形状をしており、関節に挟まり損傷しやすい特徴がある。この構造ゆえに、損傷を受けやすく自然治癒も期待できない（図2）。DLMはアジア人に多く、発生率は3〜20%とされ、日本人のDLMの発生率は3〜7%といわれている[3]。

また、半月板の外周の1/3は血管があり血液に栄養され、前角と後角は内側縁まで血行が認められる（図3）。無血行野は関節液により栄養されている。上記の血行のエリアに

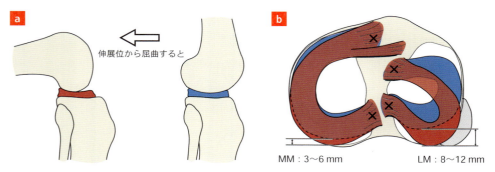

図4　膝関節屈曲時の半月板の動き
a：屈曲時に大腿骨は脛骨上を後方に滑りながら移動する。
b：半月板は屈曲時に後方へ移動する。

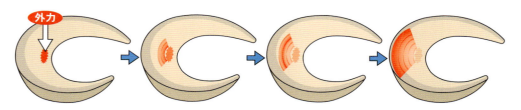

図5　半月板のフープ構造
半月板は荷重時に、輪状に外方に圧縮変形し荷重圧を分散させる。

より、外周 1/3 を Red-red zone、中央 1/3 を Red-white zone、内周 1/3 を White-white zone とされている[2]。

　ここで、半月板の運動メカニズムについて説明する。膝関節は、屈曲時に大腿骨が脛骨上方を後方に転がりながら移動する。これに伴い、半月板も屈曲時に MM は約 3〜6 mm、LM は約 8〜12 mm 後方へ移動する[4,5]（図4）。半月板は、荷重により脛骨上で輪状に外方へ圧縮変形し、また前角と後角がそれぞれ脛骨中央に付着しているため、外方へ大きく逸脱しすぎることなく荷重圧が拡散される。この荷重伝達は、半月板のフープ（輪）機能とよばれ（図5）、関節面へは体重の約3倍の衝撃を緩衝するといわれている[6,7]。また、膝関節は内旋時には約15°、外旋時には約21°の回旋可動性を有し、半月板は膝関節回旋時にも圧縮を受ける。例えば、下腿が内旋した際、相対的に大腿骨は脛骨上を内側面では前方に、外側面では後方に移動するため、MM の前節と LM の後節が圧縮ストレスを受ける。一方、下腿外旋時には、MM の後節と LM の前節が圧縮されることとなる[4]（図6）。以上のことから、半月板は膝関節の屈曲と回旋運動、荷重負荷を制動する作用がある。言い換えると、半月板はこれらの力学的ストレスに常にさらされているということであり、損傷が惹起しやすい環境にあるということである。

▶ 発生機序

　半月板損傷は、荷重時における膝の捻りの動作、すなわち荷重下で膝関節に屈曲と回旋の負荷が加わることによって起こるとされている。

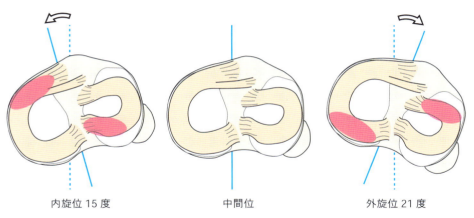

図6　膝関節回旋時の半月板の動き
膝関節は内旋時に約15°・外旋時には21°の回旋可動性がある。下腿内旋時には、大腿骨は脛骨上の内側面では前方に、後側面では後方に移動するため、MMの前節とLMの後節が圧縮される。逆に、下腿外旋時には、大腿骨は脛骨上の内側面では後方に、後側面では前方に移動するため、MMの後節とLMの前節が圧縮されることになる。

　また、半月板損傷の発生機序は、その受傷機転から靱帯損傷の合併のない単独損傷と、靱帯損傷を合併する複合損傷で異なる。

　単独損傷は、明らかな外傷の誘因が無い場合と、有る場合がある。無い場合は、変形性膝関節症に伴うものや、歩行時の繰り返される回旋ストレスなどの動作特性によって生じることが多い。また、外傷で症状のない軽微な損傷があっても、長年放置していたことにより、荷重分散機能が弱まり、上記のストレスが繰り返されることにより症状が悪化することも少なくない。当院における単独損傷でのMM損傷とLM損傷の年齢別の調査では、10歳代以下ではLM損傷が多く、30歳代以降ではMM損傷が多かった。また10歳代より若年者ではDLM損傷が圧倒的に多かった[8〜10]。これは、加齢とともに、O脚のような骨変形が進行するため、MMの損傷が多くなると考えられる。

　ACL損傷と合併する複合損傷の場合、ACL損傷は主に膝外反位で発生するため、急性期にはLMを多く損傷し、ACL損傷後から経時的にMM損傷が多くなるといわれている[11,12]。MM損傷に関しては、ACL損傷後は慢性的な膝の前方剪断力が発生し、これに対する支持機構としてMMに力学的ストレスが加わりやすくなることから、慢性期ではMMの損傷が増加するとされている[12]。さらに、ACL損傷時に合併するMMの後角から後節にかけての断裂は、ランプ病変（ramp lesion）と呼ばれている。

▶ 症状と診断

　半月板損傷の診断には、問診・臨床症状・理学的初見・徒手検査・画像診断など総合的な評価が必要である。患者は、疼痛やひっかかり感（catching）、屈伸に伴う音や振動（click）、関節内でずれる感覚や膝崩れ（giving way）、関節内に挟まった感覚（locking）、または腫脹による可動域制限など、様々な訴えで来院することが多い。何か思い当たる誘因はないかを聴取し、さらに、その後の状態や経過などについてポイントを押さえて問診する。

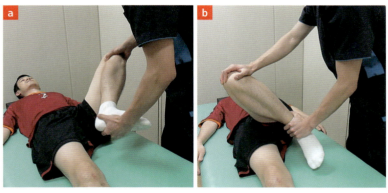

図7 マックマレーテスト（McMurray test）
膝関節を最大屈曲位にし、一方の手で関節裂隙を触知し、他方の手で足部を把持し、下腿に長軸圧を加える。そして膝関節に回旋を加えながらゆっくり伸展する。
a：MM損傷を評価する場合、膝関節を屈曲し、内反位で下腿を外旋させながら膝関節を伸展する。
b：LM損傷を評価する場合、膝関節を屈曲し、外反位で下腿を内旋させながら膝関節を伸展する。

　理学的初見として、疼痛、腫脹、可動域制限の有無を評価する。前述の疼痛や違和感を誘発する動作は、しゃがみこみ動作からの立ち上がり時に多い。この時、しゃがみこみ動作だけで疼痛を訴えることもあるので、診察ベッドなどにつかまりながら行うとよい。

　徒手検査にはマックマレーテスト（McMurray test）、アプレー圧迫テスト（Apley Compression Test）、ワトソンジョーンズテスト（Watson-Jones Test）などがある。下記にこれらの徒手検査の方法を説明する。

　マックマレーテスト（図7）は、半月板損傷の有無を判断するだけではなく、損傷部位の鑑別にも有用なテスト法である。背臥位で膝関節を最大屈曲位にし、一方の手で関節裂隙を触知する。そこから、他方の手で足部を把持し、下腿に長軸圧を加える。そして膝関節に回旋を加えながらゆっくり伸展する。この時に、クリックまたは疼痛を感じると陽性とされる。深屈曲位から90°付近で陽性なら半月板の後節、90°より伸展域で陽性なら半月板前節の損傷が疑われる。MM損傷を評価する場合、膝関節を屈曲、内反位で下腿を外旋させながら伸展する。LM損傷を評価する場合は、膝関節を屈曲、外反位から、下腿を内旋させながら膝関節を伸展する。臨床的に有用なテスト方法であるが、膝関節を深屈曲から伸展する方法のため、約120°以上の可動域が可能な症例にしか実施することができない。

　アプレー圧迫テスト（図8）は、腹臥位で膝関節90°にし、下腿を長軸方向に圧をかけながら、回旋を加えて疼痛が誘発されれば陽性とされる。MM損傷の場合、外旋を加えて内側の疼痛を誘発する。LM損傷の場合、下腿に内旋を加えて外側の疼痛を誘発する。

　ワトソンジョーンズテスト（図9）は、背臥位で膝伸展位の状態から、一方の手で膝蓋骨上に当てて固定し、他方の手で下腿遠位を把持し持ち上げて膝を過伸展させ、関節裂隙にクリックか疼痛を誘発されれば陽性である。半月板の前節損傷を疑う場合に有効なテストである。

　ただし、諸家の報告では、単一の徒手検査法の陽性率は必ずしも高くはない[13]。また、可動域制限により検査そのものが実施できない場合も多い。このため、確定診断は前述し

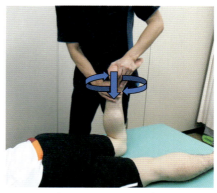

図8 アプレー圧迫テスト（Apley compression test）
腹臥位で膝関節90°屈曲位で行う。
下腿の長軸方向に圧を加えながら、回旋を加えて疼痛が誘発されれば陽性とされる。
MM損傷の場合、外旋を加えて内側の疼痛を誘発する。
LM損傷の場合、下腿に内旋を加えて外側の疼痛を誘発する。

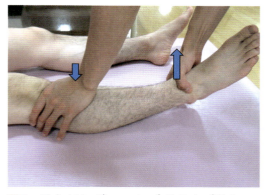

図9 ワトソンジョーンズテスト（Watson-Jones test）
一方の手で膝蓋骨上に当てて固定し、他方の手で下腿遠位を把持し持ち上げて膝を過伸展させ、関節裂隙にクリックか疼痛を誘発する。

た徒手検査と次に解説するMRIなどの画像診断とを複合して診断する。

MRI診断では、断裂の形態や損傷の程度（グレード）を評価する。複数のスライスにおいて、冠状断面と矢状断面の両面で断裂所見がみられる場合の正診率は90％といわれている[13)～16)]。また、「ずれる感じがする」「膝が崩れる」などの訴えがある場合には、膝蓋骨脱臼や靱帯損傷との鑑別も念頭に入れておく必要がある。ここでは断裂の形態や損傷の程度（グレード）について説明する。

断裂形態による分類では、一般的に日本整形外科学会の分類が用いられる。大別して垂直断裂（vertical tear）、水平断裂（horizonal tear）、複合断裂（complex tear）の3つの形態に分類される。また、各分類の中でも特徴的な断裂形態により細かく分類される。

垂直断裂とは、半月板を垂直方向に断裂した状態である。細かく分類すると、縦断裂（longitudinal tear）、横断裂（radial tear）、斜断裂（oblique tear）がある（図10）。縦断

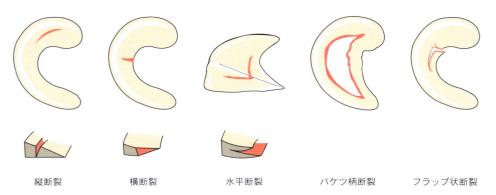

図10 断裂形態による分類
縦断裂で損傷距離が長い場合にはバケツ柄状断裂に進行しやすい。
縦断裂と水平断裂が複合して起こり、半月本体から離れて弁状になる形状をフラップ状断裂と呼ばれる。

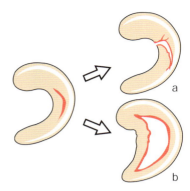
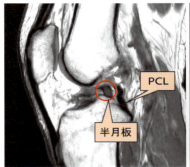
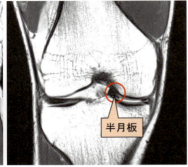

図11 半月板損傷の進行形式
長い縦断裂から進行して起こる
a：一部がちぎれてフラップに進行する
b：断裂部が広がってバケツ柄断裂に進行する
バケツ柄の部分が顆間に出たり入ったりすると部分的に切れてロッキングを起こすことがある。

ダブルPCLサイン　　　　断裂した半月板が顆間窩へ移動している
図12　半月板損傷重症例のMRI

裂（longitudinal tear）は、半月板のC形状に沿って縦方向に生じる断裂である。損傷距離が短い場合、荷重による圧縮がかかることで良好な治癒が期待できるが、損傷距離が長いとバケツ柄状断裂（bucket handle tear）に進行しやすい。この場合、断裂により辺縁から分離した半月板の中央部分が顆間に移動して、キャッチング（catching）症状やロッキング（locking）症状を引き起こすことがある[4]（図11）。キャッチング症状とは、膝の屈曲伸展時に関節内に引っかかり感を呈する状態である。ロッキング症状とは損傷した半月板が大腿骨と脛骨の間に挟まり可動域制限がおこる状態で、嵌頓症状ともいわれる。MRI画像では顆間に移動した断裂片がPCLの下方に観察され、ダブルPCLサインと呼ばれる特徴的な画像を示すことがある（図12）。横断裂と斜断裂は、半月板の線維輪を分断するような方向に生じた断裂である。そのため、損傷距離が長くなることから、保存療法の効果が得られにくい特徴がある。

水平断裂とは、半月板が水平方向に断裂した状態である。明らかな外傷歴のない場合や、変形性膝関節症の患者に多い。

複合断裂とは、垂直断裂と水平断裂が複合した断裂である。特に斜めの断裂部が開大すると半月板本体から離れて弁状になることがある。これはフラップ状断裂（flap tear）と呼ばれ（図11）、これも遊離部分が機械的に関節窩に挟まりキャッチング症状を起こすことがある[2]。

次に、半月板損傷のグレードについて説明する。これについてはMRI画像を用いたMink分類[17]が広く知られている（図13）。グレードは4段階に分かれており、グレード0は正常、グレード1・2は生理的な変性、グレード3は断裂とされている。

グレード0は、半月板内が無信号で均一の低信号のもの、グレード1は、半月板内に斑状の異常高信号があるが、関節面にまで達していないもの、グレード2は、半月板内に線状の異常高信号があるが、関節面にまで達していないものである。グレード3Aは、半月板内に線状の異常高信号があり、関節面にまで達しているもの、グレード3Bは、半月板内に種々の形の異常高信号があり、関節面にまで達しているものとされる。

	信号と形状	高信号が半月板の表面に	
グレード0	無信号		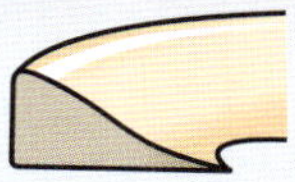
グレード1	球状の高信号	達していない	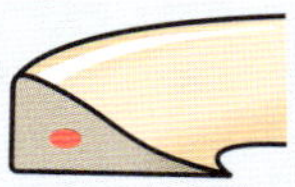
グレード2	線状の高信号	達していない	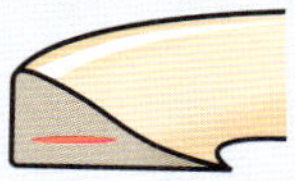
グレード3A	線状の高信号	達している	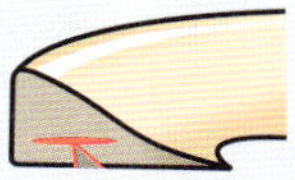
グレード3B	内部が不規則な形	達している	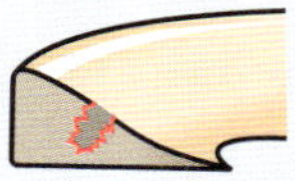

図13　Mink 分類

3　治療について

　本項では、半月板に対する治療について解説する。

　半月板損傷の治療には保存療法と手術療法がある。手術療法には、大別して切除術と縫合術があり、いずれも関節鏡視下に行う。半月板の血行エリアに関しては機能解剖の項で述べているが、半月板縫合術に関してはこの血行エリアが適応の基準となる。すなわち、血行がある部位では治癒機転が働くため縫合術の適応となり、縫合術では血行を認める半月板辺縁部（半月滑膜移行部から3 mm以内）を行うことが原則とされている。一方、血行が認められない部分が断裂すると十分な治癒は作用しないことから縫合術の適応にならないというのが一般的な考え方であり、切除術が適応とされてきた。

　しかしながら、近年では血行野以外の部位も積極的に縫合されている。かつては、全摘出術や亜全摘出術が主流だった時代もあった。しかし、半月板部分切除術を受けた症例の24か月以内のMRI評価では、約34％に骨髄シグナルの変化があると報告されている[18]。また、半月板部分切除後の10年以上の症例での健側との比較では、MMが22％、LMが39％に変形性変化がみられたと報告されている[19]。このように、高確率で変形性膝関節症に推移していること、半月板が膝関節の保護や安定性に大きく寄与していることなどの理由で、近年では半月板を極力温存することが第一選択とされており、血行野以外での損傷や横断裂・水平断裂に対しても可能な限り、縫合が試みられるようになってきている。また半月板縫合術用のデバイスの開発もその一助になっている[20]（図14）。

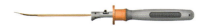
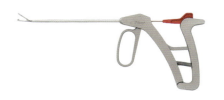
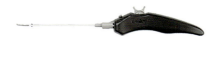

図14　All-inside 縫合機器

▶ 治療方針

　MRI 画像診断でグレード1損傷の場合や、軽度の疼痛で著明な可動域制限がなく、日常生活に著しい支障をきたしていない場合には、保存療法が第一選択になる。また、グレード2以上で明らかな症状があっても、症例にとって大事な試合などありスケジュール上の関係で手術が選択できない場合にも、保存療法を選択することがある。一方、これらの症例を除くグレード2以上の損傷で、半月板損傷に起因した症状を有する場合や、2～3ヶ月程度の保存療法を行い、これに抵抗する場合には手術療法が選択される。手術療法では、先述のような理由から、当院においても、損傷の程度が高いグレード3であっても、なるべく半月板を温存する縫合術を選択することが多くなっている。ただし、縫合が困難な断裂形状や、無血行野である中央部分の断裂、縫合が困難な進行した変性部位など縫合により治癒が見込めない場合には切除術を行う。

　当院での半月板の手術は、2005年から2007年の3年間で715件であった。そのうち、縫合術はわずか4件で1%にも満たなかった。2011年では年間212件のうち縫合術が42件で20%になり、2018年から2020年の3年間では577件のうち縫合術が414件で71.7%となっている。この傾向は全国的な傾向とも一致している。

▶ 手術方法

　半月板損傷の手術方法には大別して、切除術と縫合術がある。さらに縫合術には半月板へのアプローチの仕方により3つの方法がある。断裂部位や、損傷程度により適切な方法を選択または複合して行っている。

　本稿では手術の方法について解説する。

①切除術（meniscectomy）

　半月板の切除術は、内視鏡で損傷部を確認し、整復困難な場合や著しい変性半月板に対して、必要最小限の切除範囲に行う。この際、パンチなどの鉗子などを用いて少しづつ切り広げる様に、慎重に切除していく[21]（図15）。また、切除術は縫合術に追加する場合もある。例えば、Flap損傷やDLMなどで損傷した部分の整復位が保たれていない場合には、整復位にて縫合術を施行した後に、必要な範囲を切除する。DLMの場合には、半月板外周部位との線維の違いを観察しながら、大きく切除しすぎないようにする。

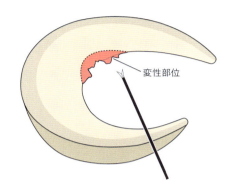
変性部位

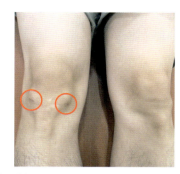
傷は内側と外側に、関節鏡刺入部の2か所のみ

図15　半月板切除術

②縫合術（meniscus suture）

　縫合術では半月板断裂部へのアプローチ方法の違いにより3つの方法がある。

　すなわち、縫合糸を関節内から関節外へ通すInside-out法（図16）、縫合糸を関節外から関節内へ通すOutside-in法（図17）で、いずれも半月板を貫通して関節包上で結紮する方法である[22]。さらに、関節内で縫合が完結するAll-inside法（図18）であり、これは主に2タイプの方法がある。1つは、縫合糸にアンカーが付着しているデバイスを使用して、関節内から半月板損傷部をまたいだ2か所に刺入し、それぞれのアンカーを関節包外に留置し固定する方法である。もう1つはアンカーなしで、全て関節内で縫合が完結する方法である。さらに、横断裂に対して、半月板の線維方向への縫合糸によるチーズカット対策として、損傷部位より離れたところを垂直に縫合し、そこを足場とし損傷部をまたいで水平に縫合するTie-grip法（図19）などがある。

　手術方法は、断裂形状や損傷部位により選択され、ときには複合して行われる。後節から中節の損傷にはInside-out法またはALL-inside法が多く用いられ、前節から中節の損傷にはOutside-in法またはAll-inside法が用いられることが多い（図20）。また、横断裂で縫合面の安定性が悪い場合にはTie-grip法またはアンカーで固定しないAll-inside法が用いられる[22〜24]。

　DLMの場合、その形状と特性から、一部分を切除し縫合することで形を整える形成縫合術が行われることが多い。また、損傷部位が無血行野では、血餅（fibrin clot）を加えて行う場合もある（図21）。そのほか、残存半月板が少なく関節外に逸脱しており、修復しても荷重面を半月板が覆えない場合には、Centralizationを併用する場合もある[25]。

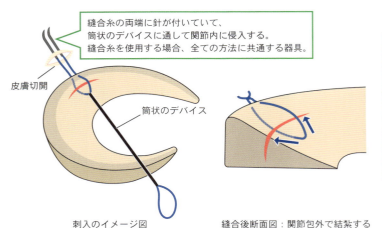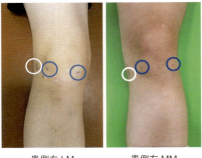

図16 Inside-out 法
半月板縫合術の中で後節から中節の、広範囲に用いることができる。
関節内からアプローチして、関節包外へ縫合糸を出し関節包上で結紮する。

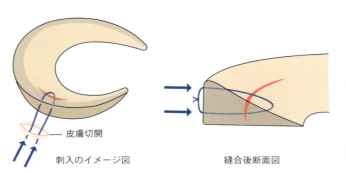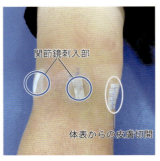

図17 Outside-in 法
半月板縫合術の中で前節から中節の損傷に用いる。縫合糸を関節外からアプローチして、半月板を貫通させて関節包上で結紮する。術直後は体表からの皮膚切開部の疼痛がある。

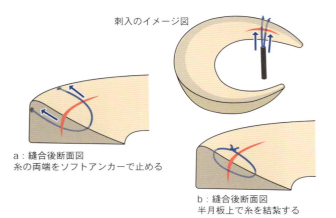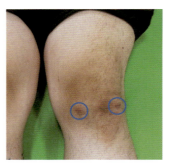

図18 All-inside 法
a：半月板縫合術の中で前節から後節の全ての部位に用いる。縫合糸を関節内からアプローチして、関節包上にアンカーで止める。
b：半月板を貫通させて半月板上で結紮する。

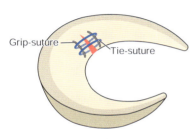

図19 Tie-grip 縫合
初めに、断裂部の両端で少し離れた部分に垂直に縫合（grip suture：GS）し、さらに断裂部を水平に縫合（tie suture）する。GS部を足場にするような形になるため、縫合部の緊張を保持できる。

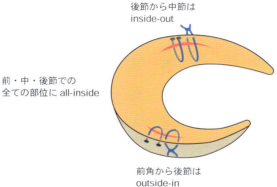

図20 半月板の手術手技選択

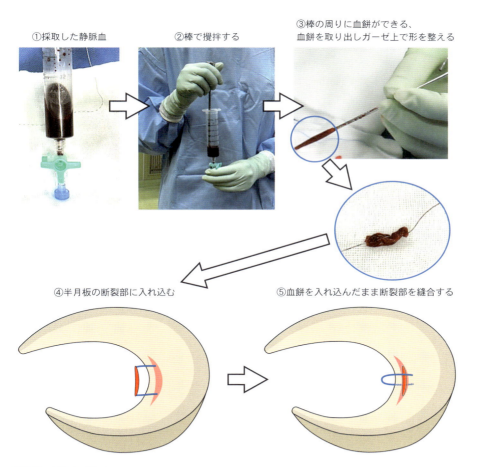

図21 Fibrin Clot
①採取した静脈血
②棒で撹拌する
③棒の周りに血餅ができる、血餅を取り出しガーゼ上で形を整える
④半月板の断裂部に入れ込む
⑤血餅を入れ込んだまま断裂部を縫合する

4 リハビリテーション

　ここまでは、半月板損傷の病態や治療の考え方について述べた。本項では、我々が臨床で行っている半月板の症例に対しての、リハビリテーションの考え方と運動療法の実際を紹介する。

▶ リハビリテーションの考え方

　保存療法では、まずは抗炎症処置を行い、疼痛、腫脹などの炎症症状の改善を図る。その後、ROM の改善、筋力強化を中心に機能的回復に努める。スポーツ復帰までは段階的に運動負荷を増やしていくが、炎症症状が増悪しないように調整していくことが重要である。また、手術療法になる確率が高い場合においても、術前に少しでも症状の改善をしておくことは術後の機能回復にとって極めて重要である。特に、筋力 ex. については術前に筋収縮を再教育しておくことは、術後の予後が良いことを経験している。

　当院の縫合術後のリハビリテーションプログラムは、断裂形態、断裂部位や縫合状態により分類している。すなわち、血行動態が良好な部分での辺縁部の縦断裂など、固定性の高い縫合が可能であった場合を安定型（stable type）とし、逆に無血行野や縦断裂・水平断裂・半月板の逸脱の場合など、固定性の低い縫合の場合を不安定型（unstable type）として、ROM ex.、筋力 ex.、および歩行 ex.、のプログラムの開始時期、最終的にはスポーツ復帰を分けて進めている。なぜなら、以前は不安定型も安定型と同様のリハビリテーションプログラムで進めていたが、一定の割合で再断裂などの不良例が見受けられたからである。このような変遷を経てスケジュールの改変を重ね現在に至っている。

　半月板損傷のリハビリテーションのポイントとして、特に重要な ROM ex.、筋力 ex.、歩行 ex. の 3 点について、その考え方を以下に述べる。

① ROM ex.

　保存療法や切除術後では、積極的な抗炎症に努め可及的に可動域の獲得を目指す。縫合術後では、安定型と不安定型では可動域の獲得の時期が違うことに留意する。特に 120°以上の深屈曲では解剖学的観点より、半月板に負荷がかかり再断裂のリスクがあるため慎重に行う。また、損傷部位が前節の場合には伸展位、中から後節の場合には屈曲位に注意して進める。

②筋力 ex.

　筋力 ex. は主に大腿四頭筋に対して行う。半月板は荷重により力学的ストレスがかかることから非荷重位（Open Kinetic Chain：OKC）から開始し、膝関節や筋の状態に応じて段階的に荷重位（Closed Kinetic Chain：CKC）のエクササイズへ移行していく。また、腫脹や癒着などの炎症症状が強い場合、クアドセッティング、SLR など非荷重位で関節運動を生じないエクササイズを中心に行う。腫脹が改善したのちに、自転車エルゴメーターなど半荷重位のエクササイズを経て、スクワットなど荷重位の筋力 ex. へ移行していく。最終的に、ジョギングやジャンプなど強度を増やしていく。

③歩行 ex.

　保存療法や切除術後では、状態に応じて可及的に全荷重での歩行が許可される。切除術では、関節面に新たな接触面が生じるため、組織が順応するまである程度の時間を要する。この際、荷重時に過度な負担がかからないようなアライメントの改善も有効である。縫合術後は、安定型、不安定型により荷重許可の時期が異なることに留意する。

　あぐら肢位やしゃがみ込み動作からの立ち上がり時など、120°以上の深屈曲・荷重・回旋ストレスが複合する動作は、特に再断裂のリスクが高いことを理解しておく（図22）。

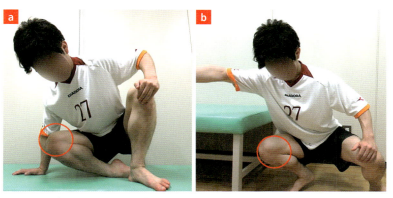

図22　日常生活動作で半月板断裂のリスクがある動作
a：あぐら肢位からの立ち上がり
b：しゃがみ込み動作から横への重心移動

▶ リハビリテーションの実際

1. 保存療法

　保存療法のリハビリテーションプログラムを（表1）に示す。保存療法では、特に、膝関節の局所の炎症症状（腫脹、疼痛、熱感など）と機能低下（筋力低下、可動域制限など）の2つに留意し、これらの改善を図り復帰を目指す。アイシング・圧迫・運動制限などが重要で、特に急性期後の腫脹が長期化しないように留意する。

　いずれの期間においても、運動の量と強度はコントロールしながら段階的にあげていく。また、運動後にはアイシングを行い、運動は適度な間隔で休息日を設けるなどの工夫をして症状の悪化を防止する。リハビリテーションが奏功し、症状が改善しても、試合までのスケジュールを逆算して、本番にあわせていくなど細かな配慮も必要である。

■ 受傷後1日〜

　受傷後早期に、アイシング・弾性包帯による圧迫などを行い、積極的な抗炎症に努め可及的に可動域と筋力の獲得を目指す。腫脹を伴う時期には、歩行距離の制限、自転車、重量物の運搬など、炎症を増強すると思われる日常生活動作を制限することも大切である。寝返りなどの動作でも疼痛がある場合には、弾性包帯で不意な動きを予防する程度に留め、シーネ固定などの積極的な固定は行わない。荷重は症状に応じて可及的に行っていく。

表1　保存療法のリハビリテーションプログラム

受傷後1日目～	抗炎症：アイシング・弾性包帯など ROM ex.：可及的に全可動域の獲得 筋力ex.：OCKでの運動を中心に実施 歩行ex.：可及的に全荷重歩行を許可
受傷後2週間～	クォータースクワット レッグエクステンション 自転車エルゴメーター
受傷後4週間～	ステアマスター その場ジョギング
受傷後6週間～	ジョギング ハーフスクワット フロントランジ
受傷後8週間～	ステップex. ランニング・ダッシュ
受傷後10週間～	スポーツ復帰

　ROM ex.は、ヒールスライドを行う。ヒールスライドとは、大腿後面を両手で把持し自動介助で膝関節を動かす方法である。この時に、踵部はベッドから持ち上げず、下肢は脱力した状態で行うことが大切である。伸展位から約90°屈曲まではこの方法で行い、90°以上屈曲位の範囲では患肢の内側側の手で下腿遠位を把持して、やや下腿を内旋気味にしながら屈曲させていく。利き手で下腿遠位を把持しがちだが、患側に合わせた持ち手の指導を行う（図23）。これを10～15分を1単位として1～2セット行う。1単位の時間が長すぎると、炎症を惹起して患部の硬化を招くことがあるので、注意する。屈曲時に内側または外側の疼痛を訴える場合には、下腿の内旋または外旋を促すことで軽減する場合がある。この時には下腿をテーピングでサポートすると比較的楽にROM ex.ができる（図24）。ただし、膝関節の構造上、生理的な屈曲運動時には下腿は内旋するため、過度な外旋誘導は行わないように注意する。

　また、伸展制限が残存すると、大腿四頭筋の筋力回復も遅れるので、ヒールスライドだけでは改善できない場合、重錘バンドなどにより持続伸展エクササイズを行い改善をはかる（図25）。ロッキングが重度の場合には、無理に可動域の獲得を促すことはせず、症状や訴えに合わせて行う。逆にロッキングが軽度の場合には、ヒールスライドのみで伸展制限が改善することも経験する（図26）。この時に、膝の前面に疼痛や詰まる感じを訴える

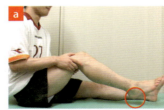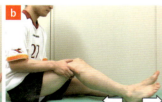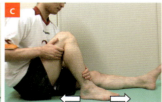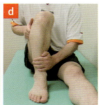

図23　ヒールスライド時の注意点
正しくない行い方：踵部を浮かせている（a）
正しい行い方：踵部を浮かさず行う。
伸展位から約90°までの範囲では大腿後面を両手で把持し、踵を滑らすように屈曲伸展する（b）。約90°以上屈曲位の範囲では患肢の内側側の手で下腿遠位を把持して、やや下腿を内旋気味にしながら（c・d）屈曲させていく。

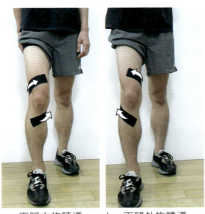

a：下腿内旋誘導　　b：下腿外旋誘導
図24　テーピング
屈曲時に内側または外側の疼痛を訴える場合には、下腿を内旋または外旋してみて軽減する場合がある。ただし、膝関節の構造上、屈曲運動時には下腿は内旋するため、過度な外旋誘導は行わない。

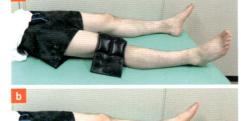
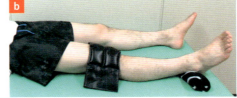

図25　重錘による持続伸展エクササイズ
a：背臥位で膝を正中位とし、膝蓋骨上に重錘を乗せて持続的に伸展を行う。
b：健側が過伸展する場合、受傷後約2週間で初期の疼痛が治まるのを確認後、足部にタオルを入れて持続伸展エクササイズを行う。

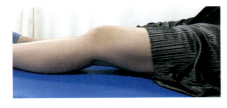

図26　半月板損傷後のロッキング例
写真は半月板損傷受傷後2ヶ月の症例である。損傷した半月板がロッキングし伸展制限がある。しかし、このような軽症例の場合には、適切なヒールスライドで改善することがある。

場合には、後述する方法で改善を図る（p168参照）。

　筋力ex.では、この時期にはクアドセッティングやSLRなど関節運動を伴わない非荷重位での筋力ex.を中心に行う（図27）。クアドセッティングは極めて重要なエクササイズであるため、ある程度の伸展可動域を獲得した段階で直ちに開始し、筋収縮の再教育に努める。この運動のポイントとしては、膝の軽度屈曲を防止するために踵部はベッドの上に置き、可能な限り伸展位で行うことが大切である。完全伸展が不可能な場合には、膝窩にタオルなどを入れると行いやすい。また、大腿四頭筋がより短縮位の状態で行うため、体幹は伸展位より屈曲位で行うこと、健肢をベッドから降ろして体幹を前屈しやすくすること、などクアドセッティング時の姿勢も重要である[26]（図28）。他にも、クアドセッティング時に、徒手的に大腿四頭筋に軽い抵抗をかけて収縮させ、収縮感を自覚させる方法[27]（図29）や健側と患側を同時に行い比べることで自覚させる方法などがある。さらに、筋収縮の再教育には、低周波または中周波治療器の活用は非常に効果的である（図30）。臨床的には、症状が長期に渡っている症例や受傷後間もない症例の中には、これらの方法を用いてもクアドセッティングで収縮感の得られない症例も散見される。この場合、疼痛や腫脹に注意しながら自重のみでレッグエクステンションを行うことも効果的である。

　歩行ex.は、症状に応じて可及的に荷重歩行を目標にする。炎症により疼痛が著しい場合や、伸展制限が大きく物理的に荷重が不可能な場合には無理に進めない。適切なリハビリテーションを行えば、受傷後2週程度で受傷初期の炎症は改善されて、全荷重歩行が可能になることが多い。

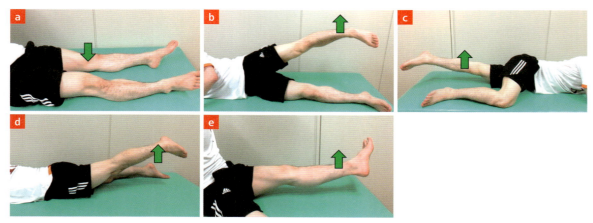

図27 非荷重位の筋力 ex. の例
術後早期には、膝関節運動を伴わない筋力 ex. を選択する
a：クアドセッティング
b：股関節外転筋力 ex.
c：股関節内転筋力 ex.
d：股関節伸展筋力 ex.
e：SLR

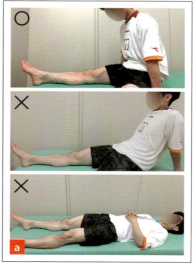
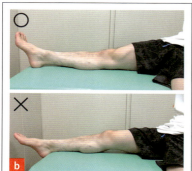
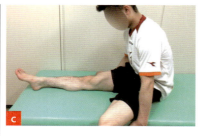

図28 セッティング時の姿勢
a：長座位
b：踵部はベット上に置く
c：健側をベットから出すと体幹が前屈位に保ちやすい

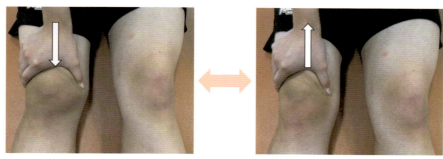

図29 収縮感を自覚させる一例
セッティング時に徒手的に膝蓋骨を遠位に押し下げて、大腿四頭筋に軽い抵抗をかけて収縮させ、収縮感を自覚させる。

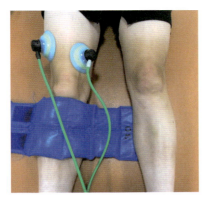

図30　筋再教育の例
当院では中周波を用いて、間欠的に通電し、通電時と同期してセッティングを行い筋再教育を行っている。
症例は伸展制限が残存しているため、重錘を置きながら行っている。

■ 受傷後2週間〜

　受傷初期の炎症が治まってくる時期である。この時期から、可動域は伸展ではHHD（heel height distance）0〜1 cm（図31）、屈曲は130°以上の獲得を目標にする。過伸展する症例に対しても、積極的に改善を図っていく（図32）。伸展時に、漠然と疼痛を訴える時には、上から膝関節を押圧してみて、痛む場所を特定する。臨床的には、膝蓋靱帯の周辺に「詰まる感じ」や疼痛を生じる事が多い。これは膝蓋下脂肪体の硬化や滑走不全によるものと思われる。この場合、同部のモビライゼーションを行い、柔軟性を獲得していく（図33）。また、膝蓋骨の可動性の低下には、膝蓋骨のモビライゼーションや膝関節をリズミカルに伸展屈曲させることで可動性を促す。適切な方法で行えば、各部位数分程度で可動性を改善できるが、組織の硬化が強く、症状が長期に残存する場合にはすぐに元に戻って再度硬化してしまうことも多い。そのため、患者自身でできるようにセルフモビライゼーションの方法を患者と確認し、指導することも大切である。

　筋力ex.では、この時期で局所の炎症が消失したら、関節運動を伴うレッグエクステンションやクォータースクワットなどの荷重位でのエクササイズを開始する。この際、関節運動に同期した轢音（ゴリゴリする感触）と疼痛などを訴える場合には開始時期を遅らせる。関節運動を伴わないSLRなど非荷重位の筋力ex.は負荷量を上げて継続する。SLRでは1 kgの重りをつけて連続30回から開始し、1〜2週間ごとに段階的に負荷をあげていく（図34）。

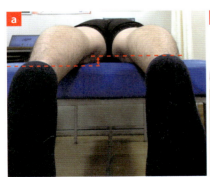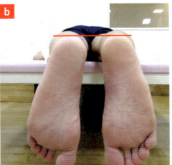

図31　HHD（Heel Height Difference）
腹臥位にして膝蓋骨をベットの上に置き左右の踵の高さの差を評価する。
a：伸展制限あり：右の踵が左より高い。この差を測定する。
b：伸展制限なしの場合：左右の踵の高さに差がない。

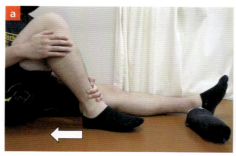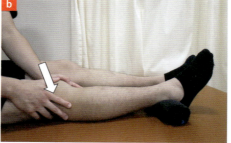

図32　受傷後2週間の症例
a：屈曲は130°以上の獲得を目標にする。
b：過伸展する症例は、ヒールスライド時に足関節部にタオルを挿入して、過伸展を獲得できるようにする。

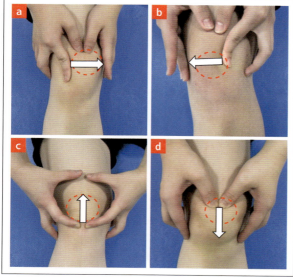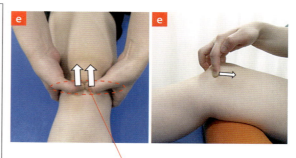

図33　モビライゼーション（全て患肢右）

膝蓋骨を
a：内方へ
b：外方へ
c：上方へ
d：下方へ

e：膝蓋下脂肪体部分は膝蓋骨の下に入れ込むように行う

疼痛の訴えが多い部分

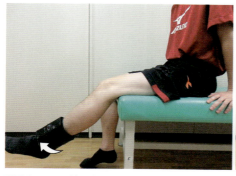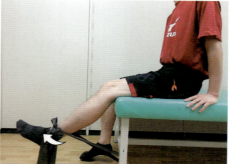

図34　レッグエクステンションの負荷
関節運動に同期した軋音（ゴリゴリする感触）を訴えと共に疼痛がないことを確認してから行う。負荷のかけはじめは1kg程度から行う。

5　半月板損傷

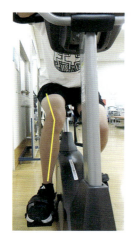

図35　自転車エルゴメーター
ペダルを踏み込み時に過度な外反位にならないように、負荷と姿勢を調節する

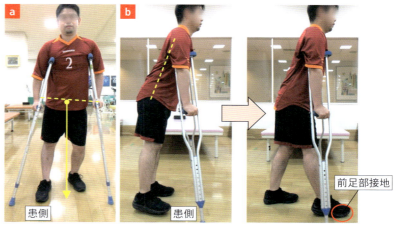

図36　半月板受傷後に多くみられる歩行
a：立脚期には、前足部からワイドベースで外側に接地し、重心が健側寄りになる。
b：遊脚期には、体幹を前屈して骨盤を後方にひき挙上させることで患肢を上げ、股関節・膝関節・足関節の連動を伴わないいわゆる棒足歩行になる。

　また、この時期から自転車エルゴメーターを開始する。この際、過度な深屈曲にならないように適切なサドルの高さにする。また、ペダルを踏み込み時に足部が外方にいくことで外反荷重にならないように、ペダル部の足部はまっすぐに荷重することが望ましい。特に、ペダルの踏み始めは回転に惰力がないので、強く踏み込もうとして、膝関節外反位になりやすいので注意する（図35）。疼痛がなくても、腫脹が消失していない場合には、自転車エルゴメーターの開始は延期する。

　歩行ex.では、この時期から積極的に正常歩行の獲得を目指す。半月板損傷のメカニズムより、特に歩容の観察は重要である。初期の症状が軽快すれば、自然に正常歩行を獲得できる症例が多いが、この時期にも跛行を呈する場合もある。その場合の多くは、立脚期には、前足部からワイドベースで外側に接地し、重心が健側寄りになる（図36-a）。また、遊脚期には、体幹を前屈して骨盤を後方にひき挙上させることで患肢を振り出す、いわゆる棒足歩行となる（図36-b）。これらを改善するためには、まずは膝関節の十分な可動域を獲得し、膝前面の疼痛やこわばり感を改善することなどが重要である。患側に十分に荷重ができていない場合には、先述したクォータースクワット行うことで荷重感覚を再学習していく。また、遊脚期に膝関節運動を伴わない、いわゆる棒脚歩行に対しては、つま先を地面に接地させたままで行う足踏み運動、もしくは足関節・膝関節・股関節を連動して動かす足踏み運動を行うのが有効である（図37）。さらに、立脚後

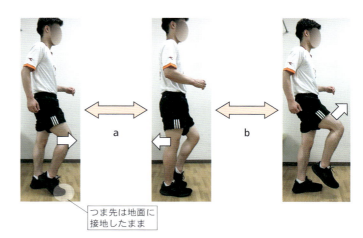

図37　足踏み運動
a：つま先を地面に接地させたまま足踏みを行う。
　　その際には、足関節・膝関節・股関節が連動して動けるようにすると良い。
b：その場で足踏みをする。

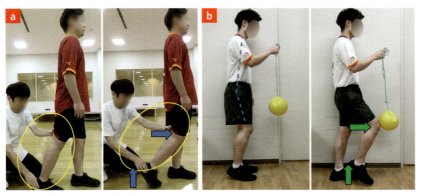

図38 遊脚期の運動学習
a：立脚後期の膝関節と足関節の連動した運動を徒手誘導により学習させる。
b：患肢膝を前方にあるボールにリズミカルに当てることにより、遊脚期の下肢の振り出し運動を学習させる。

期の膝関節と足関節が連動した運動を徒手誘導により学習させたり（図38-a）、患肢膝を前方にあるボールにリズミカルに当てることにより、遊脚期の下肢の振り出し運動を学習させると、スムースな歩行が獲得できるようになる（図38-b）。

■ 受傷後4週間～

ステアマスター、その場ジョギングを開始する。日常的な場面においては、その場ジョギングが有用である。これは、筋力ex.の目的でもあるが、ジョギング開始に向けての意識付け、フォームの獲得にも有用である。スポーツレベルに合わせて、1分を5～10セット程度から開始する。通常歩行よりやや早めの歩行も開始する。

日常生活動作では、膝の深屈曲と回旋を伴うあぐら肢位からの立ち上がりとしゃがみ込み動作（図22）は禁止とし、それ以外は通常の生活に戻していく。

■ 受傷後6週間～

筋力ex.では、クォータースクワットからハーフスクワットに移行していく。

走行練習ではジョギングを開始する。表2のように段階的に開始する。半月板は屈曲時の回旋が損傷を起こすと考えられている。このため、マルアライメントや歩行時の重心の停滞などを観察し、場合によりインソールやテーピングなどを行う。これにより過度な回旋を生じないような動作の習熟に努める[28]。

表2 ジョギングの進め方

第1段階	1分Jと1分W 5～10セット
第2段階	3分Jと1分W 3～5セット
第3段階	5分Jと1分W 4～6セット
第4段階	10分Jと1分W 2～3セット

ジョギング（jog：J） 歩行（walk：W）

■ 受傷後8週間〜

　筋力ex.では、ランジなどの踏み込み運動も症状を確認しながら開始する。ただし、半月板の中節から後節に荷重負荷がかかりやすい深屈曲位でのスクワットは行わない。特に体重の重い症例で、タックルなど強く踏み込む動作時または強く押し返す動作時には、股関節を外転し膝を伸展・外反して行おうとする場面がしばしばみられる（図39）。この場合、スクワットやフロントランジのような踏み込み動作時に、重心を後方にしすぎないように繰り返し行い習熟させ、タックル動作に連動させるように行うことで過度な回旋運動を生じないようにする（図40）。

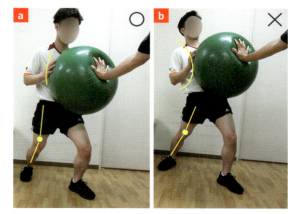

図39　タックル動作
タックルなど強く踏み込む動作時または強く押し返す動作時には、体幹を後屈した状態で、股関節を伸展・外転し膝を伸展・外反して行おうとする場面がしばしばみられる（b）。

　走行ex.では、ジョギングからランニング、ダッシュへとスピードをあげていく（表2）。スピードを上げていく際には、走行中に徐々に加速していくやり方で行うと良い。

　走行スピードが50％程度可能になったら、ステップex.を開始する。全力の30％程度のスピードから開始し、膝関節に過度な回旋を生じないような動作の習熟を目標にする。サイドステップ、クロスステップ、ピボット、ターン、ストップ動作などを1種類単位で30秒程度から始める（図41）。足・膝・股関節が連動してバランスよく行えているか、特に膝関節が過度に内外反になっていないかを確認する。うまくできない場合には、小股から始め、動作を確認しながら徐々に歩幅を広げていくようにする。1種類単位で安全に

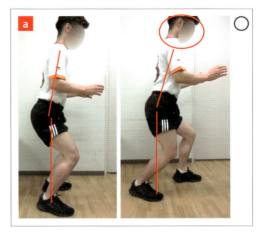 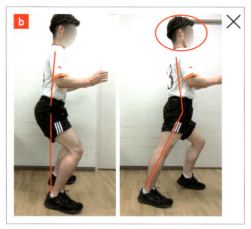

図40　スクワット動作からの踏み込み
スクワット動作やフロントランジのような踏み込み動作時に重心を後方にしすぎないようなex.を繰り返し行い習熟させ、タックル動作に連動させるように行うことで過度な回旋運動を生じないようにする（a）。踏み込み時には顎部を上げすぎないようにすると、体幹の後屈が防止できる。

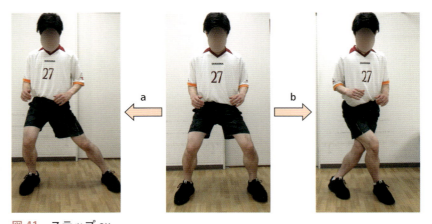

図41　ステップ ex.
a：サイドステップ
b：クロスステップ

行えるようになったら、これらを徐々に複合していき、スポーツ復帰までつなげていく。シャトルランなど、切り返し動作を含む走行練習は、安全なステップ動作が問題なくできてから開始する。

■ 受傷後 10 週間～

競技復帰に際しては、部分練習から合流し、徐々にスポーツ復帰を目指す。測定が可能であれば、BIODEX で角速度 60deg/sec での膝関節伸展筋力が健患比 70% 以上で部分練習に合流し、80% 以上で徐々にスポーツ復帰を目指す。

2. 手術療法

手術療法のリハビリテーションプログラムは切除術と縫合術では、特に、可動域の獲得時期と荷重の進め方が大きく異なる。また、どちらの手術でも、損傷部位が MM の場合と LM の場合とでは経過が異なることから、プログラムのスケジュールを調整してリハビリを進める必要がある。さらに、縫合術においても、半月板損傷部の安定した縫合が得られる安定型と半月板損傷部の位置や形態により縫合部の安定性が不良な不安定型では、異なるプログラムで進めている。これらを踏まえて、本項では半月板切除術と縫合術のリハビリテーションについて説明していく。

切除術

半月板切除術のリハビリテーションプログラムを表 3 に示す。切除術では、切除した部分の組織が周囲になじむまで一定時間を要することを念頭に入れておく。術後早期から強度の強いリハビリテーションを行うと、再び関節水腫や疼痛がおこり、時にはそれが長期に渡ることがある。このため、術後の時期に応じて運動強度、運動量を段階的に進めていくことが非常に重要である。特に LM の部分切除後では、脛骨関節面の外側が凸状を呈していることから、関節軟骨どうしの接触圧が増大されるため、荷重動作のプログラムは慎重に行う必要がある[29]。このため、当院の半月板切除術のリハビリテーションプログ

表3 切除術後のリハビリテーションプログラム

	MM	LM	LDM
術後1日〜	抗炎症：アイシング・弾性包帯など ROM ex.：可及的に全可動域の獲得 筋力 ex.：OCKでの運動を中心に実施 歩行 ex.：可及的に全荷重歩行を許可		
術後1週間〜	膝蓋下脂肪体周囲のモビライゼーション 自転車エルゴメーター		
術後3週間〜	ステアマスター レッグエクステンション		
術後4週間〜	ジョギング	レッグエクステンション ステアマスター	レッグエクステンション
術後6週間〜	ステップ ex.		ステアマスター
術後8週間〜	スポーツ復帰	ジョギング	
術後10週間〜		ステップ ex.	ジョギング
術後12週間〜		スポーツ復帰	ステップ ex. 後に スポーツ復帰

ラムは、MM、LM、DLMの順に一部のメニューの開始時期を遅らせて対応している。本項では基準となるMMの切除術に合わせて記載しているが、LMとDLMのリハビリテーションプログラムは（表3）を参照していただきたい。また、基本的にリハビリテーションの進め方や各種の運動メニューについては、保存療法と類似しており、そちらの項も参考にされたい。

■ 術後1日〜

術後翌日からリハビリテーションを開始する。アイシング・弾性包帯による圧迫などを行い、積極的な抗炎症に努め可及的早期に可動域の獲得及び筋力強化を目指す。

ROM ex. は、ヒールスライドを行う。術前に可動域制限を有している症例が多いが、可動域は炎症症状の改善に伴い、術後数日で労せずに術前の状態までは獲得できることが多い。さらに、継続してROM ex. を行うことで、術前よりも可動域制限が改善することもある。（p163参照）

筋力 ex. はクアドセッティングやSLRなど非荷重位の種目から開始する。クアドセッティング時の収縮力が弱い場合も多くみられ、中周波治療器を用いて積極的に筋収縮の再教育をする。荷重は特に制限なく、術後翌日に疼痛が強い症例では無理をせず疼痛の自制内で荷重する。

歩行 ex. では、状態に応じて術後可及的に全荷重での歩行が許可される。この時期の歩容は、患肢振り出し時には骨盤を挙上させることで患肢を上げ、つま先側から外側にワイドベースで接地し、立脚期には重心が内方寄りになりやすい（図42）。通常

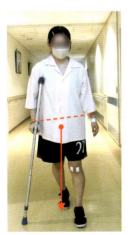

図42 半月板術後に多くみられる歩行

写真は術後5日間の症例
患肢遊脚期には骨盤を挙上させることで患肢を上げ、外側にワイドベースで前足部から接地し、立脚期には重心が健側寄りになる。

は、歩行開始直後は松葉杖を使用することが多いが、術後の疼痛は数日で軽快するため、徐々に松葉杖が不要になる。多くの場合、歩行が安定する術後2、3日で退院になる。

■ 術後1週間〜

術後には、関節鏡の刺入部位の炎症と癒着により、同部位の硬化が必発する。この部位には膝蓋下脂肪体の一部があり、硬化により滑走不全がおこり膝関節前面の疼痛を訴えることがしばしばある。また、傷の修復過程により、傷周囲の癒着がおこることもよくみられる。これらの症状に対して、術後超早期から傷の回復過程を妨げない範囲でモビライゼーションを開始する（図43）。その際、感染防止と創部の離開を防止する観点から、創部を直に触らず周囲の軟部組織を創部に寄せる方向に行うように配慮する。また、創部のモビライゼーションの必要性を十分に説明し、患者自身で行えるように指導することも大切である。

この時期においても、いわゆる棒足歩行が改善せず通常歩行を獲得できていない場合には、積極的な膝・足関節の協調運動獲得を目的とした運動学習を行う。その実際は、保存療法の項を参考にされたい。(p169、p170参照)

腫脹などの炎症症状が改善していれば、自転車エルゴメーターを開始する。この際、炎症症状を再燃させないよう量や頻度には十分に配慮する。

■ 術後3週間〜

非荷重位でレッグエクステンションやレッグカールなどのウェイトトレーニングを開始

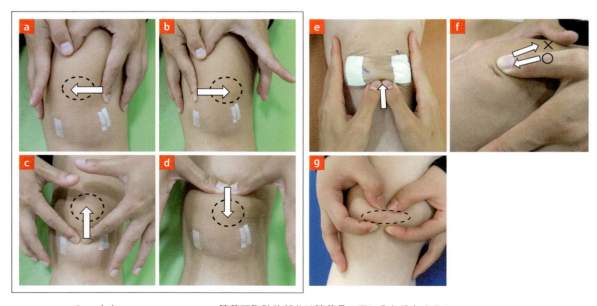

膝蓋骨を ┌ a：内方へ
        ├ b：外方へ
        ├ c：上方へ
        └ d：下方へ

e：膝蓋下脂肪体部分は膝蓋骨の下に入れ込むように、かつ関節鏡刺入部の傷の離開防止のため一方向に行う。
f：創部の癒着をはがす場合、創部の離開防止のため創部の方向に向かって（○）一方向に行う。創部から離開する方向（×）は行わない。
g：創部をつまむようにして癒着をはがす。

図43　モビライゼーション（全て患肢左）

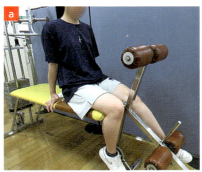
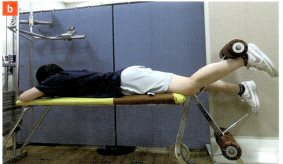

図44　ウエイトトレーニング
a：レッグエクステンション
b：レッグカール

する（図44）。30回程度できる低負荷の重さから始め、段階的に徐々に高負荷の重量にしていく。ジョギングの準備として、その場ジョギングやステアマスターを開始する。切除術を選択せざるを得ない症例は変性半月板であることが多いため、着地時の回旋要素が加わるフォームを避けるなど、危険な肢位や動作を説明し理解を得る必要がある。

■ 術後4週間〜
走行練習ではジョギングを開始する。表2を参考に段階的に開始する。

■ 術後6週間〜
安全にジョギングができることを確認し、この時期からステップex.を開始する

■ 術後8週間〜
状態に応じて筋力測定を行い、健患比80％以上を基準とし、スポーツ復帰を目標にする。

縫合術（安定型）
　半月板縫合術（安定型）のリハビリテーションプログラムを表4に示す。我々は、縫合術においては大きく2タイプに分けて、表のプロトコルに沿ってリハビリテーションを進めている。半月板の血行が良好な部分で半月板の辺縁部や縦断裂の場合は安定した縫合が得られるので「安定型」としている。また、切除術の項でも述べたように、半月板の構造上の観点からリハビリテーションプログラムは、MMよりもLMでは一部メニューの開始時期を遅らせて対応している。さらに、LMよりもDLMは、一部メニューを約2週間程度遅らせている。本項は基準となるMMの切除術に合わせて記載している。

■ 術後1日〜
　術後翌日からリハビリテーションを開始する。アイシング・弾性包帯による圧迫などを行い、積極的な抗炎症に努める。
　ROM ex.は、術後翌日から開始し、0〜120°の獲得を目標にヒールスライドを行う。縫合部へのストレスを防止するため、早期から深屈曲は行わない。長期にわたってロッキン

表4 縫合術（安定型）のリハビリテーションプログラム

	MMstable	LM stable
術後1日〜	抗炎症：アイシング・弾性包帯など ROM ex.：0〜120° 筋力 ex.：OCK での運動を中心に実施 歩行 ex.：可及的に全荷重歩行を許可	
術後3週間〜	筋力 ex.：クォータースクワット	
	自転車エルゴメーター	
術後4週間〜	レッグエクステンション	
	ROM ex.：可及的に全可動域の獲得	ROM ex.：0〜120° 自転車エルゴメーター
術後6週間〜	ステアマスター	
術後8週間〜	ジョギング	
		ROM ex.：可及的に全可動域の獲得
術後10週間〜	ステップ ex.	
術後12週間〜	スポーツ復帰	

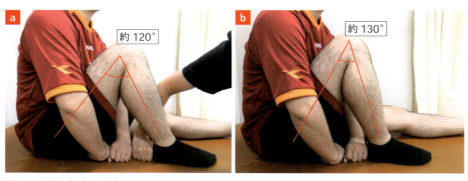

図45 屈曲角度の目安
a：膝関節屈曲約120°は、殿部と踵の距離が握りこぶし3個分
b：膝関節屈曲約130°は、殿部と踵の距離が握りこぶし2個分

グしていたような症例でない限り、術後初期の炎症症状が治まれば、比較的容易に可動域は獲得できるため、術後2週程度は愛護的に進めても問題ない。屈曲角度について患者に指導する場合、長座位で踵部後方と殿部間の距離を測ることで大まかな角度を測定することができる。具体的には長座位で膝を屈曲させていき、殿踵間を拳の数で測る。拳3個で約120°、2個で約130°である（図45）。この簡易的な測定方法を患者に指導することで、角度管理が患者自身でも可能になる。術前にロッキングしていた症例や術後2週間を過ぎても伸展可動域が0°まで獲得できない場合、重錘バンドを膝に置いて伸展可動域を獲得する。

筋力 ex. は術後翌日から、クアドセッティングやSLRなど非荷重位でのエクササイズを行う（図30）。クアドセッティング時の工夫については、保存の項を参考にされたい。（p163〜166参照）また、伸展可動域の獲得に難渋しクアドセッティングの収縮力が弱い症例には、中周波治療器を用いて筋収縮の再教育を行う（図46）

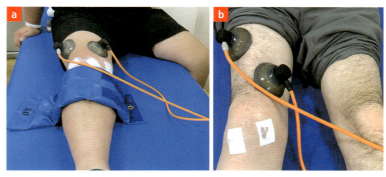

図46 中周波治療器を用いた筋再教育の例
共に術後3から4週間の症例
a：MM を Outside-in で縫合した症例。術前からロッキングにより伸展制限があり、術後も伸展制限が残存している。重錘バンドを載せて伸展位を保持した状態で中周波治療器と同期してセッティングを行っている
b：LM を Inside-out で縫合し、軟骨損傷部にも処置をした症例。術前から大腿四頭筋の萎縮が認められ、術後の腫脹が残存する場合は、術後も大腿四頭筋の収縮が入りにくい。

　創部が閉じたのを確認後、創部の肥厚化による膝蓋下脂肪体などの硬化を予防するため、その周囲にモビライゼーションを行う。詳細は切除の項を参考にされたい（p174参照）。
　歩行ex.では、可及的早期に全荷重での歩行を開始する。安定した荷重と適切な関節運動ができ正常歩行を確認した後に、杖を外していく。多くの症例は、術後数日〜1週間で杖なしで歩行可能になる。歩行ex.の詳細については、保存の項を参考にされたい（p167参照）。

▪ 術後3週間〜
　術後初期の炎症症状が改善したのを確認して、筋力ex.はクォータースクワット、自転車エルゴメーターを開始する。腫脹が残存する場合には、自転車エルゴメーターは延期する。

▪ 術後4週間〜
　ROM ex.は、徐々に全可動域の獲得を目標とする。
　筋力ex.は、軽めの負荷でレッグエクステンション、レッグカールなどを開始する。

▪ 術後6週間〜
　ステアマスター、その場ジョギングを開始する。詳細は保存の同項を参照されたい（p170参照）。

▪ 術後8週間〜
　筋力ex.はジョギングを開始し、1週間単位で徐々に量とスピードをあげていく。この場合、まずは量を上げ、問題ないことを確認したのちにスピードをあげるほうが安全に進められる。

■ 術後 10 週間〜

筋力 ex. はステップ ex. を開始する。方法は、前述した保存療法の項を参考にされたい（p171 参照）。

■ 術後 3ヶ月間〜

これまでのエクササイズで問題ない場合、状態に応じて筋力測定を行い、健患比 80% 以上でスポーツ復帰を目標にする。

縫合術（不安定型）

半月板縫合術（不安定型）のリハビリテーションプログラムを**表 5** に示す。半月板の血行が不良な部分の損傷で、横断裂や水平断裂の場合には「不安定型」として対応している。また、損傷部位が荷重面である半月板の前節の場合や、縫合部位が比較的長い場合なども、これに準じてリハビリを行う。Inside-out 法などで関節外へ縫合糸が及ぶ場合や縫合数が多い場合には、術後数日は激しい疼痛や大きな腫脹を伴う可能性があることを念頭に入れておく。

また、同じ不安定型の場合でも、MM と LM では ROM ex. とジョギングの許可の時期とそれ以降の進め方に大きな違いがある。例えば、ROM ex. は MM では術後 4 週間から全可動域の獲得を目指すのに対して、LM では術後 8 週間から徐々に獲得していく。さらに、DLM では LM より、荷重時期とジョギングの時期を約 2 週間程度遅らせて進めている。それに伴い、最終的なスポーツ復帰の目標時期も異なることを念頭にリハビリを進め

表 5　縫合術（不安定型）のリハビリテーションプログラム

	MM unstable	LM unstable
術後 1 日〜	アイシング・圧迫など抗炎症対策 筋力 ex.：OCK での運動を中心に実施 歩行 ex.：TWB	
	ROM ex.：0〜120°	ROM ex.：0〜90°
術後 2 週間〜	筋力 ex.：OCK での運動を中心に実施 歩行 ex.：TWB〜1/2PWB	
	ROM ex.：0〜120°	ROM ex.：0〜90°
術後 4 週間〜	クォータースクワット 歩行 ex.：可及的に全荷重許可	
	ROM ex.：可及的に全可動域許可	ROM ex.：0〜120°
術後 6 週間〜	自転車エルゴメーター	
術後 8 週間〜	ステアマスター	
		ROM ex.：可及的に全可動域の獲得
術後 3ヶ月間〜	ジョギング	
術後 3.5ヶ月間〜	ステップ ex.	ジョギング
術後 4ヶ月間〜	スポーツ復帰	ステップ ex.
術後 4.5 から 5ヶ月間〜		スポーツ復帰

ていく必要がある。本項は基準となる MM 縫合術の不安定型に合わせて記載しているが、LM 縫合術の不安定型のリハビリテーションプログラムは**表5**を参照していただきたい。実際には縫合方法や状況に応じてリハビリ内容指示が変わることがしばしばある。しかし、術者と理学療法士がこの基本スケジュールを共通言語として理解することで、変容術後プロトコルであっても迅速かつ的確に治療を進めることができる。また、基本的にリハビリテーションの進め方や各種の運動メニューについては、保存療法と類似しており、そちらの項も参考にされたい。

▪ 術後 1 日～

術後翌日からリハビリテーションを開始する。こちらも安定型と同様に、アイシング・弾性包帯による圧迫などを行い、積極的な抗炎症に努める。

可動域の獲得は安定型と同様に、ヒールスライドを行う。MM の不安定型では、術後 1 日目より 120° まで屈曲が許可されるが、縫合部にストレスが加わるのを防止するため、無理には行わない。手術による侵襲野や縫合糸の数に比例して、炎症症状は強くなる。この時期に抗炎症対策を充分に行えば、重症例であっても約 2 週間程度で炎症は軽減し、経過を経て徐々に屈曲可動域は獲得できる。ただし、術前にロッキングなどで、可動域制限が長期に残存していた場合には、経過の中で可動域を獲得できない場合が多く、炎症の軽減に応じてプログラムを積極的にしていくなどの対策が必要である。

筋力 ex. では、クアドセッティングや SLR など非荷重位の筋力 ex. を進めていく。

歩行 ex. では、荷重は損傷程度や部位を考慮して、特に慎重に行う。術後 2 週間は免荷とし、歩行はタッチ歩行までにとどめる。そして、術後 2 週間から 1/2 荷重を開始する。ただし、centralization やマイクロフラクチャー、pullout 法などを複合的に行っている場合などは、これよりも遅らせる場合もある。いずれも必ず安定した荷重と、適切な関節運動を伴う正常歩行を確認して部分荷重から開始する。例えば、荷重時に膝の不安定感がある場合には、クアドセッティングにて非荷重下での筋収縮の獲得を優先する。

▪ 術後 4 週間～

ROM ex. ではこの時期から MM の不安定型では徐々に全可動域の獲得を目標にする。伸展可動域は HHD で測定し、HHD 0 の獲得を目指す（**図31**）

筋力 ex. は過度な疼痛が出ない範囲で、クォータースクワットを開始する。非荷重位の ex. は状態に応じて 1 kg 程度の負荷をかけて行う

歩行 ex. では、MM の不安定型では、全荷重を許可し、正常歩行が獲得できているか歩容を確認する。

▪ 術後 6 週間～

腫脹なく屈曲 120° を獲得できたことを確認して、この時期から自転車エルゴメーターを開始する。屈曲 120° 以上獲得していても、腫脹が残存している場合には、自転車エルゴメーターの開始時期を遅らせる。

■ 術後 8 週間～

ステアマスター、その場ジョギングを開始する。詳細は保存の同項を参照されたい（p170 参照）。

■ 術後 3ヶ月間～

ジョギングを開始する。注意点は安定型と同じで、安全に行えるように配慮する。

■ 術後 3.5ヶ月間～

ステップ ex. 開始する。注意点は安定型と同様に、安全に行えるように配慮する。

■ 術後 4ヶ月間～

状態に応じて筋力測定を行い、健患比 80％以上でスポーツ復帰を目標にする。

5 要約

- 半月板損傷は膝関節損傷のうち最も多い損傷である。近年、膝関節の構造上、損傷期間が長期化すると、変形性膝関節症へ進行する懸念が指摘されている。
- グレード 2 以下の半月板損傷においては保存療法が第一選択となる。適切な抗炎症に努め、機能回復を目指す。
- 手術療法は、切除術が主流だった時代もあったが、術後の経過とともに高確率で変形性膝関節症に推移していること、半月板が膝関節の保護や安定性に重要な役割があることが明らかになってきていることなどの理由で、現在では修復技術の進歩により半月板を極力残す縫合術が第一選択とされている。
- 関節内での半月板の役割と損傷部位を理解し、手術情報を共有して治療にあたることが大切である。
- 縫合術後のリハビリテーションは、損傷程度と損傷部位により「安定型」と「不安定型」に分けて行っている。この二つの型の大きな相違点は、歩行 ex. と ROM ex. のすすめ方である。
- LM・DLM は解剖学的構造上、荷重動作のプログラムは MM より慎重に行う必要がある。さらに、DLM の構造は LM よりも粗であり縫合が不安定なことが多い。このため MM、LM、DLM の順に一部のプログラムの開始時期を遅らせて対応している。

文献

1) Adam Trepczynski: Patellofemoral joint contact forces during activities with high knee flexion. J Orthop Res. 2012 Mar; 30(3): 408-15. doi: 10.1002/jor.21540. Epub 2011 Aug 30.
2) Taylor WR et al: Tibio-femoral loading during human gait and stair climbing. J Orthop Res. 2004 May; 22(3): 625-32. doi: 10.1016/j.orthres.2003.09.003.
3) 黒坂昌弘：半月板損傷. 膝のスポーツ障害（史野根生編）35-67. 1995. 医学書院
4) 新名正由訳：Werner Muller 著：膝, 90-98, 1986. シュプリンガー・フェアラーク東京株式会社
5) 坂井建雄他（監訳）：プロメテウス解剖学アトラス. 399. 2008. 医学出版
6) 和田順平：宗田大ほか編：半月板のすべて. 37. 2019. 医学書院
7) Makris EA. Hadidi P. Athanasiou KA: The knee meniscus structure-function, pathophysiology, current repair techniques and prospects for regeneration. Biomaterials 2011: 32: 7411-31

8) 今屋健：若年者の半月板損傷の実態．理学療法学 32 suppl: S187. 2005

9) 園部俊晴ほか：改訂版第 3 版　スポーツ外傷障害に対する術後のリハビリテーション，363. 2022. 運動と医学の出版社

10) Ridley Tj. et al: Age difference in the prevalence of isolated medial and lateral meniscal tears in surgically treated patients. Iowa Orthop J 2017 37: 914

11) 宗田大：半月板のすべて，94-100. 2019 医学書院

12) 今屋健ほか：改訂版第 3 版　スポーツ外傷障害に対する術後のリハビリテーション，262-263. 2022. 運動と医学の出版社

13) Oei EH et al: MR imaging of the menisci and cruciate ligaments: a systematic review. Radiology 226: 837-848. 2003

14) 新津守：膝 MRI，146. 2018. 医学書院

15) De Smett AA et al: MRI diagnosis of meniscal tears of the knee : importance of high signal in the meniscus that extends to the surface. AJR Am J Roentgenol 1993: 161: 101-107

16) 青木隆敏ほか：骨軟骨部．画像診断ガイドライン 2021 年版．金原出版株式会社 2021. pp490-492

17) Mink JH. Deutsch AL. Magnetic resonance imaging of the knee. Clin Orthop, 1989. 244: 29-47

18) Kobayashi Y et al. Juxta-articular bone marrow signal changes on magnetic resonance imaging following arthroscopic meniscectomy. Arthroscopy18: 238-245. 2002

19) chatain F et al; A comparative study of medial versus lateral arthroscopic partial meniscectomy on stable knees: 10-year minimum follow-up. Arthroscopy 19.: 842-849. 2003

20) FASTFIX360 手技書：Stryker 社

21) 木村由佳：半月板治療のオーバービュー．整形外科 Surgical Technique. vol11 no4 2021（427）p13

22) 日本関節鏡・膝・スポーツ整形外科学会関節鏡技術認定制度委員会監修：膝関節鏡技術認定・公式トレーニングテキスト，54. 61. 67-68. 71. 2020. 文光堂

23) 中田研：スキル関節鏡視下手術アトラス，膝関節鏡視下手術（吉矢晋一編），252-263. 2010. 文光堂

24) 中前敦雄ほか：従来の半月板縫合術，整形外科 Surgical Technique. vol11　no4 2021（433-438）p19-25

25) 古賀英之：外側型膝 OA に対する centralization 法を応用した半月板形成術：宗田大ほか編：半月板のすべて．218-229. 2019. 医学書院

26) 事柴壮武ほか：体幹固定性の違いと股関節角度の変化が大腿四頭筋セッティングの下肢筋筋活動に及ぼす影響：Journal of Physical Therapy Practice and Research. 2013. 21-23

27) 今屋健：膝関節運動療法の臨床技術．143-149. 2018. 文光堂

28) 園部俊晴の臨床　膝関節．168-170. 2021. 運動と医学の出版社

29) 園部俊晴ほか：改訂版第 3 版　スポーツ外傷障害に対する術後のリハビリテーション，376. 2022. 運動と医学の出版社

II 膝関節

6 膝蓋骨脱臼

今屋 健／西見 太一

1 はじめに

　膝蓋骨脱臼は、膝蓋骨が膝蓋大腿関節の大腿骨滑車（大腿骨の溝）から逸脱した状態のことであり、膝関節疾患全体の約3%程度を占める（図1)[1]。10〜20代の若年女性に好発し、そのほとんどは膝蓋骨が外側に脱臼する外側脱臼である。外傷性の脱臼後に再脱臼を繰り返すものは、反復性膝蓋骨脱臼と呼ばれる。初回脱臼の場合、基本的に治療の第一選択は保存療法であるが、膝蓋骨の不安定性が残存し、反復性に移行した場合などは膝内側支持機構を再建する手術療法の適応となる。本疾患は、保存療法、手術療法を問わずリハビリテーションが不可欠な疾患である。

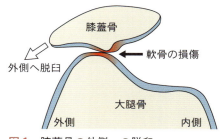

図1　膝蓋骨の外側への脱臼

　以上のことから、本項ではスポーツ外傷に伴う膝蓋骨脱臼を中心に解説する。

2 発生機序と病態

　本項では、膝蓋骨脱臼の発生機序とその病態について解説する。まずは膝蓋骨とその周囲の機能解剖を解説する。膝蓋骨の詳細な解剖とその機能を知ることで、治療すべきことも見えてくる。また、発生機序を明らかにすることで反復性膝蓋骨脱臼のような再受傷を予防することにも繋がる。

　膝蓋骨脱臼は画像診断や徒手検査、問診といった総合的な評価が重要であり、「膝が緩い」、「膝が抜けそう」などの特徴的な症状を訴えることが多い。また、合併症状を呈することもあり、半月板やMCL・ACL損傷の有無まで見落とさないことが重要となる。

▶ 機能解剖

　膝蓋骨は大腿四頭筋と膝蓋腱の間に位置する人体の中で最大の種子骨である。その機能的役割には、大腿四頭筋の働きを効果的に発揮させるための滑車作用や膝関節前面からの圧力や衝撃に対する保護などがある。膝蓋骨を前方から見ると逆三角形を呈しており、上の平たい部分を膝蓋骨底、下の尖った部分を膝蓋骨尖とよび、大腿四頭筋共同腱、膝蓋腱がそれぞれ付着している。膝蓋骨の裏面は軟骨で覆われ大腿骨との関節面があり、膝蓋骨の上方3分の2を占めている。その特徴として外側関節面は内側関節面よりもやや広く、

膝蓋大腿関節の外側関節面で膝蓋骨が安定し外側へ脱臼することを防いでいる（図2）。また、膝蓋骨の周囲には内側・外側の膝蓋支帯、膝蓋脛骨靱帯、膝蓋半月靱帯が存在し、この関節における膝蓋骨の安定性に関与している[2]（図3）。通常、膝蓋骨の位置は膝関節伸展位では膝蓋骨尖部より約1～1.5cm遠位が膝関節（脛骨大腿関節）裂隙にほぼ一致しており、膝関節裂隙を触診する際に臨床ではランドマークとして使用される。膝蓋骨は膝関節の屈伸に伴い、大腿骨関節面上を滑走し、屈曲運動に伴い後傾し、回外・内旋・内方・下方方向へ移動する[3]（図4）。

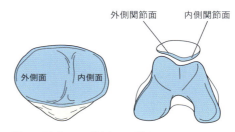

図2　膝蓋骨の外側への脱臼
膝蓋骨の裏面は大腿骨との関節面があり、膝蓋骨外側関節面は内側関節面よりもやや広い（左図）。
また、膝蓋大腿関節の外側関節面で膝蓋骨が安定し外側へ脱臼することを防いでいる（右図）。

膝蓋骨脱臼のほとんどは外側脱臼であり、その制動には膝蓋大腿関節の外側関節面の形状および内側に付着するいくつかの靱帯が関与している。大腿骨関節面は、V字型の溝の

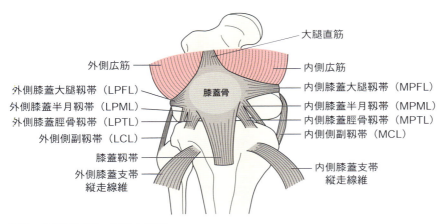

図3　膝蓋骨周囲の靱帯の解剖
図は内側・外側膝蓋支帯縦走線維を展開した膝蓋骨周囲の解剖図である。
（文献2より引用一部改変）

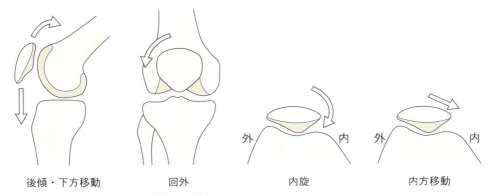

図4　膝関節屈曲運動に伴う膝蓋骨の動き
上図は右膝関節シェーマである。膝蓋骨は膝関節屈曲運動に伴い後傾し、回外・内旋・内方・下方方向へ移動する。
（文献3より引用一部改変）

ような形状をしており、屈伸運動において膝蓋骨を正しい位置に誘導する役割を果たし、これにより膝蓋骨は安定して移動することができる。膝蓋骨外側脱臼の制動を担う靱帯のうち最も大きく関与するといわれているのが内側膝蓋支帯横走線維の内側膝蓋大腿靱帯（Medial patellofemoral ligament；MPFL）である。MPFLは扇状を呈する靱帯で内側膝蓋支帯縦走線維の深層に位置し、膝蓋骨内側縁近位3分の2から大腿骨内側上顆の後上方で内転筋結節の遠位部へ走行している[4) 5)]（図5）。解剖学的知見よりMPFLの大腿骨付着部には深層線維のみ付着し、表層線維は後方関節包に連続すると報告されている[6)]。また、MPFLは膝蓋骨だけでなく内側広筋・中間広筋にも付着し膝蓋骨の安定性に関与しているといわれている。特に内側広筋斜走線維（Vastus medialis oblique muscle；VMO）の収縮はMPFLの緊張に関与している[7)]。これが膝蓋骨脱臼後のリハビリテーションで内側広筋の運動療法が重要視されている理由の一つである。

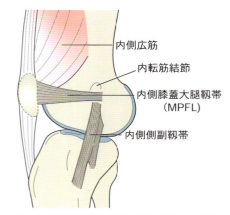

図5　内側膝蓋大腿靱帯（MPFL）の解剖

▶ 発生機序

膝蓋骨脱臼は外傷性・反復性・習慣性・恒久性に分類される（表1）。その中で反復性脱臼は外傷脱臼後に移行する病態である。反復性脱臼は10～20代の若年女性に好発し、軽微な力で発症することが多く、初回の膝蓋骨脱臼の多くはスポーツ時の非接触損傷で起きる。受傷機転はジャンプの着地や方向転換など膝関節軽度屈曲位で膝関節外反し、下腿が大腿骨に対して外旋した、いわゆるknee-inの肢位で大腿四頭筋の牽引により発症する介達外力によるものが多い。その他にもコンタクトスポーツなどで直達外力が膝蓋骨内側に加わり受傷する場合もある。

その病態は、主にMPFLを主体とする内側支持機構の破綻であると考えられている。野村[8)]は、MPFLは脱臼により高度に損傷され、手術肉眼所見では94～100％、MRI所見

表1　脱臼形態分類

分類	病態
外傷性	スポーツや事故など比較的大きな外力を伴って生じたもの。反復性や習慣性、恒久性と比較すると脱臼素因が軽い傾向がある。多くの場合は活動性の高い若年者にみられ、脱臼を繰り返す反復性膝蓋骨脱臼に移行することがある。
反復性	初回脱臼後、再脱臼を繰り返すもの。解剖学的素因が元々ある場合が多く膝蓋骨は通常脱臼していないが軽微な外力で脱臼を繰り返す。
習慣性	ある一定の伸展・屈曲角度において常に膝蓋骨が脱臼するもの。一般的に解剖学的素因を多く有する。
恒久性	膝の屈曲角度にかかわらず、常に膝蓋骨が脱臼位にあり整復が不可能なもの。非常に稀だが習慣性と同様に解剖学的素因を多く有する。

で87～100％に損傷があると報告している。加えて、MPFL損傷のほとんどは大腿骨付着部周辺で起こると報告している。新井ら[9]は、MPFLは膝蓋大腿関節の安定性で重要な役割を担っているが、膝蓋骨脱臼によりその機能は著しく低下すると報告している。

　膝蓋骨脱臼では、多くの症例でMPFLの機能不全はもちろんのこと膝蓋骨や大腿骨顆部の形態異常・低形成、Q角の増大（図6）、外反膝（FTA減少）（図7）、膝蓋骨外側支持機構の過緊張など何らかの解剖学的素因が大きく関与していると考えられており、解剖学的素因が多ければ脱臼・再脱臼のリスクも高いといわれている（表2）[10) 11)]。このため、解剖学的素因を複数有する症例では日常生活で歩行中後ろに振り返った際や躓いた際など軽微なストレスで脱臼を起こすこともある。一方で、解剖学的素因が少ない症例では、受傷の際に大きな外力が加わることで受傷した可能性が高い。以上のことから、膝蓋骨脱臼後のリハビリテーションを行う際は、膝蓋骨・大腿骨の骨軟骨損傷やMPFL・内側広筋斜走線維など軟部組織損傷の病態だけでなく、個々の症例の解剖学的素因を理解し対応していく必要がある。

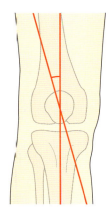

図6　Q角
Q角とは、上前腸骨棘と膝蓋骨中央を結んだ線と膝蓋骨中央と脛骨粗面を結んだ線のなす角度のことであり、Q角の平均は約15°である。伸展機構のアライメント評価に用いられ、この角度が大きいほど膝蓋骨を外側に牽引する力が強くなる。膝蓋骨が脱臼・亜脱臼状態にあればQ角は小さくなるため指標となりにくい点に注意する。

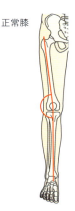
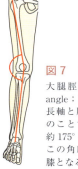

図7　外反膝
大腿脛骨角（Femoro-tibial angle；FTA）とは、大腿骨長軸と脛骨長軸のなす角度のことであり、正常膝では約175°とされる（左図）。この角度が減少すると外反膝となる（右図）。

表2　解剖学的素因

1. アライメント異常（Q角増大・脛骨結節の外方偏位・下腿外旋）
2. 膝蓋骨の形態異常
3. 大腿骨顆部（滑車部）の形成不全、大腿骨外側顆の低形成
4. 膝蓋骨高位
5. 全身関節弛緩性
6. 膝蓋骨内側支持組織の弛緩
7. 膝蓋骨外側支持組織の過緊張
8. 内側広筋不全
9. 外反膝
10. 大腿骨内捻（大腿骨頚部前捻角の増加）

（文献11より引用）

▶ 症状と診断

　本疾患に特徴的な症状は膝蓋骨外方動揺性とそれに伴う不安感である。膝蓋骨脱臼直後は靱帯損傷と関節内血腫により膝蓋骨の外方偏位が顕著で膝関節の伸展が困難となるが、腫脹の軽減に伴い膝蓋骨はその後の受診までに自然整復されていることが多い[12]。しかし、受傷後早期は、他の膝関節疾患と同様に膝関節の疼痛・腫脹を伴う可動域制限、歩行困難を訴えることが多い。また、日常生活動作やスポーツ活動中に膝関節の不安定感が生じやすい。通常、膝蓋骨および大腿骨滑車・顆部の骨軟骨損傷がなければ数日間の安静とテーピングや装具を使用して歩行できることが多い。ただし、大きな骨軟骨損傷があれば痛みが非常に強く荷重歩行が困難になることもある。また、初回脱臼後20〜50%は再脱臼をきたし、反復性膝蓋骨脱臼に移行するといわれている[10]。

　膝蓋骨脱臼の診断は、問診や徒手的検査、画像検査などを用いて総合的に行われる。

　問診では、ジャンプの着地時に膝が内側に入るなどの受傷機転や膝蓋骨不安感の有無を確認する。問診の際、患者が「膝のお皿が外れた」と直接的に表現する場合や、「膝が緩い、抜けそうで怖い」などと表現することもある。受傷機転については様々であり、前述の様に軽微なストレスでの脱臼の場合もあることを理解しておく。また、初回脱臼であるかどうか、受傷前の膝愁訴の有無、家族歴などを確認する。

　徒手的検査では、膝蓋骨内側縁や大腿骨内側顆周囲の圧痛の有無、膝蓋骨脱臼不安感テスト（patella apprehension test）などの評価を行う（図8）。

　圧痛を確認する際には、受傷後早期はMPFLの大腿骨付着部に圧痛を認めることがあるが、傍部に位置するMCL損傷との鑑別が必要となる。また、腫脹や疼痛、膝関節可動域が改善した後はpatella apprehension testが有用である。patella apprehension testは膝蓋骨の外方不安定性を評価する上で重要であり、膝関節軽度屈曲位で膝蓋骨を外側へ徒手的に押した際の脱臼感や強い恐怖感、不安感があれば陽性となる。

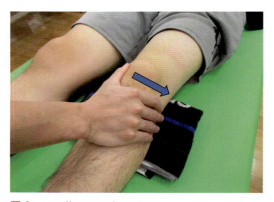

図8　patella apprehension test
膝蓋骨の外方不安定性を評価する上で重要な検査である。膝関節軽度屈曲位で膝蓋骨を外側へ徒手的に押した際の脱臼感や強い恐怖感、不安感があれば陽性となる。
解剖学的素因を有している症例では健側膝でも陽性になることがある。

この評価を行う際は、膝蓋骨を動かされることに対して恐怖感の強い症例も多いため、セラピストは患者に説明を行ったうえで愛護的に実施する必要がある。反復性脱臼例では、何らかの解剖学的素因を有している場合が多いため、健側膝でもこの評価が陽性になることがある。陳旧例の場合には圧痛などは参考になりにくいため、このpatella apprehension testが最も患者の不安感を誘発しやすい。

　また、初回膝蓋骨脱臼からの期間が長期になると骨軟骨損傷や関節変性など膝蓋大腿関節障害が進行することがあり、その際は膝蓋骨を徒手で動かしたり上から圧迫を加えたりすると軋轢音や痛みを生じることがある。

画像検査では、単純X線画像で膝蓋骨形状や大腿骨滑車溝角（sulcus angle）（図9）、膝蓋大腿関節適合角（congruence angle）（図10）、膝蓋骨外方傾斜角（tilting angle）（図11）などを評価する。側面像では膝蓋骨高位（図12）や膝蓋骨の横径などが確認できる。膝蓋骨が脱臼位にあり傾いている場合には膝蓋骨横径が拡大し、見かけ上膝蓋骨が厚く観察される。また、軸写像（スカイラインビュー）では膝関節屈曲角度による膝蓋大腿関節の適合性を確認する。

　CT画像は、骨解像度に優れているため遊離骨片の有無の診断に有用である。骨形態異常の把握や膝関節伸展位での膝蓋骨の位置・適合性の把握、膝関節の回旋指標である脛骨

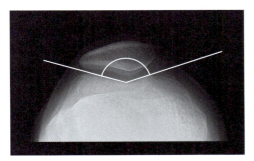

図9　大腿骨滑車溝角（sulcus angle）
膝蓋大腿関節面の内側関節面と外側関節面のなす角のことであり、大腿骨滑車の形態評価として用いられる。Sulcus angle ≧ 145°で大腿骨顆部の形成不全が示唆される。
この大腿骨顆部の形成不全は膝蓋骨脱臼の解剖学的素因にあたる。

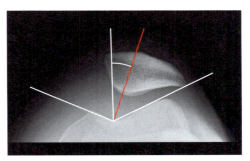

図10　膝蓋大腿関節適合角（congruence angle）
大腿骨内側滑車関節面と外側滑車関節面のなす角（Sulcus angle）の二等分線と内側関節面と外側関節面の交点から膝蓋骨中央稜（central ridge）に引いた線のなす角度のことである。
膝蓋大腿関節の適合性の評価方法として用いられ、二等分線より外側に傾斜すると角度が＋、内側に傾斜すると－になり膝関節45°屈曲位で正常は約 -6 ± 11°とされる。

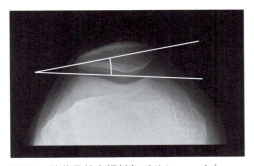

図11　膝蓋骨外方傾斜角（tilting angle）
大腿骨内側顆と外側顆の最も高い点を結んだ線と、膝蓋骨の両端を結んだ線のなす角のことであり、膝蓋骨外方傾斜の評価に用いられる。
正常値は7～15°であり、膝蓋骨脱臼膝では正常値より角度が大きくなる。

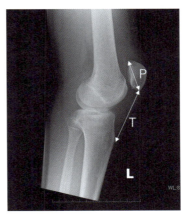

図12　膝蓋骨高位
膝蓋腱長（T）／膝蓋骨長（P）の値であり、Insall-salvati法では膝蓋骨上極から膝蓋骨下極の長さと膝蓋骨下極から脛骨粗面上縁の距離の比で計測される。正常値は 1.02 ± 0.13 であり 0.8 以下で膝蓋骨低位、1.2 以上で膝蓋骨高位とされている。また、膝蓋骨高位は膝蓋骨脱臼の約20％に認められ、これは膝蓋骨脱臼の解剖学的素因にあたる。

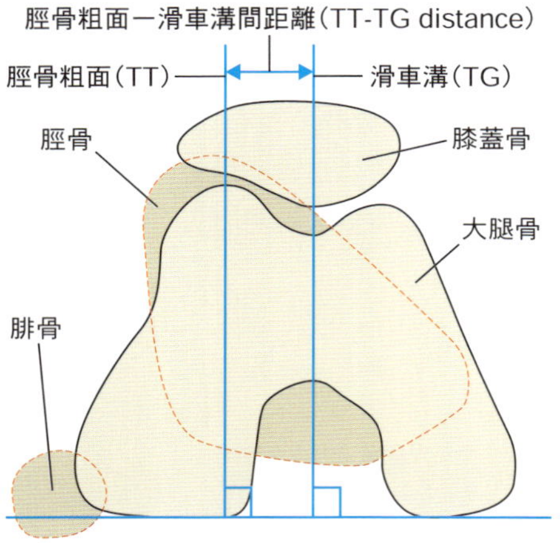

図13 脛骨粗面－滑車溝間距離（TT-TG distance）

脛骨粗面－滑車溝間距離（Tibial tuberosity to trochlear groove distance；TT-TG distance）は、脛骨粗面の外方偏位だけでなく、脛骨の外旋や大腿骨遠位の内捻を含めた総合的な下肢回旋アライメント異常の指標である。大腿骨後顆を結んだ接線に対して脛骨結節最突出部を通る垂直線（TT）、大腿骨滑車溝の最深点を通る垂直線（TG）を引き、その2つの線の距離を計測する。15〜20 mm以上が異常とされ、膝蓋骨脱臼症例の約50％に認めるとされる。

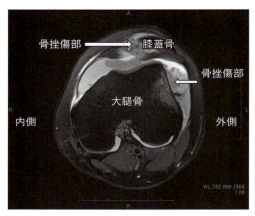

図14 膝蓋骨脱臼に特徴的な骨挫傷

このMRI画像では、膝蓋骨脱臼で生じる膝蓋骨内側、大腿骨外側顆の特徴的な骨挫傷が確認できる。
これは膝蓋骨が脱臼する際、あるいは脱臼位から整復される際に生じる特徴的な所見である。
膝蓋骨脱臼例は来院時に膝蓋骨が整復されていることが多いため、この所見は膝蓋骨脱臼の診断に非常に有用である。

粗面－滑車溝間距離（Tibial tuberosity to trochlear groove distance；TT-TG distance）などを評価する（図13）。また、大腿骨の捻転や脛骨の外旋など下肢アライメントも合わせて確認する。

MRI画像では、CTと同様の所見に加えて関節軟骨損傷や骨軟骨骨折の有無、血腫の有無、脱臼時に生じる膝蓋骨内側と大腿骨外側顆の特徴的な骨挫傷（bone bruise）の有無（図14）、MPFLの損傷やその断裂部位（膝蓋骨側、実質部、大腿骨側、付着部の剥離損傷、陳旧例では菲薄化など）を確認する。しかし、反復性脱臼例では初回脱臼例と比して骨挫傷やMPFL損傷の所見の陽性率は低下する[10]。また、合併損傷としてMCL・ACLなどその他の靱帯損傷や半月板損傷がないか確認を行う。

3 治療について

この項目では、膝蓋骨脱臼に対する治療の考え方について解説する。膝蓋骨脱臼は、まずは保存療法での治療が選択されることが多い。その上で、保存療法に抵抗する場合は手術療法が選択される。具体的な治療方法については、"リハビリテーションの実際"で解説をしているが、この項目では保存療法および手術療法の概要を説明しているので、治療を考える一助にしていただきたい。

▶ 保存療法

　手術適応は脱臼が繰り返されるかどうか、また骨軟骨損傷の有無によって異なる。遊離骨片がなく解剖学的脱臼素因が強くない初回脱臼の場合は、まずは3ヶ月程度の保存療法が選択されることが多い。

▶ 手術療法

　保存療法を行っても、その後に再脱臼に至った場合や再脱臼はきたさないまでもスポーツ活動中及び日常生活の中で不安定感や疼痛などが継続する場合には手術療法が検討される。膝蓋大腿関節の骨軟骨損傷が大きく遊離骨片がある場合には、初回脱臼であっても関節温存の観点から骨軟骨片の整復固定術、あるいは摘出術の手術適応となることがある。その際に必要であれば同時にMPFL再建術を行う[13)14)]。また、初回脱臼であっても骨形態や下肢アライメント異常が著明で、反復性膝蓋骨脱臼に移行する可能性が高いと予測される場合やMPFLなどの内側支持機構に大きな損傷がある場合には手術療法が検討される[15)16)]。

▶ 手術方法

　膝蓋骨脱臼の手術方法はMPFL再建術などの大腿骨側から膝蓋大腿関節のマルアライメントを矯正する近位リアライメント術と脛骨粗面移行術などの脛骨側から膝蓋大腿関節のマルアライメントを矯正する遠位リアライメント術に大別され、これまでに多くの術式が報告されている。近年ではMPFLが膝蓋骨内側の第一制御機構であることが認識され、その手技や方法は様々であるがMPFL再建術が反復性膝蓋骨脱臼の手術における第一選択となっている[10)]。

▪ MPFL再建術（図15）

　MPFL再建術は、遠位リアライメント法で長期経過後に高確率に見られた膝蓋大腿関節の関節症変化の合併が少ないことも判明しており、再脱臼率が低く長期的に安定した成績を得られていると報告されている[11)17)]。このため、当院においてもMPFL再建術を手術における第一選択としている。また、MPFL再建術単独の手術だけでなく解剖学的素因、下肢アライメント改善の為、必要に応じて脛骨粗面移行術や外側支帯解離術などの手術が併用されることもある。以下に当院で行われている各手術方法について簡単に説明する。膝蓋骨脱臼に対する手術手技の中の一例として参考にしていただきたい。

　当院で行っているMPFL再建術は、断裂したMPFLを膝関節屈筋腱などの自家腱や人工靱帯を用いて再建する方法である。膝蓋骨脱臼では膝蓋大腿関節面の軟骨損傷を認めることが多く、靱帯再建前には関節鏡で確認を行う。また、膝蓋

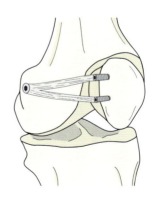

図15　内側膝蓋大腿靱帯（MPFL）再建術

当院では、再建靱帯に薄筋腱を用いている。
再建靱帯の膝蓋骨側はアンカー糸に締結固定し、余剰の自由端を膝蓋骨骨膜に縫合している。

骨外側偏位の動的観察や半月板損傷の有無なども同時に確認をしていく。当院では再建靱帯の材料として薄筋腱を用いている。移植腱の採取は脛骨粗面内側の鵞足部皮切より行い、採取した移植腱は MPFL の扇状形を再現するため V 字状にして使用する。再建靱帯は大腿骨側をスイーブロックをインターフェランススクリューとして使用し固定している。膝蓋骨側はアンカー糸に締結固定し、余剰の自由端を膝蓋骨骨膜に縫合している。また、膝関節屈伸時の膝蓋大腿関節圧の上昇を防ぐため再建靱帯はアイソメトリックポイントに固定している。固定を行う際、大腿骨固定位置と移植腱に加える緊張の程度が重要と考えられており、これらが適切でないと膝関節屈曲制限や膝蓋大腿関節の圧変化などが生じると報告されている [18)〜20)]。最後に膝関節の屈伸運動や X 線画像で確認を行い膝蓋骨のアライメントや移植腱の緊張が適切かどうかを確認し終了する。

▪ MPFL 修復術

大腿骨側もしくは膝蓋骨側の MPFL 付着部裂離損傷の場合は、アンカーを用いて解剖学的位置に整復する MPFL 修復術が行われる。

▪ 外側支帯解離術（Lateral retinacular release）

膝蓋骨外側支帯を膝蓋骨より解離し、膝蓋大腿関節のアライメント異常を改善させる手術である。現在では、MPFL 再建術時に膝蓋骨外側タイトネスが強い症例に対しての併用手術として行われることが多い。

▪ 脛骨粗面内方移行術

膝蓋腱付着部である脛骨粗面を内方に移動させ、スクリューで固定する手術である。本手術の目的は膝伸展機構のアライメント異常（Q角の増大）を改善させ、大腿四頭筋収縮時に膝蓋骨に加わる外側へのベクトルを減少させることにある。TT-TG　distance が 20 mm 以上の症例や習慣性・恒久性膝蓋骨脱臼など易脱臼素因の多い症例に対しては、MPFL 再建術と本手術のような遠位リアライメント術の併用が検討される [21) 22)]。

4　リハビリテーション

ここまで、病態や治療の基本的な考え方を解説した。本項では、それらを踏まえた上で、我々が普段どのように膝蓋骨脱臼の症例に対して運動療法を施行しているのかを紹介する。

当院における保存療法と術後リハビリテーションの2つに分けて解説し、受傷・手術後から時系列毎に紹介する。ぜひ、日々の臨床の一助にしていただきたい。

▶ リハビリテーションの考え方

当院における膝蓋骨脱臼の保存療法と手術療法のリハビリテーションプログラムを表3、表4 に示す。いずれの場合においても、各動作の開始時期やスポーツ復帰時期に関しては、疼痛・腫脹の消失、膝蓋骨不安定感の消失、可動域の獲得、筋力の改善の程度など総合的に考える必要がある。また、受傷時の軟部組織や骨軟骨損傷の程度、遠位リアライメント

術など併用術の有無、脱臼素因の有無、脱臼分類、術前の膝機能、競技特性などもプログラムの進行に大きく関わることを理解しておかなければならない。

反復性膝蓋骨脱臼では、MPFL再建術前より内側広筋の機能低下があり大腿四頭筋の筋力低下を認めることが多く、受傷後や術後において筋力改善に時間を要する[23~25]。内側広筋は膝蓋骨脱臼の動的制動要素として重要とされており、膝蓋骨内側に斜めに付着する内側広筋斜走線維（VMO）はMPFLの緊張に関与している。膝蓋骨脱臼の症例ではVMOの発達が正常と比して乏しく、膝蓋骨への付着率が低いことや[26][27]、VMOの機能低下が膝蓋骨の外側偏位および脛骨の外側・外旋偏位を助長することが報告されている[28]。これらのことから内側広筋の機能改善は膝蓋骨脱臼のリハビリテーションに非常に重要であると考えられる。

以上のように、保存療法・手術療法のどちらの場合においても受傷機転や病態、脱臼素因などについてよく理解し、リハビリテーションを行っていくことが重要である。

▶ リハビリテーションの実際

膝蓋骨脱臼に対する保存療法のリハビリテーション（表3）

運動療法の詳しい解説については膝蓋骨脱臼に対する術後のリハビリテーションの項も参照していただきたい。

表3　膝蓋骨脱臼の保存療法のリハビリテーション

受傷後翌日～	患部の固定：ADLではニーブレースによる固定 　　　　　　（受傷後2週間を目安） 炎症管理：アイシング、弾性包帯による圧迫など ROMex.：疼痛に応じて可及的に開始 筋力ex.：クアドセッティング、SLRなど 歩行ex.：ニーブレース固定、疼痛に応じて可及的全荷重可
受傷後2週間～	患部の固定：ニーブレースからパテラサポーターへ変更 ROMex.：積極的なROM訓練開始 筋力ex.：クォータースクワットなどCKC ex.を開始 歩行ex.：正常歩行獲得へ
受傷後4週間～	筋力ex.：レッグエクステンションを開始 自転車エルゴメーター開始
受傷後5～6週間～	その場ジョギングを開始 その場ジョギングが10分可能になれば徐々にジョギング開始
受傷後2ヶ月間～	両脚ジャンプ、ステップ動作などの動作練習を開始 ランニングを開始し、問題なければ徐々にダッシュを開始する。
受傷後3ヶ月間～	BIODEXによる筋力評価を行い、膝伸展筋力の健患比が70%以上でノンコンタクトプレーから部分復帰が許可される。
受傷後3.5ヶ月間～	BIODEXによる筋力評価を行い、膝伸展筋力の健患比が80%以上で徐々にコンタクトスポーツへの復帰が許可される。

▪ 受傷後翌日～

受傷後1～2週間程度は、疼痛コントロールや受傷時に損傷した軟部組織や骨軟骨の癒合を妨げないため、ADLではニーブレースによる固定を行う。

固定期間中でも主治医の指示があれば、リハビリ時はニーブレースを外し、疼痛に応じてヒールスライドでのROM ex.を開始する。

筋力ex.は、固定期間においても大腿四頭筋萎縮の予防のため、クアドセッティングやSLRなど膝関節運動を伴わないアイソメトリックな大腿四頭筋の筋力ex.を行う。内側広筋は膝蓋骨内側支帯縦走線維や横走線維であるMPFLとの連続性があり、内側広筋の筋力強化は膝蓋骨脱臼の予防のために最も重要である。

荷重ex.は、受傷直後より疼痛に応じてニーブレース固定下で全荷重歩行が許可される。疼痛により全荷重が難しい場合には、松葉杖での部分荷重歩行から開始し、徐々に全荷重での歩行を獲得していく。

■ 受傷後2週間〜

外固定は、受傷後2週間からニーブレースによる固定を除去し、パテラサポーターに変更する（図16）。

ROM ex.では、この時期から積極的なROM ex.を開始し、疼痛の無い範囲で可及的に全可動域獲得を目指す。この際、固定期間中に膝蓋下脂肪体、膝蓋上嚢、内側膝蓋支帯や内側広筋の膝蓋骨付着部周囲などが硬化し膝関節に可動域制限が出ることが多い。そのため、ROM ex.に加えて可動域の制限因子となっている軟部組織に対してモビライゼーションも行っていく。

筋力ex.はこの時期からクォータースクワットなどのCKC ex.も疼痛に応じて開始する。固定除去後は損傷部周囲の硬化が必発するため、筋力ex.に加えて前述した受傷後硬化を認めやすい組織の滑走を促し、内側広筋の筋収縮の改善、同部位への癒着防止に努める。また、クォータースクワットなど関節運動を伴う筋力ex.を開始する際は、パテラサポーターや徒手、テーピングで膝蓋骨外側方向へのストレスを減じて行うことが望ましい（図17）。これらはMPFLなどの損傷部位の修復を阻害しないためだけでなく、膝蓋大腿関節

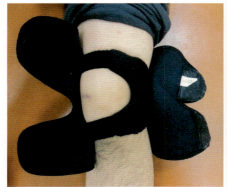
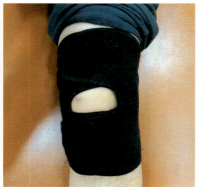

図16　パテラサポーター
写真は左膝関節の正面像である。膝蓋骨外側に接触する部分に土手がついており、膝蓋骨外側移動を制動するサポーターである。

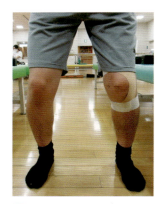

図17　テーピング下でのクォータースクワット

クォータースクワットなど関節運動を伴う筋力ex.を開始する際は、パテラサポーターや徒手、テーピングなどで膝蓋骨外側方向へのストレスを減じて行っていく。

のアライメントを良好にし、レバーアームを大きくすることで膝伸展筋力の発揮を強める働きや関節運動時の恐怖感の減少に効果があると考えられる。また、受傷肢位でもある膝関節外反・下腿外旋アライメント防止のため股関節周囲の患部外 ex. なども適宜行っていく。

歩行 ex. では、固定除去後は、ほとんどの症例で棒脚歩行を呈する。棒足歩行改善のため足踏み ex. の実施や歩行周期における適切な膝関節屈曲・伸展のタイミングをセラピストが指導し、できるだけ早期に正常歩行獲得を目指す。

▪ 受傷後 4 週間～

屈曲 120°の可動域が獲得できており、松葉杖なしでの正常歩行が問題なく行えていれば、自転車エルゴメーターを開始する。また、筋力 ex. では前述のようにパテラサポーターや徒手、テーピングで膝蓋骨外側方向へのストレスを減じた状態でレッグエクステンションを開始する（図 18）。

▪ 受傷後 5～6 週間～

その場ジョギングを開始する（図 19）。その場ジョギングが 10 分程度問題なく行えるようになれば徐々にジョギングへ移行する。

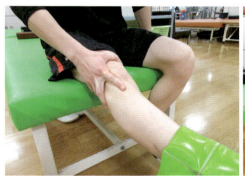
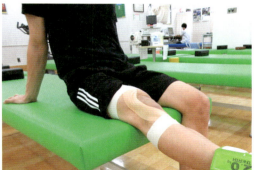

図 18　膝蓋骨外側移動を制動したレッグエクステンション
パテラサポーターや徒手、テーピングで膝蓋骨外側方向へのストレスを減じた状態でレッグエクステンションを開始する。

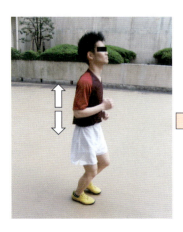
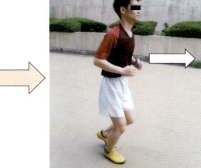

図 19　ジョギング
はじめは「その場ジョギング」を十分に行い、その後ジョギングに移行していく。

■ 受傷後2ヶ月間～

ジョギングが10～15分×2セット程度可能になれば、徐々にランニング、両脚ジャンプ、ステップ動作などを開始する。また、ランニング動作が痛みなく行えるようになれば徐々に直線のダッシュを行っていく。

■ 受傷後3ヶ月間～

BIODEXによる筋力評価を行い、膝伸展筋力の健患比が70％以上でノンコンタクトプレーから部分復帰が許可される。その際、必要であればサポーターやテーピングを使用する。

■ 受傷後3.5ヶ月間～

BIODEXによる筋力評価を行い、膝伸展筋力の健患比が80％以上で徐々にコンタクトスポーツへの復帰が許可される。その際、必要であればサポーターやテーピングを使用する。

膝蓋骨脱臼に対する術後のリハビリテーション（表4）

表4 膝蓋骨脱臼術後のリハビリテーション

術後翌日～	ROM ex.：ヒールスライド（～120°まで） 筋力ex.：クアドセッティング、SLRなど クォータースクワットはパテラサポーターへ変更後より開始 歩行ex.：ニーブレース着用し疼痛に応じて歩行開始 SLRが自動運動で可能になればパテラサポーターへ変更し歩行開始
術後4週間～	ROM ex.：ヒールスライド（可及的に120°以上へ） 筋力ex.：レッグエクステンション（無負荷から）、自転車エルゴメーター開始 歩行ex.：パテラサポーターOFFでの歩行訓練開始
術後5週間～	ステアマスター、その場ジョギング開始
術後7週間～	ジョギング開始
術後3ヶ月間～	筋力ex.：ハーフスクワット、片脚スクワット、レッグランジ開始 加速走、ステップ、両脚ジャンプ動作開始 パテラサポーターは術後2～3ヶ月以降より運動時のみ装着させる
術後4ヶ月間～	ダッシュ、片脚ジャンプ、アジリティトレーニング開始
術後5ヶ月間～	BIODEXによる筋力評価を行い膝伸展筋力の健患比が70％以上で徐々にノンコンタクトでのプレーのみ部分復帰が許可される
術後6ヶ月間～	BIODEXによる筋力評価を行い膝伸展筋力の健患比が80％以上で徐々にコンタクトスポーツへの復帰が許可される

■ 術後1日～

術後翌日よりリハビリ室でのリハビリを開始する。術後は炎症管理のため弾性包帯での圧迫やリハビリの合間に適宜アイシングを行う。術中の所見や追加手術などにより可動域の許可範囲や荷重制限がある可能性があり、リハビリ開始の際には術中記録の参照や主治医への確認を必ず行う。

ROM ex.は術後翌日から開始する。ROM ex.はヒールスライドで行う（図20）。この際、伸展可動域獲得は術後早期においても特に制限なく疼痛の範囲内で獲得を進めていく。屈曲可動域においては、術後4週間は120°程度までの許可範囲にとどめ、それ以降は疼

194 ｜ 6 膝蓋骨脱臼

痛の無い範囲で進めていく。

筋力ex.は術後翌日からクアドセッティングやSLRなどのエクササイズを可及的に行う。MPFL再建術後は、大腿四頭筋の中でも特に膝蓋骨外側への制動に関与している内側広筋を意識して筋力ex.を行うことが非常に重要である。クアドセッティングは術後早期から行える大腿四頭筋力訓練であるだけでなく、膝蓋骨内側支持組織の癒着防止にも非常に重要である。内側広筋の収縮が入りにくい例においては、患者の手指でセッティング時の内側広筋の膨隆や収縮をフィードバックさせる方法を行っている。さらに、炎症が治まってくる術後1週間程度からは、内側広筋の収縮をより促通するため、徒手的に膝蓋骨を遠位に押してそこから収縮させるなどの方法を用いて行っている（図21a、b）。

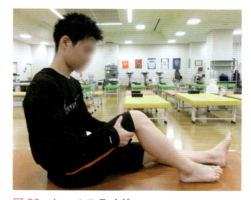

図20　ヒールスライド
ROM ex.は術後翌日からヒールスライドで行っていく。

また、両大腿部でボールを挟み内側広筋と連結のある大内転筋を同時収縮させながらセッティングを行うと内側広筋を賦活しやすい（図22）。SLRは術後早期においては膝蓋骨内側支持組織への侵襲やそれに伴う疼痛により自動運動で行うことが困難であることがほとんどで、その際はセラピストと自動介助運動で行う。SLRが自動運動で可能となったタイミングでニーブレースからパテラサポーターへ変更となる。症例によってはパテラサポーターへの変更までに術後2週間以上要する場合もある。また、パテラサポーターへ変更後よりクォータースクワットなどCKCでの筋力ex.を開始する（図23）。クォータースクワットでは、健側への荷重変位や膝外反位で行う動作が見られやすく、膝外反動作は膝蓋骨外側脱臼のリスク増大や再建MPFLへの負荷増大につながる。そのため、膝正中位で膝と第2趾が一致する位置で行うよう指導し、内側広筋への収縮を感じながら動作を

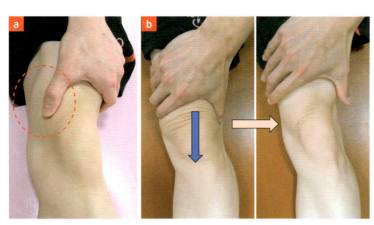

図21　クアドセッティング
a：患者の手指でクアドセッティング時の内側広筋の膨隆や収縮をフィードバックさせる。
b：徒手的に膝蓋骨を遠位に押してそこからクアドセッティングを行う。クアドセッティングを行う際は膝蓋骨の上方移動を妨げないようセラピストは手の力を緩める。

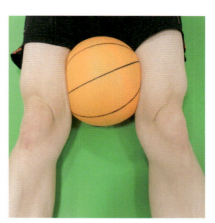

図22　内側広筋と大内転筋を同時収縮させるクアドセッティング
両大腿部でボールを挟み内側広筋と連結のある大内転筋を同時収縮させながらクアドセッティングを行うと内側広筋をより賦活しやすい。

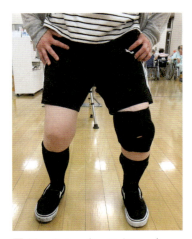

図23 クォータースクワット
パテラサポーターへ変更後よりクォータースクワットなどCKCでの筋力ex.を開始する。

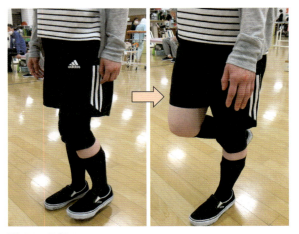

図24 足踏みex.
固定除去後は、棒足歩行改善のため足踏みex.などを行いできるだけ早期に正常歩行獲得を目指す。足踏みex.は、最初は踵を浮かす程度の足踏みから開始し、徐々に通常の足踏みに移行すると良い。

行うことが重要である。また、術後1週間程度から受傷肢位でもある膝関節外反・下腿外旋アライメント防止のため股関節周囲の患部外ex.も合わせて行っていく。

荷重ex.は術後翌日より疼痛に応じてニーブレースを着用し可及的全荷重歩行を行う。術後SLRが自動運動で可能になればパテラサポーターへ変更し歩行を開始する。この際、棒足歩行を呈する症例が多く、足踏みex.や歩行周期における適切な膝関節屈曲・伸展のタイミングをセラピストが指導し、できるだけ早期に正常歩行獲得を目指す（図24）。

■ 術後4週間～

術後4週間までに屈曲120°程度の可動域が獲得できており、また正常歩行が杖なしで問題なく行えていれば、パテラサポーターをOFFしての歩行ex.や自転車エルゴメーターを開始する。ROM ex.では、術後4週間以降から可及的に屈曲120°以上を獲得していき全可動域の獲得を目指す。筋力ex.では、レッグエクステンションを無負荷で開始する。この際、疼痛が生じる場合には膝関節屈曲30°程度の浅い屈曲角度から開始すると良い（図25）。また、ROM ex.や筋力ex.に加えて術創部や再建したMPFL周囲の軟部組織などの硬化部位、膝蓋骨に対してモビライゼーションを行う（図26a）。具体的には膝蓋骨・大

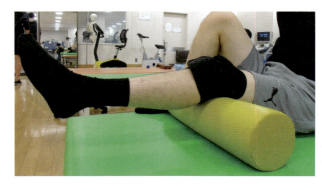

図25 浅い角度からのレッグエクステンション
開始時は無負荷で開始し、痛みに応じて膝関節屈曲30°程度の浅い角度から行うと良い。その後、痛みや筋力の回復程度に合わせて開始1～2週後より重錘やマシンを使用してのレッグエクステンションに移行する。

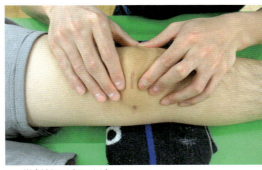 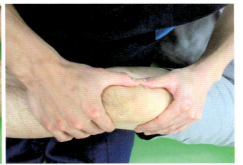

a：術創部モビライゼーション　　　　　　　　　b：膝蓋骨モビライゼーション

図26　術創部・膝蓋骨モビライゼーション
a：膝蓋骨や大腿骨側の皮切部、ポータル部の皮膚、再建したMPFLと膝蓋支帯の周囲が硬化することが多い。
b：膝蓋骨の直接的なモビライゼーションを行う際には再建靱帯へのストレスに考慮する。
　特に膝蓋骨外側方向へのモビライゼーションは愛護的に行う。
実際の臨床では、a・bともに術後7日以降から術創部の離開に注意して徐々に開始している。

腿骨側の皮切部、ポータル部の皮膚や膝蓋下脂肪体、再建したMPFLと膝蓋支帯の周囲が硬化することが多い。これらの部位に硬化や滑走性低下があると、ROM ex.や筋力ex.の際に同部位に痛みが生じ効果的に行うことができなくなり、これ以降の各動作開始時にも痛みを伴いやすい。そのため、患者自身でもできるようにモビライゼーションの方法も指導していく。また、膝蓋骨の直接的なモビライゼーションを行う際には再建靱帯へのストレスに考慮し、特に膝蓋骨外側方向へのモビライゼーションは愛護的に行うよう注意する（図26b）。

■ 術後5週間〜

　術後5週間からステアマスター・その場ジョギングを開始する（図27）。この2つのエクササイズはジョギング開始前の動作の学習として適しているが、患部に加わる負荷も大きくなりやすい。このようにエクササイズの負荷が増えるタイミングでは腫れの残存や筋力回復の程度など総合的に判断し、状態に応じて開始を遅らせることも必要である。当院

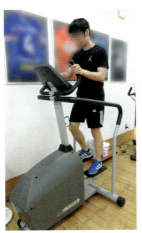 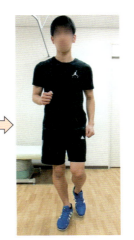

ステアマスター　　　　その場ジョギング

図27　術後5週からの各種動作訓練

では、これらの開始は階段昇降が問題なくできること、エアロバイクが男性では60W以上、女性では50W以上の負荷、60回転/分以上の回転数で15分×2セット程度問題なく行えることを基準にしている。

- 術後7週間～

術後7週間からジョギングを開始する。ジョギングの開始はステアマスターが10分×1セット程度、その場ジョギングが10分×1セット程度問題なく行えることを基準にしている。

- 術後3ヶ月間～

パテラサポーターは、術後2〜3ヶ月間以降は運動時のみ装着させる。術後3ヶ月間から加速走、ステップ、両脚ジャンプ動作を開始する。これらの開始基準はジョギングが10分×2セット程度問題なく行えることを目安としている。また、筋力ex.ではレッグランジ・ハーフスクワット・片脚スクワットを開始する（図28）。片脚スクワットやレッグラ

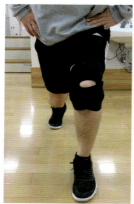 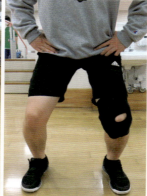 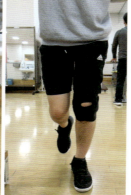

レッグランジ　　　　　ハーフスクワット　　　　片脚スクワット

図28　術後3ヶ月間からの筋力ex.
この時期からレッグランジ・ハーフスクワット・片脚スクワットを開始する。クォータースクワットと同様に動作時の膝関節外反に注意する。

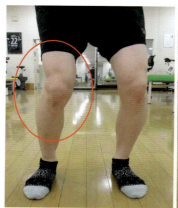 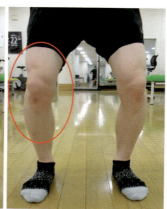

a：膝外反位着地　　　　b：膝正中位着地

図29　両脚ジャンプの正しい着地動作
両脚ジャンプでは着地動作時の膝関節外反に注意し、内側広筋を働かせることを意識させる。

198　6　膝蓋骨脱臼

ンジは、最初は浅い屈曲角度から開始し、クォータースクワットと同様に膝が第2趾に向かうようにし丁寧に動作を行わせる。両脚ジャンプでは着地動作時の膝関節外反に注意し、内側広筋を働かせることを意識させる（図29）。

また、股関節外旋可動域制限や膝蓋骨外側支持組織である腸脛靱帯の柔軟性低下などがあると膝蓋骨を外側へ牽引する力が強くなるためこの時期からストレッチ等も必要に応じて指導を行う（図30a、b）。

▪ 術後4ヶ月間～

加速走やステップ動作が問題なく行えていれば、ダッシュや片脚ジャンプ、アジリティートレーニングを行っていく（図31）。片脚ジャンプは前述した両脚ジャンプと同様に着地時の膝関節外反に注意し動作学習を行っていく。

▪ 術後5ヶ月間～

BIODEXによる筋力測定を行い膝伸展筋力の健患比が70％以上で徐々にノンコンタクトでのプレーのみ部分復帰が許可される。ただし、競技復帰の際は、膝関節可動域・筋力の改善に加えて疼痛・腫脹の消失、膝蓋骨不安定感の消失、膝蓋骨可動性や周囲の軟部組

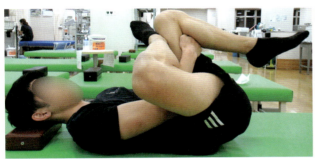
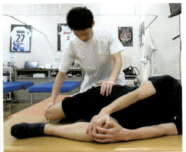

a：股関節外旋ストレッチ　　　　　　　　　　　　　b：腸脛靱帯ストレッチ

図30　股関節外旋・腸脛靱帯ストレッチ
股関節外旋可動域制限や膝蓋骨外側支持組織である腸脛靱帯の柔軟性低下などがあると膝蓋骨を外側へ牽引する力が強くなる。そのため必要に応じてストレッチを実施する。

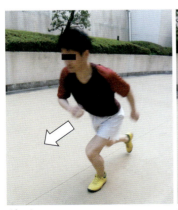
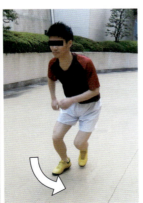

ダッシュ　　　　　　　アジリティトレーニング

図31　術後4ヶ月間からの各種動作訓練

織の柔軟性低下がないかなど総合的に考える必要がある。本疾患は術前後の大腿四頭筋の筋力低下・筋萎縮を認めることが多く、臨床的にも大腿四頭筋の筋力回復に時間を要することを経験する。そのため症例によっては筋力改善にかなりの時間を要することがあることも理解しておく必要がある。

■ 術後6ヶ月間〜

BIODEX による筋力測定を行い膝伸展筋力の健患比が80%以上で徐々にコンタクトスポーツへの復帰が許可される。

スポーツ動作時には、knee in アライメントが動的に Q 角を増大させることとなり、膝蓋骨外側脱臼のリスクとなる。そのため各動作開始の際には、動的なアライメントの確認をセラピストが行い指導することも重要である。MPFL 再建術後も症例によっては脱臼素因を変わらず有しているため、インソールによりアライメント調整を行うことや膝関節外側支持機構の過緊張などをストレッチ等で改善させることも必要となる。

5 要約

- 膝蓋骨脱臼は膝関節疾患全体の約3%程度を占める。
- 膝蓋骨脱臼は10〜20代の若年女性に好発し、そのほとんどは膝蓋骨の外側脱臼である。また、外傷性の脱臼後に再脱臼を繰り返すものは、反復性膝蓋骨脱臼と呼ばれる。
- 膝蓋骨脱臼の病態は、主に内側膝蓋大腿靱帯（MPFL）を主体とする内側支持機構の破綻であると考えられている。
- 膝蓋骨外側脱臼の制動を担う靱帯のうち最も大きく関与するといわれているのが内側膝蓋支帯横走線維の内側膝蓋大腿靱帯（MPFL）である。
- 受傷機転はジャンプの着地や方向転換など膝関節軽度屈曲位で膝関節外反し、下腿が大腿骨に対して外旋した、いわゆる knee-in の肢位によるものが多い。
- 多くの症例で MPFL の機能不全だけでなく膝蓋骨や大腿骨顆部の形態異常・低形成、Q 角の増大など何らかの解剖学的素因が大きく関与している。
- 本疾患に特徴的な症状は膝蓋骨外方動揺性とそれに伴う不安感である。
- 徒手検査では、腫脹や疼痛、膝関節可動域が改善した後は patella apprehension test が有用である。
- 遊離骨片がなく解剖学的脱臼素因が強くない初回脱臼の場合、まずは保存療法が選択されることが多い。
- 再脱臼に至った場合や再脱臼はきたさないまでもスポーツ活動中及び日常生活の中で不安定感や疼痛などが継続する場合には手術療法が検討される。
- 近年では MPFL が膝蓋骨内側の第一制御機構であることが認識され、MPFL 再建術が反復性膝蓋骨脱臼の手術における第一選択となっている。
- VMO の機能低下は、膝蓋骨の外側偏位および脛骨の外側・外旋偏位を助長することが報告されている。
- 保存療法では受傷後3ヶ月間以降、手術療法では術後5ヶ月間以降より筋力測定を行い、筋力の改善、疼痛・腫脹の消失、膝蓋骨不安定感の有無などから総合的に考え徐々にス

ポーツ復帰が許可される。

● 術前後の大腿四頭筋の筋力低下・筋萎縮を認めることが多く、臨床的にも大腿四頭筋の筋力回復に時間を要することを経験する。

● スポーツ動作時には、knee in アライメントが膝蓋骨外側脱臼のリスクとなる。そのため各動作開始の際には、動的なアライメントの確認をセラピストが行い指導し再脱臼防止に努める。

文献

1) PP Casteleyn, F Handelberg: Arthroscopy in the diagnosis of occult dislocation of the patella. Acta Orthop Belg. 1989; 55(3): 381-383.

2) 林典夫：膝関節拘縮に対する運動療法の考え方～膝関節伸展機構との関連を中心に～. The Journal of Clinical Physical Therapy 8 1-11, 2005.

3) 今屋健：運動器診療 Next Decade につながるエッセンス　膝関節運動療法の臨床技術. 文光堂　P12, 35-36

4) Eiki Nomura, Motoyasu Inoue, Natsuya Osada: Anatomical analysis of the medial patellofemoral ligament of the knee, especially the femoral attachment. Knee Surg Sports Traumatol Arthrosc. 2005

5) 小泉憲司　坂井建雄：膝蓋骨内側の支持機構について－特に内側膝蓋大腿靭帯の形態－第14回臨床解剖研究会記録. 2010. 9. 11

6) 野村栄貴　戸山芳昭：内側膝蓋大腿靭帯の機能解剖学的および臨床的研究. 慶應医学会　2004

7) 野村栄貴：膝蓋骨脱臼における内側膝蓋大腿靭帯の意義. 臨床雑誌整形外科 53(1), 1-7, 2022-01-01

8) 野村栄貴：特集　膝蓋骨脱臼の評価と治療　新鮮膝蓋骨脱臼に伴う病態と評価. 関節外科 Vol. 31 No. 3(2012)

9) 新井裕志ら：特集　膝蓋骨脱臼の評価と治療　open-MRI を用いた MPFL の機能解析. 関節外科 Vol. 31 No. 3(2012)

10) 野村栄貴：まるごとわかる膝関節疾患　病態と治療のキホン　反復性膝蓋骨脱臼. 整形外科看護 2012 Vol. 17 no. 8

11) 野村栄貴：特集　整形外科治療スキルアップ22　膝蓋骨脱臼治療のスキルアップ. MB Orthop. 30(5): 117-123. 2017

12) 増田裕也 中川匠：外傷性膝蓋骨脱臼に対する保存的治療. 整形外科 Surgical Technique vol. 10 no. 1 2020

13) 夏梅隆至　堀部秀二　美馬弘：特集　膝蓋骨脱臼の病態と治療　膝蓋骨外傷性脱臼に対する治療. 関節外科 vol. 25 no. 11(2006)

14) 出家正隆：アスリートの膝蓋骨脱臼・亜脱臼の評価と対応. 臨床スポーツ医学：Vol38. No. 5(2021. 5)

15) John J Stefancin, Richard D Parker: First-time traumatic patellar dislocation: a systematic review. Clin Orthop Relat Res. 455, 2007, 93-101.

16) Jason L Koh, Cory Stewart：Patellar instability. Clin Sports Med. 33(3), 2014, 461-76

17) Eiki Nomura, Motoyasu Inoue, Shigeru Kobayashi：Long-term follow-up and knee osteoarthritis change after medial patellofemoral ligament reconstruction for recurrent patellar dislocation. Am J Sports Med. 35: 1851-1858, 2007.

18) 北圭介　草野雅司：膝蓋骨脱臼・膝蓋骨不安定症の診断と治療. MB Orthop. 33(9): 59-67, 2020

19) 伊藤美栄子　木村雅史　小林保一：特集　下肢の靭帯損傷の最新治療　I. 膝関節　膝蓋骨脱臼に対する内側膝蓋大腿靭帯再建術. 関節外科 Vol. 29 No. 6(2010)

20) John J Elias, Andrew J Cosgarea：Technical errors during medial patellofemoral ligament reconstruction could overload medial patellofemoral cartilage：a computational analysis. Am J Sports Med. 34(9): 1478-1485, 2006.

21) 北圭介　中田研　前達雄：特集　膝蓋骨脱臼の評価と治療　半腱様筋腱を用いた解剖学的 MPFL 再建術. 関節外科 Vol. 31 No. 3(2012)

22) 熊橋伸之　中尾裕司：膝蓋骨脱臼の病態，診断，治療. 整形外科 Surgical Technique vol. 10 no. 1 2020

23) 須貝勝ら：内側膝蓋大腿靭帯再建術後の膝関節可動域獲得と膝伸展筋力回復について. 骨・関節系理学療法 32 P3-371.

24) 立石智彦ら：MPFL 再建術後の筋力回復とスポーツ復帰. JOSKAS Vol 37：160-161, 2012

25) Ronga M, Oliva F, et al：Isolated medial patellofemoral ligament reconstruction for recurrent patellar dislocation. Am J Sports Med 2009; 37(9): 1735-1742.

26) Ficat RP：Disorders of the patella-femoral joint. The Williams and Wilkins CO, 1977.

27) 天野喜崇ら：超音波診断装置を用いた膝蓋骨外側脱臼例における内側広筋斜走線維と外側広筋の形態的特徴についての検討. 日本臨床スポーツ医学会誌：Vol. 29 No. 4. 2021.

28) Sheehan, F. T. et al：Alterations in in vivo knee joint kinematics following a femoral nerve branch block of the vastus medialis: Implications for patellofemoral pain syndrome. Clin Biomech 27: 525-531, 2012.

Ⅱ 膝関節

7 膝蓋腱断裂

今屋 健／西見 太一

1 はじめに

　膝蓋腱断裂とは、膝蓋腱に何らかの外力が加わることで生じる断裂のことである。その発生率は、膝伸展機構損傷の約3〜4％といわれており比較的稀な疾患である[1]。特に活動性の高い若年男性に発生することが多く、好発年齢は30〜40歳代とされている[2][3]。膝蓋腱が断裂すると、膝関節の自動伸展が不能となるため保存療法では対処できず、膝関節可動域や膝関節伸展機能の回復などの観点から何らかの手術療法が必要となる。術後は、特に大腿四頭筋の筋力低下が起こりやすく、リハビリテーションが不可欠な疾患である。

　以上のことから、本稿では膝蓋腱断裂に伴う術後のリハビリテーションを中心に解説する。

2 発生機序と病態

　本項では、膝蓋腱断裂の発生機序とその病態について解説する。まずは、本疾患の病態を理解するために機能解剖を解説する。後述する発生機序と併せて理解することで、病態が明確になる。加えて、術後リハビリテーションを行うにあたって、機能解剖や発生機序を知ることは、再断裂防止の観点からも非常に重要である。

　膝蓋腱断裂後の最も特徴的な所見は、膝関節の自動伸展が不能となることである。また、膝蓋骨は大腿四頭筋に牽引され近位へ転位する。診断では、問診や徒手検査、画像検査などから総合的に評価し、靱帯や半月板損傷など合併損傷の有無も確認することが重要である。

▶ 機能解剖

　膝蓋腱は幅約3cm、長さ約5cmの索状組織であり、膝蓋骨遠位3分の2に起始し脛骨粗面に停止する。また、膝蓋骨前面に広がる腱膜を介して内側広筋や大腿四頭筋腱と連続しており、内側広筋は一部膝蓋腱に直接付着していると報告されている[4〜6]。膝蓋腱はきわめて強靱な腱組織であり、健常人では膝蓋腱に体重の約17.5倍以上の負荷がかからなければ断裂しないといわれている[7]。

　また、膝蓋腱は大腿四頭筋、膝蓋骨、脛骨粗面とともに膝伸展機構を構成する腱組織であり、その役割は大腿四頭筋の強大な筋力を効率よく脛骨に伝達することである（図1）。そのため、その破綻は膝関節に著しい機能障害をきたし、ADLやスポーツ動作の制限に大きく関与する。

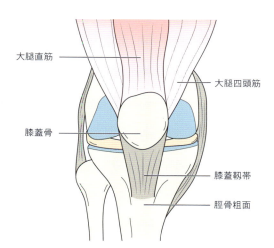

図1　膝伸展機構
膝蓋腱は大腿四頭筋、膝蓋骨、脛骨粗面とともに膝伸展機構を構成する腱組織である。
その役割は大腿四頭筋の強大な筋力を効率よく脛骨に伝達することである。

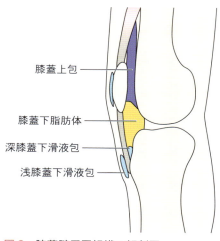

図2　膝蓋腱周囲組織の解剖図
膝蓋腱の深層には膝蓋下脂肪体が存在し、遠位浅層に浅膝蓋下滑液包、遠位深層に深膝蓋下滑液包が存在する。
これらは膝蓋腱と骨や皮下組織との間で生じる摩擦ストレスの減少や、圧吸収のために存在すると考えられている。

　膝蓋腱の線維束は、アキレス腱のようにねじれてはおらず例外なく真っ直ぐであると報告されている[8]。そして近位は薄く幅が広く、遠位は厚く幅が狭い形状を呈している[4)9)]。その支配血管は、主に内側・外側下膝動脈から分岐する血管であり膝蓋腱近位部は血管が豊富であるのに対して、膝蓋腱遠位部は血管が乏しいといわれている[10)11)]。また、膝蓋腱の周囲組織では、深層に膝蓋下脂肪体が存在し、遠位浅層に浅膝蓋下滑液包、遠位深層に深膝蓋下滑液包が存在する（図2）。これらは、膝蓋腱と骨や皮下組織との間で生じる摩擦ストレスの減少や圧吸収のために存在すると考えられている。

▶ 発生機序

　膝蓋腱断裂の受傷機転には介達外力と直達外力があるが、そのほとんどが介達外力である。介達外力による断裂は、転倒や階段の踏み外し、ジャンプ動作の踏み込みや着地、キック動作やダッシュなど膝関節屈曲位で大腿四頭筋の急激な収縮が加わることで生じることが多い。一方、直達外力による断裂は、交通事故でのダッシュボード損傷や工具など鋭利な物による膝蓋腱への直接的な外力による損傷などがある。断裂部位は膝蓋骨付着部が最も多く、実質部・脛骨付着部の断裂や剥離骨折を伴う症例もいる。
　また、本疾患は糖尿病や腎不全、ステロイドの長期内服など腱の脆弱性や変性に関与する基礎疾患を有する症例にも発生しやすく、その際は軽微な外力によって断裂が生じることがある[12)13)]。一方で、特に基礎疾患を有さない症例でも、スポーツ動作などで生じる膝蓋腱に対する繰り返しのストレスによる部分損傷が基盤となり断裂するといわれている[14)]。Roelsら[15)]は、ジャンパー膝の最終段階は膝蓋腱断裂であると述べており、ジャンパー膝の膝蓋腱の病理組織所見では、腱の変性やフィブリノイド壊死、断裂や線維芽細胞の増生・血管新生を認めると報告している。また、Podestaら[16)]は、膝蓋腱断裂に先行し

腱の変性があり、その原因として若年層では繰り返す微小外力による腱の炎症があると述べている。冨田ら[17]は、オスグッド・シュラッター病において遺残骨片が大きく有症期間が長いと、炎症が繰り返され膝蓋腱が変性し脆弱化が起こると報告している。

症状と診断

　本疾患の最も特徴的な所見は、膝関節の自動伸展が不能になることである。受傷直後から強い疼痛・腫脹、膝関節可動域制限、歩行困難を呈することが多く、膝蓋腱断裂部に一致して陥凹及び強い圧痛を認める。膝蓋腱が断裂すると、膝蓋骨は大腿四頭筋に牽引され近位へ転位するが、受傷後早期は腫脹の影響で視診では十分に確認できないこともある。また、膝蓋腱断裂が存在する状態での膝関節不安定性などの徒手検査も、疼痛などの影響で正確にできないことも多く、診断は問診、徒手検査、画像検査などから総合的に行われる。

　問診では、受傷機転だけでなくジャンパー膝などによる受傷前からの患部症状や糖尿病などの基礎疾患の有無、受傷時の断裂音の有無なども確認する。

　画像診断では、単純X線画像で健側と比較して膝蓋骨高位であることが確認できる（図3）。この際、正面像では判断が難しいことがあるが、側面像では膝蓋骨が近位へ転位していることが確認しやすい。また、膝蓋骨下端や脛骨粗面部に剥離骨折を認める場合もあり、剥離骨折の有無、骨片の転位の有無を合わせて確認する。

　MRI画像では、側面像で膝蓋腱の弛緩と不連続性、断裂部位の確認（膝蓋骨付着部、腱実質部、脛骨付着部）、周囲組織の腫脹など炎症所見を確認する（図4）。通常は膝蓋骨

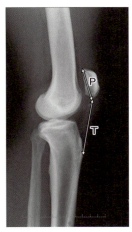

図3　膝蓋骨高位
単純X線画像で健側と比較して膝蓋骨高位であることが確認できる。この際、正面像では判断が難しいことがあるが、側面像では膝蓋骨が近位へ転位していることが確認しやすい。
膝蓋骨高位は、膝蓋腱長（T）/膝蓋骨長（P）の値で求められる。Insall-salvati法では膝蓋骨上極から膝蓋骨下極の長さ（P）と膝蓋骨下極から脛骨粗面上縁の距離（T）の比で計測される。
正常値は1.02±0.13であり0.8以下で膝蓋骨低位、1.2以上で膝蓋骨高位とされている。

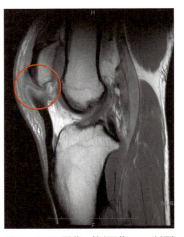

図4　MRI画像（側面像での断裂所見）
側面像で膝蓋腱の弛緩と不連続性、断裂部位の確認（膝蓋骨付着部、腱実質部、脛骨付着部）、周囲組織の腫脹など炎症所見を確認する。通常は膝蓋骨付着部での断裂が多く、断裂部に一致して膝蓋腱は高信号を呈する。

付着部での断裂が多く、断裂部に一致して膝蓋腱は高信号を呈する。陳旧例では、断裂部が瘢痕組織となり膝蓋腱の連続性があるように見えることもあるが、膝蓋骨は明らかに近位へ転位していることが確認できる[18]。膝蓋骨の近位への転位が見られず、自動伸展が可能であるような断裂を伴わない損傷の場合は、単純X線画像で損傷を確認することが難しく、MRI画像による腱の状態や膝関節内の炎症の有無などの評価が有用である。また、靱帯や半月板などの合併損傷の有無を合わせて確認することが重要である。合併損傷としては、前十字靱帯、内側側副靱帯、半月板の損傷、非常にまれではあるが反対側の膝蓋腱や大腿四頭筋腱の損傷などがあるため、このような疾患が疑われる場合には必要な検査を追加する。

3 治療について

この項目では、膝蓋腱断裂に対する治療の考え方について解説する。膝蓋腱が断裂すると膝関節の自動伸展が不能となるため、何らかの手術療法が必要となる。

また、当院で施行している手術方法についても併せて解説する。手術方法の理解は、次項で解説する術後のリハビリテーションを考える上でも非常に重要である。さまざまな方法や手技の中の一例として参考に、治療を考える際の一助にしていただきたい。

▶ 手術療法

膝蓋腱が断裂すると、膝関節の自動伸展が不能となるため保存療法では対処できず、膝関節可動域や膝関節伸展機能の回復の観点からも何らかの手術療法が必要となる[14] [18]。手術時期に関しては、断裂後2週間以内の早期の修復が望ましいといわれており、断裂後2週間以内の修復術の術後成績は良好であることが報告されている[19]。また、膝蓋腱断裂の手術目的は膝関節可動域や膝関節伸展機能の回復に加えて、膝蓋大腿関節の適合性の改善、二次的な関節変性の防止、正常歩行の獲得、スポーツ復帰などがあげられる。

▶ 手術方法

膝蓋腱断裂の手術方法はさまざまな治療法が報告されている。修復術では、単純な縫合だけではなく補強術が併用されることも多い。いずれの手術においても、縫合腱の緊張度の決定や初期固定力の強度が術後成績に非常に重要である。縫合腱の緊張度や初期固定力が不足すると膝蓋骨高位を呈し、膝関節伸展機能不全が残存しやすい。反対に縫合腱の緊張度や初期固定力が強すぎると膝関節屈曲制限をきたすだけでなく、膝蓋大腿関節の不適合を招き、二次性の関節変性を惹起する可能性がある[14]。術中では透視下で健側の膝蓋骨の位置を参考にし、健側と同様になるような縫合腱の緊張度の決定を行っている。

以下に、当院で行っている膝蓋腱修復術の手術方法について簡単に説明するが、さまざまな方法や手技の中の一例として参考にしていただきたい。

▶ 膝蓋腱修復術（図5）

膝蓋腱修復術において断裂部を縫合する際は、強固な縫合方法が用いられる。多くは膝蓋腱付着部での断裂であり断端が短いため、スーチャーアンカーを用いて固定する。膝蓋腱縫合単独では十分な腱の強度の確保が困難であり、早期可動域訓練、筋力訓練を行うために補強術を併用している。補強術には人工靱帯を用いる。補強方法は、人工靱帯を大腿四頭筋腱の中に通し膝蓋骨前面で交差させ脛骨粗面にアンカー固定する方法を用いている。最後に膝関節の屈曲・伸展を行い、健側を参考に関節可動域、膝蓋骨の位置、縫合腱の緊張度を確認し終了する。

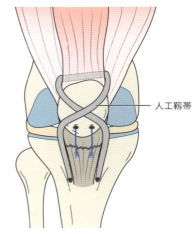

図5　膝蓋腱修復術
膝蓋腱断裂の多くは膝蓋腱付着部での断裂であり断端が短いため、膝蓋骨側にスーチャーアンカーを用いて固定する。補強術には人工靱帯を用いる。
補強方法は、人工靱帯を大腿四頭筋腱の中に通し膝蓋骨前面で交差させ、脛骨粗面にアンカー固定する方法を用いている。

4　リハビリテーション

ここまで、膝蓋腱断裂の病態や治療について基本的な考え方を解説した。本項では、それらを踏まえた上で、当院で行っているリハビリテーションを術後翌日より時系列毎に紹介する。術後リハビリテーションでは、縫合腱へのストレスや修復過程を考慮しながら進めていく必要があり、その考え方やポイントついても解説している。ぜひ、日々の臨床の一助にしていただきたい。

▶ リハビリテーションの考え方

当院における膝蓋腱断裂術後のリハビリテーションプログラムを表1に示す。術後は縫合腱への伸張・収縮ストレスや修復過程を考慮してリハビリテーションを行っていくことが重要である。

特に屈曲可動域の許可範囲の変更時や、ジョギングなど各動作の開始時には疼痛や腫脹の残存、膝関節可動域・筋力の回復の程度、画像所見などから総合的に判断し、必ず主治医の許可を得た上で慎重に進める。縫合腱に緩みが生じると膝蓋骨は術後初期と比較して高位を呈するため、定期的に臨床所見や画像所見の確認を行うことが重要である。

本疾患は発生機序でも述べたように、特に基礎疾患を有さない症例のスポーツ動作での断裂においては、受傷前の膝蓋腱に対する繰り返しのストレスによる損傷や変性が基盤にあることが考えられる。術後最も重要なことは、手術を行った膝関節の機能を改善させることであるが、膝関節伸展モーメントの増大や膝伸展機構への過度なストレスを生じやす

表1　膝蓋腱断裂術後リハビリテーションプログラム

術後1日〜	リハビリ室にてリハビリ開始 ROM ex.：ヒールスライド（屈曲90°まで） 筋力ex.：クアドセッティング、SLRなど 歩行ex.：ニーブレース着用し疼痛に応じて全荷重歩行
術後4週間〜	ROM ex.：ヒールスライド（屈曲120°まで） 筋力ex.：クォータースクワット、自転車エルゴメーター開始 歩行ex.：SLRが自動運動で可能であればニーブレースなしでの歩行開始
術後8週間〜	ROM ex.：ヒールスライド（可及的に全可動域獲得へ） 筋力ex.：レッグエクステンション ステアマスター・その場ジョギング開始
術後3ヶ月間〜	ジョギング開始、ハーフスクワット
術後4ヶ月間〜	片脚スクワット、レッグランジ、ランニング、 ステップ系開始、両脚ジャンプ開始
術後5ヶ月間〜	ダッシュ、片脚ジャンプ、アジリティトレーニング開始
術後6ヶ月間〜	BIODEXによる筋力評価 膝伸展筋力の健患比が70％以上で徐々にノンコンタクトプレーから部分復帰が許可される。6ヶ月以降も定期的に筋力測定を行い、膝伸展筋力の健患比が80％以上で徐々にコンタクトプレーを含め完全復帰が許可される。

い身体特性を改善させていくことも再断裂防止のため非常に重要であると考えられる。福井[20]は、膝伸展機構に障害がある症例の身体特性として足関節における問題、膝関節における問題、股関節より上部における問題があると述べている（表2）。これらのことも理解した上で、術後リハビリテーションを行っていく。

表2　膝関節伸展機構に障害のある症例の身体特性

1. 足関節における問題
   足関節背屈制限、足趾屈筋・腓腹筋筋力低下
   足関節底屈筋群柔軟性欠如、
   脛骨筋群と腓骨筋群の筋力不均衡など

2. 膝関節における問題
   大腿直筋柔軟性低下、広筋群筋力低下、
   ハムストリングス筋力低下、タイトハムストリングスなど

3. 股関節より上部における問題
   腸腰筋筋力低下、腰椎の屈曲制限、
   腹筋群筋力低下、胸椎伸展制限、背筋力低下など

（文献20より引用）

▶ 術後リハビリテーションの実際

■ 術後翌日〜

　術後翌日よりリハビリ室でのリハビリを開始する。術後4週間まではADLではニーブレースを使用して伸展位を保持するが、リハビリ時にはニーブレースを除去しROM ex.やOKCでの筋力ex.を行っていく。術後は他の膝関節手術と同様、炎症管理のため弾性包帯での圧迫やアイシングを適宜行う。術中の所見や追加手術・補強手術などにより可動域の許可範囲や荷重制限がある可能性があり、リハビリ開始の際には術中記録の参照や主治医への確認を必ず行う。本手術は他の膝関節手術と比較して術創部が大きい（図6）。これに加えて術後の屈曲可動域の許可範囲や膝関節自動伸展運動の制限、ニーブレース固定での歩行を行うため、術創部や軟部組織の癒着・滑走障害が生じやすい。また、その癒

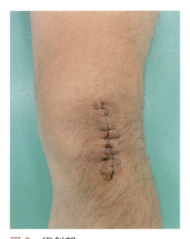 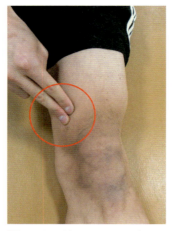

図6 術創部
膝蓋腱断裂の手術は、他の膝関節手術と比較して術創部が大きいため、術創部や軟部組織の癒着・滑走障害が生じやすい。

図7 クアドセッティング
クアドセッティングの際には、筋収縮時に内側広筋をタッピングすることや視覚的に筋収縮と弛緩を患者本人に確認させるなどの工夫を行う。

着・滑走障害は可動域制限や筋力低下、疼痛などを引き起こしやすく、膝関節の機能低下に大きく影響する。そのため、術後より炎症管理を徹底して行い、ROM ex.、筋力 ex.、創部のモビライゼーションなどによって術創部や周囲の軟部組織の柔軟性を可能な限り維持し、癒着・滑走障害を最小限に留める。

ROM ex. は術後翌日から開始する。ROM ex. はヒールスライドで行う。屈曲可動域の獲得は縫合腱への伸張ストレスや修復過程を考慮し、各時期の許可範囲内で進めていく。術後4週間までは屈曲90度までにとどめる。また、伸展可動域は術後4週間までに HHD (Heel Height Difference) の健患差1横指以内の可動域獲得を目標とする。また、ROM ex. に加えて、術後7日以降から術創部の離開に注意し、皮膚や膝蓋上嚢、膝蓋下脂肪体などの膝前面の軟部組織、膝蓋骨のモビライゼーションを開始する。

筋力 ex. は、術後翌日からクアドセッティングや SLR などの OKC の筋力 ex. を可及的に行う。本疾患は膝伸展機構の損傷であり、術後は大腿四頭筋、特に内側広筋の筋横断面積の減少が生じる[21]。また、術後早期はその他の膝関節手術後の症例と比較して、大腿四頭筋の収縮が顕著に入りにくい。そのため、クアドセッティングなど筋力 ex. の際には、筋収縮時に内側広筋をタッピングすることや、視覚的に筋収縮と弛緩を患者本人に確認させるなどの工夫を行う（図7）。やみくもに多くの回数をこなすことよりも、前述のことをできるだけ丁寧に行い、クアドセッティングでの良好な筋トーンを獲得することが extension lag の改善や動作の獲得に重要である。SLR は、術後早期は自動運動で行うことが困難であることが多く、その際はセラピストと自動介助運動で行い可及的に自動運動へ移行させる（図8）。また、術後1週間程度から股関節周囲の患部外 ex. を開始する。

荷重 ex. は、術後翌日よりニーブレースを着用し疼痛に応じて両松葉杖を使用した全荷重歩行を開始する。歩容が安定してきたら、片松葉杖歩行へ移行していく（図9）。

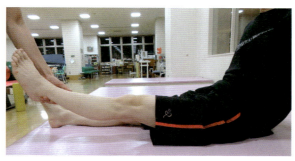

図8 自動介助でのSLR
SLRは術後早期は自動運動で行うことが困難であることが多く、その際はセラピストと自動介助運動で行い可及的に自動運動へ移行させる。

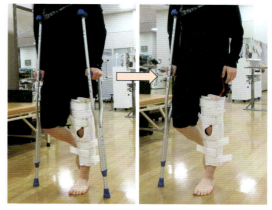

図9 ニーブレース着用下での荷重歩行
術後翌日よりニーブレースを着用し疼痛に応じて全荷重歩行を開始する。
歩容が安定してきたら、片松葉杖歩行へ移行していく。

■ 術後4週間～

ROM ex. は術後4週間から可動域の許容範囲が屈曲120°まで許可される。また、伸展可動域はHHDの健患差なしの獲得を目標とする。

筋力 ex. では、この時期から痛みに応じてクォータースクワットを開始する（図10）。クォータースクワットは、荷重位で行う筋力 ex. のため、動作に対しての恐怖感が強ければ松葉杖を使用して行ってもよい。その後、動作が安定すれば松葉杖なしで行っていく。クォータースクワットでは、特に身体重心後方位や膝関節外反位での動作にならないよう注意が必要である。身体重心後方位での動作は、膝関節伸展モーメントを増大させる要因である。また、膝関節外反位での動作は、荷重を不安定な外側関節面で支持することになり、膝蓋腱内側に偏った伸張ストレスが生じやすくなる[22]。前額面では、膝蓋骨がつま先（第2趾）に向かうようにし、矢状面では体幹と下腿の前傾角度がおよそ20°、膝関節と股関節の屈曲角度がおよそ45°になるように指導する。骨盤後傾位での動作は身体重心が後方へ偏りやすいため、股関節前面に当てた手を腹部と大腿で挟むようにし、骨盤前傾位で動作を行えるよう意識させるとよい。この際、鏡で矢状面や前額面から視覚的にフォームを確認させることも有効である。この時期からクォータースクワットを正しく行わせ適切な動作を獲得させておくことが、今後のジャンプ動作などの学習の際に重要である。

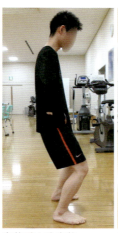 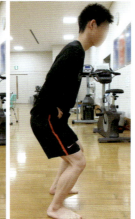

身体重心後方位　　身体重心前方位
図10 クォータースクワット
クォータースクワットでは、特に身体重心後方位や膝関節外反位での動作にならないよう注意が必要である。骨盤後傾位での動作は身体重心が後方へ偏りやすいため（左図）、股関節前面に当てた手を腹部と大腿で挟むようにし、骨盤前傾位で動作を行えるよう意識させるとよい（右図）

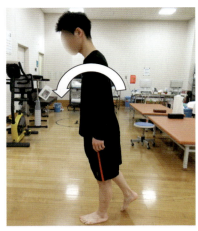

図 11　初期接地から立脚中期にかけての体幹前傾

ニーブレースなしでの歩行開始時は棒脚歩行を呈しやすい。特に、初期接地から立脚中期にかけて膝関節伸展モーメントを減少させるため過度に体幹を前傾させて歩行する症例が多い。

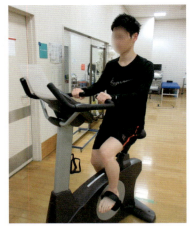

図 12　自転車エルゴメーター

術後4週以降で屈曲120°程度の可動域が獲得できており、正常歩行が松葉杖なしで問題なく行えていれば、自転車エルゴメーターを開始する。自転車エルゴメーターは、膝関節の自動運動になるだけでなく、筋収縮が得られやすく患者本人も自覚しやすいためこの時期から積極的に行う。

　歩行 ex. では、この時期から SLR が自動運動で可能であればニーブレースなしでの歩行が許可される。ニーブレースなしでの歩行開始時は、棒脚歩行を呈しやすく、初期接地から立脚中期にかけて膝関節伸展モーメントを減少させるため過度に体幹を前傾させて歩行する症例が多い（図 11）。そのため、クォータースクワットや足踏み ex.、セラピストによる歩行指導を行い、なるべく早期に正常歩行を獲得させることが重要である。

　術後 4 週以降で屈曲 120°程度の可動域が獲得できており、正常歩行が松葉杖なしで問題なく行えていれば、自転車エルゴメーターを開始する。自転車エルゴメーターは、膝関節の自動運動の練習になるだけでなく、筋収縮が得られやすく患者本人も自覚しやすいためこの時期から積極的に行う（図 12）。

　また、術創部や膝前面の軟部組織の硬化部位に対して継続的にモビライゼーションを行う。特に術創部や膝蓋下脂肪体、補強靱帯の挿入部位である大腿四頭筋腱の膝蓋骨付着部は硬化しやすく、直接的に膝蓋骨の可動性を制限するため注意が必要である（図 13）。ホームエクササイズとしてもモビライゼーションを患者に指導し、ROM ex. や筋力 ex. のセット間などに行えるようにしていく。

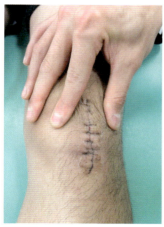 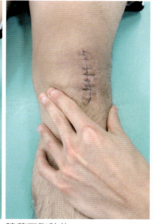 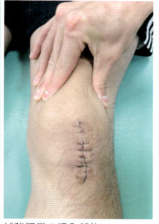

術創部　　　　　　　　膝蓋下脂肪体　　　　　　補強靱帯の挿入部位

図13　術創部周囲のモビライゼーション
術創部や膝蓋下脂肪体、補強靱帯の挿入部位である大腿四頭筋腱の膝蓋骨付着部は硬化しやすく、直接的に膝蓋骨の可動性を制限するため注意が必要である。実際の臨床では、術後7日以降から術創部の離開に注意し、愛護的に開始している。

■ 術後8週間〜

　ROM ex. は術後8週間から可及的に全可動域の獲得を目標に進めていく。この際、モビライゼーションなどを並行して行い屈曲制限となる組織の癒着・滑走障害を改善させながら痛みに応じて進めていく。

　筋力ex.では、この時期からレッグエクステンションを開始する。レッグエクステンションは縫合腱に伸張・収縮ストレスがかかることを考慮し、開始時は無負荷で浅い角度から開始し、疼痛に応じて徐々に可動範囲と負荷を調整していく（図14）。レッグエクステンション導入の際に疼痛が許容可能な疼痛かどうかは今屋の適正負荷の法則を用いて判断し、当院ではNRS3以下の疼痛の場合はトレーニングを継続している[23]。

　また、この時期から術後3ヶ月から開始するジョギングへの導入としてステアマスター・その場ジョギングを開始する。これらの運動の開始は、階段昇降が問題なくできること、

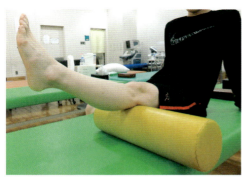 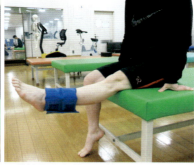

浅い角度からのレッグエクステンション　　　可動範囲と負荷を調整したレッグエクステンション

図14　レッグエクステンション
レッグエクステンション開始時は無負荷で浅い角度から開始し（左図）、疼痛に応じて徐々に可動範囲と負荷を調整していく（右図）。

自転車エルゴメーターが男性では 60 W 以上、女性では 50 W 以上の負荷で、60 回転/分以上の回転数を 15 分×1 セット行えることを基準にしている。加えて、過度な疼痛や腫脹の残存がないこと、可動域が獲得できていることなどから総合的に判断して開始する。その場ジョギングは、鏡の前でフォームをチェックしながら、1 分間のその場ジョギングと 1 分間のその場足踏みを 5 セット程度から開始する。徐々にセット数・時間を増やしていき、膝関節への負担が急激に増加しないように注意していく。これらの運動の際に生じる痛みの部位は、膝蓋骨周囲や膝蓋下脂肪体の痛みが多く、運動前のセルフエクササイズとして ROM ex. やモビライゼーションを必ず行うよう指導している。一方、腱実質部に限局した痛みや NRS4 以上の痛みが出る場合は注意が必要であり、痛みの出ない範囲に強度を下げることや動作の開始を遅らせることも検討する。

■ 術後 3 ヶ月間～

筋力 ex. ではクォータースクワットからハーフスクワットへ移行する（図 15）。ハーフスクワットは矢状面では、体幹と下腿の前傾角度がおよそ 45°、膝関節と股関節の屈曲角度がおよそ 90°になるように指導する。このフォームは両脚ジャンプの着地動作となるため、適切な動作ができているかどうか必ず確認する。

また、この時期からジョギングを開始する。ジョギングの開始はステアマスターが 10 分×1 セット、その場

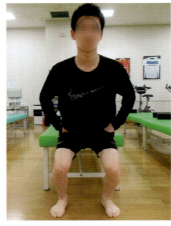
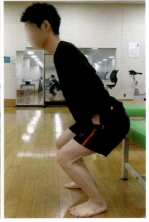

図 15　ハーフスクワット
ハーフスクワットは矢状面では、体幹と下腿の前傾角度がおよそ 45°、膝関節と股関節の屈曲角度がおよそ 90°になるように指導する。このフォームは両脚ジャンプの着地動作となるため、適切な動作ができているかどうか必ず確認する。

ジョギングが 10 分×1 セット問題なく行えることを基準にしている。膝関節への負担を考慮し、最初は必ず短いインターバルを入れながら行う。ジョギング開始で疼痛が出る場合には、ジョギングのレベルを下げる、その場ジョギングに変更するなどして膝関節にかかる負担を調整し、疼痛が改善したらジョギングを再開すると良い。ジョギングを開始する際、創部や膝前面の軟部組織の硬化が原因で動作時の疼痛が出る場合もあるため、軟部組織の柔軟性をなるべく早期に改善させておくことが重要である。

■ 術後 4 ヶ月間～

筋力 ex. では、この時期から片脚スクワットやレッグランジを開始する（図 16）。片脚スクワットやレッグランジなどの動作を行う際には、膝関節伸展モーメントの増大、膝蓋腱内側への偏った伸張ストレスを生じさせないよう、身体重心後方位や膝関節外反位の動作姿勢に注意して行っていく。

また、この時期からランニング、ステップ動作、両脚ジャンプを開始する。これらの開始は、ジョギングが10分×2セット問題なく行えていることを基準としている。ランニングでは、膝関節への負担を考慮し徐々に速度を上げていき、止まる際も徐々に速度を落とすように指導する。ステップ動作では、サイドステップ・バックステップ・クロスステップなどを膝関節外反位に注意して行う。はじめは小股で短い距離から丁寧に動作を行っていき、動作時に膝蓋骨がつま先（第2趾）に向かうようアライメントを確認しながら行う。

　両脚ジャンプでは着地動作時の身体重心後方位や膝関節外反位に注意する（**図17**）。ジャンプ動作では、股関節屈曲や足関節背屈が不十分な場合や、脊椎の可動性低下がある

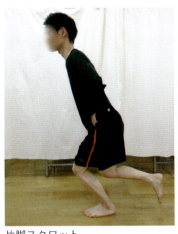 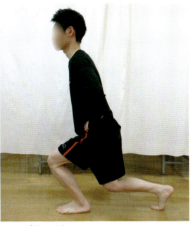

片脚スクワット　　　　　　　レッグランジ

図16　術後4ヶ月間からの筋力 ex.
術後4ヶ月間から片脚スクワット、レッグランジを開始する。

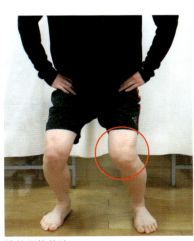 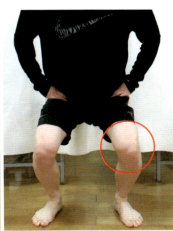

膝外反位着地　　　　　　　膝正中位着地

図17　両脚ジャンプ
両脚ジャンプでは着地動作時の身体重心後方位や膝関節外反位に注意する。
左図では膝関節外反位での着地動作となっている。また、身体重心後方位の着地動作になっていないか矢状面からも必ず確認する。

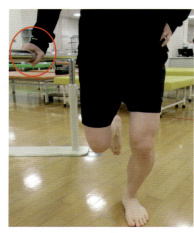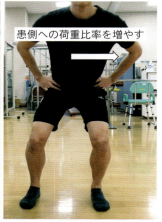

図18 片脚ジャンプ
片脚ジャンプの開始時には、不安感を伴いやすい。そのため、動作開始時は支持物を持って行うことや（左図）、両脚ジャンプで術側への荷重比率を増やしていき徐々に片脚ジャンプへ移行するなどの工夫を行っている（右図）。

場合などに身体重心後方位となりやすく、膝関節伸展機構に対して負荷が増大するとされている[24)25)]。そのため、膝関節だけでなく股関節や足関節、体幹機能の低下があればそれを改善させ、ジャンプ動作の学習を行っていく。

■ 術後5ヶ月間～

　この時期までにステップ動作や加速走が問題なく行えていれば術後5ヶ月間からダッシュやアジリティートレーニングを行っていく。また、片脚スクワットや両脚ジャンプが安定して行えていれば、片脚ジャンプを開始する。片脚ジャンプは、膝関節に大きな負担がかかる動作であり、開始時には不安感を伴いやすい。そのため、動作開始時は支持物を持って行うことや、両脚ジャンプで術側への荷重比率を増やしていき徐々に片脚ジャンプへ移行するなどの工夫を行っている（図18）。この際、両脚ジャンプ動作で運動学習した着地姿勢が片脚ジャンプでも行えているか必ず確認する。

　また、この時期から正座動作が許可される。正座では、大腿四頭筋の伸張性低下や膝蓋骨周囲の癒着・滑走性低下が動作の制限となることが多く、その場合は大腿四頭筋のストレッチングや膝蓋骨周囲のモビライゼーションを行っていく（図19）。大腿四頭筋を他動的にストレッチングする際は、腹臥位で膝蓋骨を徒手的に下制させ、大腿四頭筋のみを伸張するようにして行うとよい。無理に筋を伸張させるのではなく、周囲組織の癒着・滑走障害や膝蓋骨の可動性を改善させた上でストレッチングを実施することが重要である。また、正座時に膝窩部の疼痛が生じることもあり、その際は疼痛部位を確認しモビライゼーションを行い、柔軟性を改善していく。

■ 術後6ヶ月間～

　BIODEXによる筋力測定を行い膝伸展筋力の健患比が70％以上で徐々にノンコンタクトプレーから部分復帰が許可される。6ヶ月以降も定期的に筋力測定を行い、膝伸展筋力の健患比が80％以上で徐々にコンタクトプレーを含め完全復帰が許可される。ただし、

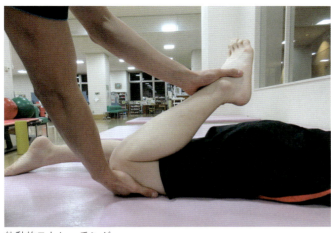
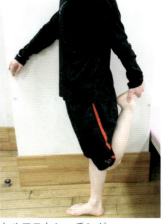

他動的ストレッチング　　　　　　　　　　　　　　　　セルフストレッチング

図19　大腿四頭筋ストレッチング
大腿四頭筋を他動的にストレッチングする際は、腹臥位となり膝蓋骨を徒手的に下制させ、大腿四頭筋のみを伸張するようにして行うとよい。無理に筋を伸張させるのではなく、周囲組織の癒着・滑走障害や膝蓋骨の可動性を改善させた上でストレッチングを実施することが重要である。

本疾患は膝伸展機構損傷であり術後筋力の回復に長期間を要する場合もあることを理解しておく。

5　要　約

- 膝蓋腱断裂は保存療法での対応は難しく、基本的に手術療法が選択される。
- 糖尿病や腎不全などの腱の脆弱性や変性に関与する基礎疾患やジャンパー膝など繰り返しのスポーツ動作による微小損傷や変性が発症因子といわれている。
- 受傷機転のほとんどが介達外力であり、転倒や階段の踏み外し、ジャンプ動作の踏み込みや着地など膝関節屈曲位で大腿四頭筋の急激な収縮が加わることで生じることが多い。
- 断裂部位は膝蓋骨付着部が最も多い。
- 膝蓋腱断裂の手術方法は修復術が用いられる。修復術では、単純な腱縫合だけではなく補強術が併用されることも多い。
- 術後のリハビリテーションでは、筋力においては膝伸展筋力、特に内側広筋の回復が最も重要である。
- 術後は、膝関節伸展モーメントの増大や膝伸展機構への過度なストレスを生じやすい身体特性を改善させていくことも重要である。
- 各動作の開始時の腱実質部に限局した痛みやNRS4以上の痛みは注意が必要である。
- 両脚ジャンプでは着地動作時の身体重心後方位や膝関節外反位に注意する。
- 術後6ヶ月間よりBIODEXによる筋力測定を行い膝伸展筋力の健患比が70％以上で徐々にノンコンタクトプレーから部分復帰、80％以上で徐々にコンタクトプレーを含め完全復帰が許可される。
- 膝伸展機構損傷であり術後筋力の回復に長期間を要する場合もある。

文献

1) Böhler L：Treatment of Fractures vol.Ⅲ. 5 th ed, pp. 1512. Grune and Stratton, New York and London, 1958.

2) 松本淳一朗、他：断裂部位の異なる膝蓋腱断裂に対して膝蓋腱再建術を施行した3例．神奈川整形災害外科研究会雑誌 34(1)：12-12，2021.

3) Bhargava S P, Hynes M C., Dowell J K：Traumatic patella tendon rupture：early mobilization following surgical repair. Injury, 35：76-79, 2004.

4) Basso O, Johnson D P, Amis A A：The anatomy of the patellar tendon. Knee Surg Sports Traumatol Arthrosc. 2001; 9(1)：2-5.

5) Toumi H, Higashiyama I, et al：Regional variations in human patellar trabecular architecture and the structure of the proximal patellar tendon enthesis. J Anat. 2006 Jan; 208(1)：47-57.

6) 土屋弘行，中瀬順介：膝エコーのすべて　解剖・診断・インターベンション．日本医事新報社　p17.

7) Zernicke R F, Garhammer J, Jobe F W：Human patellar-tendon ruputure. J Bone Joint Surg Am. 1977; 59：179-183.

8) 江玉睦明：連載　形態学的特徴から考える身体の機能と役割7膝蓋骨の形状と動き．Sportsmedicine 2020 NO. 225.

9) Edama M, Kageyama I, et al：Anatomical study of the inferior patellar pole and patellar tendon. Scand J Med Sci Sports. 2017 Dec; 27(12)：1681-1687.

10) Scapinelli R：Blood supply of the human patella. Its relation to ischaemic necrosis after fracture. J Bone Joint Surg Br. 1967 Aug; 49(3)：563-70.

11) Soldado F, Reina F, et al：Clinical anatomy of the arterial supply of the human patellar ligament. Surg Radiol Anat. 2002 Aug-Sep; 24(3-4)：177-82.

12) 白濱善彦、他：膝蓋腱断裂の1例．整形外科と災害外科 68：(1)146〜149，2019.

13) 手塚太郎、他：プロサッカーのゴールキーパーに生じた膝蓋腱断裂の1例．日本臨床スポーツ医学会誌：Vol. 21 No. 3, 2013.

14) 冨士川恭輔、他：膝関節疾患の手術療法　膝伸展機構損傷　大腿四頭筋，膝蓋腱断裂．OS NOW．No. 23．膝関節疾患の手術療法．1996.

15) Roels J, Martens M, et al：Patellar tendinitis(jumper's knee). Am J Sports Med. 1978 Nov-Dec; 6(6)：362-8.

16) Podesta L, Sherman M F, Bonamo J R：Bilateral simultaneous rupture of the infrapatellar tendon in a recreational athlete. A case report. Am J Sports Med. 1991 May-Jun; 19(3)：325-7.

17) 冨田文久、他：遺残性 Osgood-Schlatter 病に対する骨片摘出術の検討．臨床整形外科 1996；31：153-158.

18) 松本秀男：Ⅶ．膝蓋腱断裂　膝蓋腱断裂に対する再建術．

19) Siwek C W, Rao J P：Ruptures of the extensor mechanism of the knee joint. J Bone Joint Surg Am. 1981 Jul; 63(6)：932-937.

20) 福井勉：ジャンパー膝，Osgood-Schlatter 病に対する運動療法．関節外科 15(12)，74-82，1996.

21) 小林祐和、他：症例検討　膝蓋靱帯断裂患者の理学療法．第7回福井県理学療法士学会．

22) 工藤慎太郎：運動機能障害の「なぜ？」がわかる評価戦略．p258 医学書院．

23) 今屋健：運動器診療 Next Decade につながるエッセンス　膝関節運動療法の臨床技術．文光堂　P150-151.

24) 新井裕志，中川周士，三上靖夫：膝伸展機構障害に対するリハビリテーション治療．MB Med Reha No. 258：23-29, 2021.

25) 西野衆文，荒井正志：スポーツ障害・外傷とリハビリテーション バレーボール．JOURNAL OF CLINICAL REHABILITAION Vol. 21 NO. 4 2012. 4.

memo

Ⅱ 膝関節

8 腸脛靱帯炎

志田 峻哉

1 はじめに

腸脛靱帯炎は、スポーツなどで膝に発生するオーバーユース症候群の一つであり、ランニングなどの膝関節の屈伸を繰り返す運動で起こるため、ランナー膝として呼ばれることもある。実際にランニングで発症する障害のうち、膝蓋大腿部痛（約16%）に次いで2番目に多い障害が腸脛靱帯炎とされ、全体の12%を占める。なお、ランニング以外で発症しやすいスポーツでは、サイクリングやスキーなどが挙げられる[1]。

2 発生機序と病態

本項では腸脛靱帯炎の発生機序とそれに伴う病態について解説する。腸脛靱帯の詳細な解剖とその機能を知ることで、治療の方向性を考えることが出来る。また、発生機序を把握することで、再発予防に繋げることが可能となる。

腸脛靱帯炎は膝の外側が痛いという臨床症状や、特定の動きをすると痛みが誘発されるという特徴があるため、問診での情報が重要となる。また、ストレステストによって痛みや柔軟性を評価することで診断がつくことが多い。画像所見では外側半月板や外側側副靱帯など、その他の組織に損傷がないかも含めて評価して見落とさないことが大切である。

▶ 機能解剖

腸脛靱帯とは、大腿外側に位置する人体の中で最長の靱帯であるが、我々の認識する靱帯とは組織的また構造的に異なる特徴を持つ。組織的な特徴として、腱や筋膜と同様にⅠ型コラーゲン線維が多く存在するといわれている[2]。実際、Birnbaum は腸脛靱帯を「大腿筋膜張筋および大殿筋に由来する筋膜の肥厚」と定義している[3]。また、構造的な特徴として、一般に靱帯の多くは単関節をまたぐようにして骨に付着するのに対して、腸脛靱帯は股関節・膝関節の2関節をまたぐように付着している。以上のことから、腸脛靱帯は、本邦では靱帯と呼ばれるが、明らかに我々が知る靱帯とは全く異なる組織と考えられる。実際に腸脛靱帯の英語表記は Iliotibial tract（ITT）もしくは Iliotibial band（ITB）であり、Ligament（靱帯）と表記されていない。

腸脛靱帯の近位部の構造は浅・深層の2層の線維束に分けられる。浅層は大殿筋表層の腱膜から成り、大腿骨遠位に付着する腸脛靱帯の Kaplan 線維に移行する。一方、深層は①大殿筋を4筋束（上・中・下・最下部）に分類した中の、最下部を除く3筋束、②中殿筋の表層筋束ならびに同筋膜、③大腿筋膜張筋の表層・深層、の3つの線維束が大転子レ

> **POINT**
> Kaplan 線維（KF）は、腸脛靱帯と大腿骨遠位部をつなぐものとされている。KFは、近位（PKF）線維と遠位（DKF）線維の2つの異なる構造に分けられ、膝の回旋安定性の制御に関与していると考えられている。

ベルで収束される形で腸脛靱帯に付着する[4]（図1）。このような近位部の解剖学的な特徴から、腸脛靱帯は殿筋群と協働して股関節の側方安定性や骨盤の安定化に寄与する。

一方、遠位部の構造は浅・中間・深層の3層で、約7つの線維束に分けられる[5]。浅層は主に大腿筋膜張筋と殿筋表層の腱膜から成り、膝蓋骨の表層（Ⅰ）と膝蓋骨側方（Ⅱ）に付着する。中間層は大腿筋膜張筋と大殿筋の腱膜から成り、Gerdy結節前方部（Ⅲ）に付着する。深層は殿筋群の深層由来の腱膜と外側筋間中隔を構成する線維がGerdy結節後方部（Ⅳ～Ⅴ）とその周囲（Ⅵ～Ⅶ）に付着する。また、Ⅱ～Ⅳ線維束は大腿骨外側上顆の骨隆起部を包み込むように走行している（図2）。このような遠位部の解剖学的な特徴から、腸脛靱帯は膝関節外反モーメントに抗する外側の支持機構として作用するとともに、下腿の内旋制動や膝蓋骨の安定化にも寄与する。

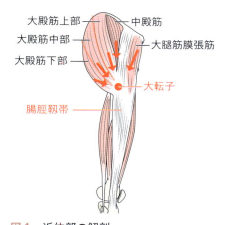

図1　近位部の解剖
深層は大殿筋（上・中・下）部、中殿筋、大腿筋膜張筋からの3つの線維束が大転子に集約されて形成されている。

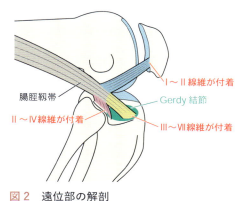

図2　遠位部の解剖
腸脛靱帯の遠位部は主にGerdy結節に向かう線維が多いが、一部は膝蓋骨や脛骨外側上顆へ向かう線維もある。

▶ 発生機序

腸脛靱帯炎はランニングやサイクリングなど、反復した膝関節の屈伸運動により発症する。腸脛靱帯は膝関節屈曲40～50度未満で、大腿骨外側上顆前方に位置し、屈曲40～50度以上で大腿骨外側上顆後方に位置する[6]（図3）。この膝関節40～50度をまたぐ膝の屈伸運動が過度に繰り返されると、腸脛靱帯の前後移動による大腿骨外側上顆との間に摩擦が生じ、炎症が引き起こされると考えられる。しかし、腸脛靱帯炎という名称から、腸脛靱帯実質部に炎症が起きていると思われているが、実際は実質部に炎症が生じていないことが確認されている[7]。すなわち、腸脛靱帯炎の臨床症状は、主に大腿骨外側上顆と腸脛靱帯間に存在する脂肪組織の摩擦による炎症だと考えられる。また、これには、膝関節外反モーメントの増大などによる腸脛靱帯への力学的ストレスの蓄積が大きく関与する。膝関節外反モーメント増大は、膝関節外側に伸張ストレスを生じさせ、脂肪組織の硬化にも繋がる。

このような膝関節外反モーメント増大の原因には、膝関節内反位、足部の外側荷重の影響が大きい。膝関節内反位が強い場合は、膝関節外反モーメントの増大に加えて外側上顆

が腸脛靱帯と強い剪断力を生じさせることを念頭におく必要がある（図4）。また、荷重が外側に偏ると膝関節外反モーメントが増大する。外側荷重になりやすい身体的要因として、膝蓋骨が外方を向くフロッグアイパテラがある（図5）。フロッグアイパテラは屈曲位荷重により外側荷重になりやすい傾向がある[8]。これらの因子を持つ症例の身体的特徴としていわゆる柔軟性の低い身体が硬いタイプが多く、腸脛靱帯も硬いことから、以下に紹介するOber testも陽性となりやすい。

一方、身体がそれほど硬くなく、Ober testが陰性にもかかわらず疼痛が出現する症例も散見される。このタイプでは、骨盤や股関節周囲の筋のアンバランスによる反対側骨盤下制が原因となっていることが多い。反対側の骨盤が下制することで、患側の腸脛靱帯の近位側が伸張され、この状態で遠位側にストレスが加わることで疼痛が誘発されやすくなる（図6）。

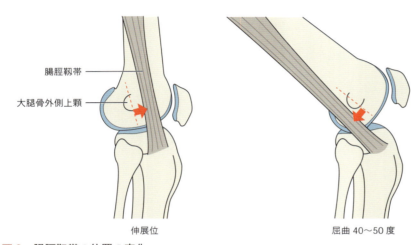

図3　腸脛靱帯の位置の変化
膝伸展位では腸脛靱帯が外側上顆の前方に位置するのに対し、屈曲位では外側上顆の後方に位置する。

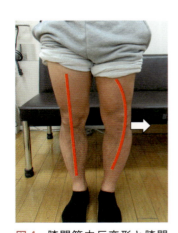

図4　膝関節内反変形と膝関節外反モーメントの関連
膝関節が内反位を呈すると、膝関節の外反モーメントが増大する。

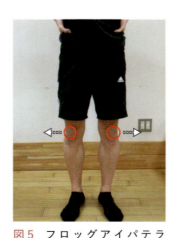

図5　フロッグアイパテラ（Frog-eye patella）
フロッグアイパテラは膝蓋骨が外側を向くため、荷重が外側に加わりやすくなる。

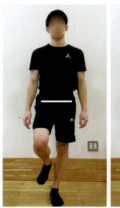
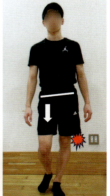

図6　骨盤の傾斜による影響
反対側の骨盤が下制し股関節が内転位となることで、患側の近位側に伸張ストレスが増大する。さらにこの肢位では膝関節外反モーメントも増大することもある。

▶ 症状と診断

腸脛靱帯炎の臨床所見としては、大腿骨外側上顆付近の疼痛が最大の特徴である。

診断ではまず問診により原因の特定を行う。多くの症例で、長時間の運動を行った後から症状が出現しやすく、「マラソンを走った後から痛みが取れない」、「長時間のサイクリングをしてから痛みが治まらず、普段は大丈夫だが運動すると再燃する」などの訴えが聞かれる。

腸脛靱帯のストレステストにはOber testやGrasp testがある。Ober testは腸脛靱帯およびそれに付着する大腿筋膜張筋の伸張性を確認する検査である。検査姿勢は患側が上の側臥位とする。健側の股関節は屈曲位にして胸で抱えるようにし、患側の股関節伸展位で内転方向へ検者が徒手的に誘導する。患側の膝関節がベッド面に付けば陰性、付かなければ陽性となる[9] (図7)。

Grasp testは腸脛靱帯炎を確認する簡便な整形外科的検査である。検査姿勢は背臥位で患側の股関節屈曲位・膝関節屈曲位とする。検者は徒手的に外側上顆上で腸脛靱帯を圧迫する。この姿勢から患者に自動運動で膝関節の屈伸を行わせる。この際、患部に疼痛が誘発されれば陽性となる (図8)。

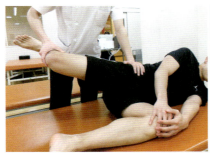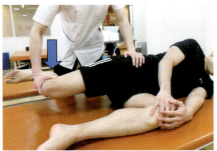

図7 Ober test
Ober testは腸脛靱帯およびそれに付着する大腿筋膜張筋の伸張性を確認する検査である。検査姿勢は患側が上の側臥位とする。健側の股関節は屈曲位にして抱えるようにし、患側の股関節伸展位で内転方向へ検者が徒手的に誘導する。患側の膝関節がベッド面に付けば陰性、付かなければ陽性となる。

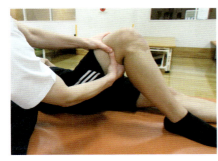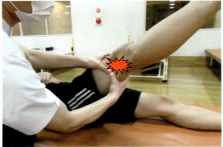

図8 Grasp test
Grasp testは腸脛靱帯炎を確認する簡便な整形外科的検査である。検査姿勢は背臥位で患側の股関節屈曲位・膝関節屈曲位とする。検者は徒手的に外側上顆上で腸脛靱帯を圧迫する。この姿勢から患者に自動運動で膝関節を伸展させ、患部に疼痛が誘発されれば陽性となる。

画像所見としては MRI やエコーによる検査が行われる。腸脛靱帯炎では、これらの画像検査で腸脛靱帯と大腿骨外側上顆間の脂肪組織に炎症所見を認めることが多い。それに加えて、同時に膝関節外側の明らかな組織損傷の有無を確認できるため有用な検査となる。

3 治療方針

この項目では、腸脛靱帯炎に対する治療の考えについて解説する。腸脛靱帯炎の治療の第一選択は保存療法である。急性期では患部の安静、痛みの強い場合は内服や注射などによる薬物療法が選択され、症状の改善に応じてリハビリテーションによる運動療法を行う。手術療法では腸脛靱帯の部分切除や、筋膜切開などを検討されることもあるが、実際に当院では手術療法が選択されることはほとんどないため、以下に当院で行なっている保存療法のリハビリテーションについて説明する。

4 リハビリテーション

ここまで、腸脛靱帯炎の病態や治療の基本的な考え方を解説した。本項では、それらを踏まえたうえで、我々が具体的に腸脛靱帯炎の症例に対してどのような運動療法を施行しているかを紹介する。是非、日々の臨床の一助にしていただきたい。

▶ リハビリテーションの考え方

腸脛靱帯炎は慢性疾患のため、リハビリテーションの進め方は術後や外傷後のように時期を目安とするのではなく、病態や臨床症状を指標に進めていく必要がある。腸脛靱帯炎は、基本的には、腸脛靱帯周囲組織の柔軟性低下に起因して痛みを生じる。どの部位が痛みに影響を与えているか評価しながら、腸脛靱帯周囲の柔軟性を獲得していくことが治療方針となる。加えて、腸脛靱帯に加わる力学的負荷としては、"膝関節外反モーメントの増大"が挙げられ、このことを改善することが競技復帰を考える上では非常に重要である。

以上を踏まえ、発生機序の項目で説明したように、症例の病態をタイプ分けすることで、治療の方向性を明確にすることができると考える。

▶ リハビリテーションの実際

腸脛靱帯炎のリハビリテーションでは、病態と臨床症状を大きく 2 つのタイプに分けて治療を行っている。1 つ目は Ober test 陽性で、腸脛靱帯に硬さがあるタイプ、2 つ目は Ober test 陰性で、腸脛靱帯に硬さがないタイプである。以下にそれぞれのタイプごとの治療を解説する。

① Ober test 陽性で、腸脛靱帯に硬さがあるタイプ

腸脛靱帯炎を発症する症例の多くはこのタイプである。この場合、腸脛靱帯の硬さを改善し、柔軟性を獲得するようなアプローチを選択する。しかし、腸脛靱帯自体は伸張性を

有するような組織ではない。したがって、腸脛靱帯とその近位部で付着する大殿筋、大腿筋膜張筋、中殿筋を含む柔軟性を改善することで、結果的に腸脛靱帯ならびに大腿外側の柔軟性を獲得することになる。（図9・図10）。

　次いで、腸脛靱帯周囲の圧痛を評価する。大腿二頭筋短頭と腸脛靱帯間や大腿骨と腸脛靱帯間には多くの脂肪組織が存在し[10]、この部位に圧痛を認めることが多い。これら軟部組織由来の痛みであれば、モビライゼーションを行う（図11）。また、腸脛靱帯遠位部は膝蓋骨に付着する線維もあるため、膝蓋骨周囲も一緒に動かして伸張させる。これらのストレッチングやモビライゼーションのあとに、Ober testや疼痛出現動作を確認することで効果判定を行う。

　上記の組織の柔軟性の改善に加えて、力学的ストレスに対するアプローチも行う。ここで改善するべき力学的ストレスは膝関節外反モーメントの増大である。外側荷重を呈すると膝関節外反モーメントが増大することから、外側荷重を改善することが不可欠となる。このため、インソールの作成、調整により外側荷重の緩和を促す。また、股関節の伸展制限や内旋制限を呈している症例は外側荷重となりやすいため、股関節伸展や内旋の可動域ex.などの運動療法も適宜行う（図12）。

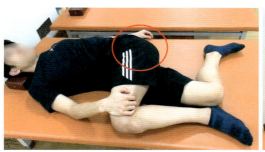 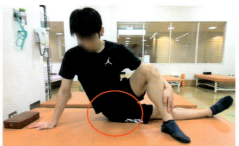

大殿筋ストレッチング　　　　　　　　　　　大腿筋膜張筋ストレッチング

図9　大殿筋・大腿筋膜張筋ストレッチング
大殿筋は背臥位で、股関節屈曲・内転・内旋方向へストレッチングを行う。
大腿筋膜張筋は患側の下肢を下にして、股関節が軽度伸展位で内転・外旋方向へストレッチングを行う。

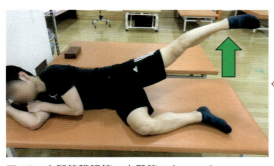 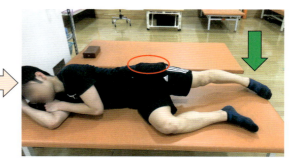

図10　大腿筋膜張筋・中殿筋ストレッチ
大腿筋膜張筋や中殿筋は側臥位で収縮させたあとに、内転方向へストレッチを行う。この動きを繰り返し行うことで、側面の伸張性が改善される。

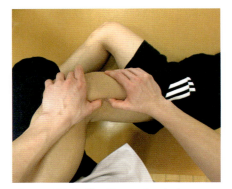

図11 腸脛靱帯周囲のモビライゼーション
腸脛靱帯や周囲の脂肪組織も含む軟部組織のモビライゼーションを行う。
患者を側臥位とし、患肢を治療者の脚に乗せて、リラックスさせた状態で行う。

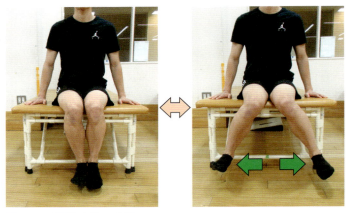

図12 股関節内旋可動域 ex.
股関節の内旋制限を呈している症例は外側荷重となりやすいため、内旋方向の可動域を改善するような運動を指導する。

② Ober test 陰性で、腸脛靱帯に硬さがないタイプ

　症例数は少ないが、このようなタイプも臨床では存在する。この場合、腸脛靱帯周囲の柔軟性には問題ないことが多いため、殿筋群のストレッチングの必要はない。それでも、腸脛靱帯に硬さがあるタイプと同様に圧痛を確認し、軟部組織に問題があればモビライゼーションを行う。

　力学的ストレスの特徴として、反対側の骨盤下制による近位側での伸張ストレスが問題となりやすい。反対側の骨盤下制により、患側股関節は相対的に内転位となる。このため大殿筋上部と中殿筋、大腿筋膜張筋が伸張位となり、腸脛靱帯近位部の付着する筋が伸張される。この結果、腸脛靱帯が近位側に引っ張られた状態で、遠位側が動かされるため伸張や摩擦のストレスを生じやすくなる。Ober test が陰性であり、腸脛靱帯に硬さが認め

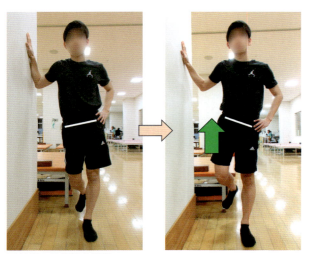

反対側の骨盤挙上運動　　　　　　　　　　　サイドブリッジ

図13 体幹・股関節周囲へのアプローチ
反対側の骨盤挙上運動やサイドブリッジなどの体幹や股関節の安定化を図る運動を指導する。

られないタイプは、このような機序で痛みが発生していると考える。

この原因に対する治療として、立脚期での股関節、骨盤の安定性を目的としたアプローチを行う。具体的には、立位で患側の片脚立位姿勢から、反対側の骨盤を挙上させる運動や、サイドブリッジでの体幹も含む股関節周囲の運動を指導する（図13）。

腸脛靭帯に硬さがあるタイプも、硬さがないタイプも、リハビリテーションを行いながら、並行してランニング等のスポーツ動作での疼痛出現を確認する。症例によって復帰時期は異なるが、疼痛などの臨床症状を考慮しながら運動強度を上げていきスポーツ復帰を果たす。

5 要 約

- 腸脛靭帯炎はランニングやサイクリングで生じやすい慢性のスポーツ障害である。
- 腸脛靭帯は近位側を大殿筋、中殿筋、大腿筋膜張筋と付着し、遠位側は Gerdy 結節、膝蓋骨、大腿骨外側上顆に付着する。
- 腸脛靭帯炎の簡便なストレステストとして、Ober test や Grasp test が用いられる。
- 腸脛靭帯が硬いタイプは、柔軟性の改善や外側荷重の改善が治療のアプローチとなることが多い。
- 腸脛靭帯に硬さがないタイプは、腸脛靭帯周囲の脂肪組織中心にモビライゼーションや反対側骨盤下制、股関節の内転荷重の改善が治療のアプローチとなることが多い。

文献

1) Taunton JE et al. a Retrospective case-control analysis of 2002 running injuries. Br J Sports Med. 95-101. 36; 2002.
2) Hammer N et al. A preliminary technical study on sodium dodecyl sulfate-induced changes of the nano-structural and macro-mechanical properties in human iliotibial tract specimens. Journal of the Mechanical Behavior of Biomedical Materials. 164-173, 61; 2016.
3) Birnbaum K et al. Anatomical and biomechanical investigation of the iliotibial tract. Surgical Radiologic Anatomy 26(6)：433-446
4) 三浦真弘，他：腸脛靭帯の構成線維とその機能解剖学的意義について. 臨床解剖研究会記録 No6：6〜7，2006
5) 三浦真弘，他：腸脛靭帯遠位部の線維構築と大腿 - 膝外側支持機構との関連性について No7：20〜21，2007
6) 林典雄：運動療法のための機能解剖学触診技術　下肢・体幹　改訂第2版. 株式会社メジカルビュー社. 東京. 2012.
7) Tamai K et al. MR findings in iliotibial band syndrome. Skeletal Radiology 26 533-537. 1997.
8) 園部俊晴：園部俊晴の臨床　膝関節. 運動と医学の出版社. 神奈川. 2021.
9) 林典雄，他：運動器疾患の機能解剖学に基づく評価と解釈　下肢編. 運動と医学の出版社. 神奈川. 2019.
10) Fairclough J：The functional anatomy of the iliotibial band during flexion and extension of the knee：implications for understanding iliotibial band syndrome. Journal of anatomy309-316, 208; 2006.

II 膝関節

9 鵞足炎

橋本 昂史朗

1 はじめに

鵞足炎は腱停止部（縫工筋腱・薄筋腱・半腱様筋腱）の付着部の炎症症状であり、主にスポーツなどにおけるオーバーユース症候群として、腸脛靱帯炎（ランナー膝）や膝蓋腱炎（ジャンパー膝）と共に代表的な病態とされている[1]。スポーツ整形外科を有する病院やクリニックでは、非常に多く散見される膝関節疾患の1つであるが、一般整形外科でよく見られる変形性膝関節症を呈する症例でも、鵞足炎を発症していることは珍しくない。つまり、若年者から高齢者までの幅広い年齢層で鵞足に痛みを生じていることが分かる[2]。

したがって、鵞足炎の病態、評価方法、リハビリテーションを理解しておくことは、幅広い年齢層の膝の内側の痛みを治療する上で重要であり、多くの症例において治療の一助になると考えられる。以上のことから、本稿では、鵞足炎の概要と病態、そして理学療法の目的である復帰までの治療とその考え方について述べる。

2 発生機序と病態

鵞足の機能解剖を理解することで、鵞足炎の発生機序や病態予測が可能となるだけでなく、実際のリハビリテーションや痛みの再燃の予防に繋げることができる。

スポーツ外傷に限らず日常生活でも発生しやすい本疾患は、繰り返し発症している症例が臨床では散見され、再発を予防する取り組みも重要である。以上を踏まえ、鵞足炎を診るにあたって重要な機能解剖、発生機序、診断までを解説する。

▶ 機能解剖

鵞足は縫工筋、薄筋、半腱様筋で構成され、付着部の腱が扇状に拡がって脛骨粗面内側に付着している。これが鵞鳥の足のような形をしていることから鵞足と呼ばれている。これらの3つの筋肉は、前方から縫工筋、薄筋、半腱様筋の順で脛骨粗面内側に付着している（図1）。また、縫工筋は筋膜と一体となり縫工筋膜として膝関節内側面の第1層を構成しており、その深層に薄筋、さらにわずか深層に半腱様筋の順で走行している（図2）。そして、鵞足よりも深層に位置する内側側副

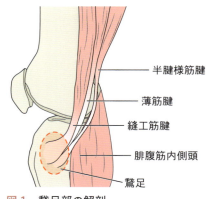

図1 鵞足部の解剖

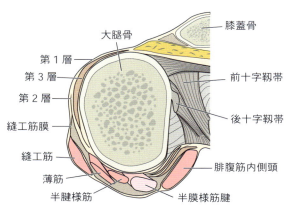

図2　鵞足部　大腿骨遠位部の断面図
縫工筋は筋膜と一体となり縫工筋膜として膝関節内側面の第1層を構成しており、その深層に薄筋、そのわずか深層に半腱様筋の順で走行している。

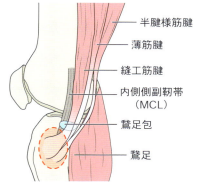

図3　鵞足包

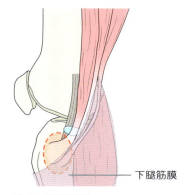

図4　下腿筋膜

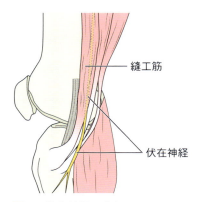

図5　伏在神経の走行

靱帯（medial collateral ligament; MCL）浅層の間には鵞足包が存在し、両者の滑走を潤滑にしている（図3）。

鵞足を構成する3つの筋肉の作用については、各筋肉を個別にアプローチする上で理解しておく必要がある。縫工筋は股関節屈曲、外転、外旋、膝関節屈曲、内旋の作用、薄筋は股関節内転、内旋、膝関節屈曲の作用、半腱様筋は股関節伸展、内転、内旋、膝関節屈曲の作用がある。

また、臨床上重要なこととして、鵞足の構成筋は下腿筋膜に付着しており、周辺組織と密に関係している。例えば、下腿後内側部には腓腹筋内側頭を覆う形で下腿筋膜が存在し（図4）、薄筋と半腱様筋はその筋膜に一部付着しているため、外傷や炎症によってこの部位に癒着や滑走障害がしばしば起こる[3]。すなわち、薄筋、半腱様筋の障害では、下腿筋膜を含めた腓腹筋内側頭との滑走も考慮する必要がある。

また、縫工筋腱は扁平な腱膜となって表層の筋膜層に付着し、薄筋腱と半膜様筋腱を上から包み込むように停止する。これらの構造から、膝関節の外反や下腿外旋位のアライメントを呈するような症例では、鵞足構成筋の過度な収縮が起こり、付着部での伸張ストレスや先述した鵞足滑液包への摩擦ストレスが誘発され、膝関節の内側部痛として訴えられることが臨床では散見される。

もう一つ縫工筋と関係しているのは伏在神経である。伏在神経は大腿遠位部では縫工筋のすぐ深層を走行し、伏在神経膝蓋下枝は縫工筋または縫工筋腱部を貫通することもある（図5）。そのため、縫工筋の短縮や滑走障害は伏在神経由来の疼痛や痺れ、感覚障害を引

き起こす。伏在神経の支配領域は、膝前面、内側面から下腿内側面であり、この部分の手のひらで表すような範囲の疼痛は縫工筋が関与している可能性がある。

▶ 発生機序

鵞足炎の発生機序としては、明らかな受傷機転がある場合とない場合がある。明らかな受傷機転がある場合は、外傷などにより膝関節の外反あるいは外旋強制、またはどちらも生じることで鵞足炎が発症する。受傷機転がない場合は、ランニングなどのスポーツ動作などで膝関節の外反、外旋といった力学的負荷が繰り返されることで鵞足炎が発症する（図6）。

鵞足炎の病態は大きく分けて2つあり、1つが鵞足腱障害で、もう1つは鵞足包の炎症である。膝関節の外反や外旋の強制により、鵞足を構成する筋群に筋攣縮や短縮が生じること、また、それらの筋群と周辺組織の癒着が基盤となって発症する。鵞足腱障害は筋攣縮による腱自体の問題や組織間の摩擦負荷、腱部分の牽引負荷により疼痛が生じる。一方、鵞足包炎はMCL浅層との間にある鵞足包の摩擦負荷の増加により、疼痛や腫脹が生じると筆者は考えている。筆者の経験上、臨床においては、鵞足包炎と比べて鵞足腱障害の方が遭遇することが多い印象がある。

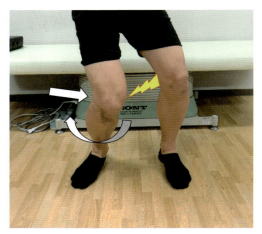

図6　発生機序
明らかな受傷機転がある場合は、外反あるいは外旋強制、またはどちらも生じることで鵞足炎につながる。受傷機転がない場合は、同じく外反、外旋といった力学的負荷が繰り返されることで鵞足炎につながる。

表1　筋攣縮と筋短縮

臨床所見	筋攣縮	筋短縮
圧痛	＋	－ or ±
伸張位緊張	高い	高い
弛緩位緊張	高い	低い
等尺性収縮時痛	＋	－

先述した通り、鵞足腱障害の病態には鵞足における筋攣縮と筋短縮が大きく関わっている。ここで、筋攣縮と筋短縮の発生機序や相違点を簡単に説明する（表1）。筋攣縮とは、筋の痙攣と虚血が生じている状態のことをいう[4]。臨床においてこの筋攣縮という状態は、膝外反もしくは膝外旋位といったアライメント不良が基盤になり繰り返される力学的負荷が要因となることが多い。これを鵞足炎で考えると、膝外反もしくは膝外旋位では、鵞足腱が伸張位となることから、鵞足構成筋が収縮と伸張を繰り返し筋攣縮が生じると考えられている。また、一度膝外反が強制されると、伸張された鵞足部に炎症をきたし筋攣縮につながることもある。

一方、筋短縮とは、筋の伸張性が欠如した状態のことを意味し、筋線維を構成する筋節の減少により生じる筋実質部の伸展性低下と、関節の不動や運動不足により生じる筋膜の線維化のことである。これは外傷後の関節の不動などが要因になることが多い。

この筋攣縮と筋短縮は、臨床では混在していることが多い印象がある。これらを踏まえ、問診にて経過を聴取し病態を予測する必要がある。

　また、筋攣縮や筋短縮以外で生じる鵞足炎の発生原因として、鵞足周辺組織との癒着による滑走障害がある。隣り合う鵞足構成筋自体の滑走障害や密接した組織であるMCL、腓腹筋内側頭、伏在神経などとの滑走障害も起こりうる。これはほとんどの症例でみられ、疼痛や可動域制限、筋力低下の原因となる。

　以上を踏まえると、アライメント不良による力学的負荷の増加や外傷後の関節の不動や滑走性低下などにより、鵞足構成筋が筋攣縮や筋短縮を引き起こし鵞足炎へとつながる。また、隣り合う鵞足構成筋自体または密接した他の組織との滑走障害でも鵞足炎を生じることになる。

▶ 症状と診断

　鵞足炎の主な症状は疼痛であり、スポーツなどの活動時や階段の降段にて疼痛を訴えることが多い。疼痛部位の示し方は局所的で、まさに脛骨粗面内側の鵞足部に圧痛を認める。しかし、3つの鵞足構成筋を触診にて鑑別するのは難しい。その場合には各筋肉の伸張テストにて疼痛の原因となっている筋肉を鑑別する。伸張テストにて最も疼痛を発しやすいのは薄筋[2]であり、臨床においても薄筋に疼痛を認めるケースが多い印象にある。

　まずは、問診にて疼痛の部位や経過、どのような時に痛いのか、外傷があったかなどを聴取する。先述したように問診は病態を理解する上で非常に重要である。問診では外傷や手術の既往があれば、その後の経過、疼痛部位を詳細に聴取することで、病態の把握や他の組織との鑑別の一助となる。

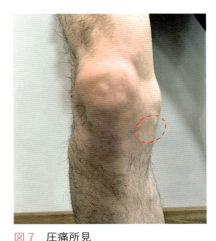

図7　圧痛所見
鵞足炎の圧痛は鵞足構成筋停止部よりも脛骨内側顆下部に多く、これは鵞足構成筋が脛骨内側顆との摩擦で痛みが生じるためだと考えている。

　次に、圧痛所見を確認する（図7）。圧痛が確認でき鵞足炎が疑われる場合は、鵞足構成筋の伸張テストを行う。この圧痛所見と伸張テストは必ず組み合わせて行う必要がある。なぜなら、内側部には疼痛を発しやすい組織がいくつかあり、それらとの鑑別が必要だからである。特に、MCL損傷を鑑別する外反ストレステスト、半月板損傷を鑑別するMcMurray testでは、膝の外反や外旋を伴うため、鵞足炎のみの状態でも陽性になる場合がある。そのため、圧痛所見と伸張テストは必ず組み合わせて行う必要がある。

　また、半膜様筋、伏在神経、内側の膝蓋下脂肪体、内側膝蓋支帯の圧痛部位は鵞足炎の圧痛部位と隣接しているため間違えやすい。圧痛部位を正確に把握し、鵞足炎と鑑別する必要がある。そして、鵞足炎の圧痛は鵞足構成筋停止部よりも脛骨内側顆下部に多く、これは鵞足構成筋が脛骨内側顆との摩擦で疼痛が生じるためだと考えている。さらに、薄筋の場合は、股関節中間位で外転し、伸張させた状態での筋腹の圧痛も認められることが多い（図8）。一方、鵞足の最深部に位置する半腱様筋の部分で痛みを生じているケースは

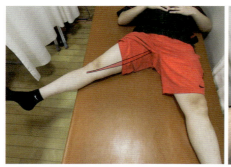 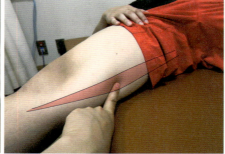

a. 薄筋の伸張位　　　　　　　　　　　b. 薄筋筋腹の圧痛部位

図8　薄筋筋腹の圧痛所見

臨床では少ない印象である。

3　治療について

　この項目では、鵞足炎に対する治療について解説する。鵞足炎の治療を考える上で、基本的に選択される治療は保存療法である。

　医師による投薬などと連携し、適切なリハビリテーションを実施していくことが鵞足炎改善の鍵となる。具体的な治療方法については、"リハビリテーションの実際"で解説をしているので、そちらを参照されたい。

▶ 保存療法

　鵞足炎に対する保存療法で、重要な役割を果たすのがリハビリテーションである。すなわち、理学的評価から痛みの原因組織を特定し、それを助長する力学的負荷までを考えることが臨床では重要である。

　鵞足の痛みは、伸張負荷と摩擦負荷の繰り返しによって生じている。したがって、治療方針はそれらの力学的負荷を減らすことが目的となる。

　鵞足構成筋自体の問題、あるいは周辺組織との滑走障害、その両方が混在している状態など、患者一人ひとりに適したリハビリテーションを実施していく。

　詳しくは次項の"リハビリテーションの実際"で解説しているため、そちらを参照されたい。

4　リハビリテーション

　ここまで、機能解剖から発生機序、治療方針を解説した。それらを踏まえ、鵞足炎に対してどのように運動療法を進めていくかを具体的に解説する。

　鵞足構成筋に対するアプローチはもちろん重要であるが、スポーツ現場や競技に復帰する際は、負荷量の調整にも注意していただきたい。また、ここでは臨床で多い保存療法の症例を例に解説をしていく。

▶ リハビリテーションの考え方

鵞足炎のリハビリテーションでは、発生機序を明確にしておくことが重要になる。先述したが、鵞足の痛みは外傷なく発生することもあれば、手術や外傷を起点として発症することも臨床では散見される。したがって、問診は重要であり、その後の整形外科テストと併せて病態を考える必要がある。

また、鵞足の痛みは、伸張負荷と摩擦負荷の繰り返しによって生じることが多い。特に、臨床では薄筋に滑走障害が起こることが多いが、伸張テストを各筋に選択的に行うことで、原因組織を絞り込んでいく。鵞足構成筋の柔軟性や滑走性の改善に対しては、等尺性収縮とストレッチングを用いると効果的である。Ib 抑制による筋緊張の緩和や、筋ポンプ作用による筋内発痛物質の排除の効果[5] を期待して施行する。さらに、そこへ選択的なストレッチングを組み合わせることで、さらなる柔軟性向上が期待できる。

また、動作分析では膝関節内反モーメントと内旋モーメント[*]に着目すると、原因となる力学的負荷を考えやすくなる。

一方で、鵞足部付近には多くの組織が存在しており、圧痛や Knee-in 姿勢による膝外反では鵞足構成筋以外の組織もストレスを受け、疼痛を誘発する可能性がある。そのため、鵞足構成筋へアプローチをしても疼痛が全く変わらないようであれば、鵞足構成筋以外の組織の可能性も視野に入れ、改めて評価をし直すことも必要な対応である。

> **POINT**
> 関節モーメントの表記には、外部モーメントの表記と、内部モーメントの表記があるが、この書籍では内部モーメントの表記で統一している。

▶ リハビリテーションの実際

【急性期】

急性期は、炎症により鵞足構成筋や鵞足部滑液包といった膝関節内側周囲組織に腫脹が認められ、組織損傷を伴っていることが多い。したがって、無理に運動を継続したり、過度なトレーニングを行ったりすると、炎症を悪化させる可能性がある。また、本疾患は適切な処置を受けずに競技を継続してしまうケースが少なくなく、患部の炎症の悪化に伴って万全な状態での復帰が滞ってしまうことが考えられる。

以上のことから、急性期には RICE 処置が大切であり、患者の負荷量を調整するのもセラピストの重要な役割である。

【回復期～復帰まで】

この時期では、鵞足部に加わる伸張負荷と摩擦負荷の改善について考えていく。各筋の伸張性や滑走性の低下、過緊張などを改善することが患部への負荷の軽減に繋がる。

鵞足構成筋の中で疼痛を発している筋肉を特定する伸張テストでは、各々の筋肉を伸張位にて膝の屈伸運動を行い疼痛の有無を確認すると分かりやすい[6]。

縫工筋の伸張テストでは患側を上にした側臥位で健側の下肢は股関節屈曲位にし、股関節伸展、内転、内旋位で膝の屈伸運動を行う（図 9）。

薄筋の伸張テストでは背臥位で患側股関節を内外旋中間位で外転させ、ベッド端に下ろし膝の屈伸運動を行う。その際に健側が股関節内転の代償運動が出ないように注意する（図 10）。

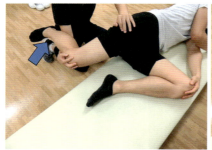
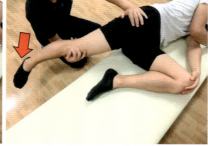

a. 伸張位にて膝屈曲　　　　b. 伸張位にて膝伸展

図9　縫工筋の伸張テスト
患側を上にした側臥位で健側の下肢は股関節屈曲位にし、股関節伸展、内転、内旋位で膝の屈伸運動を行う。

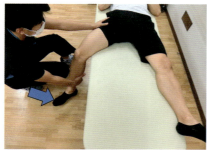
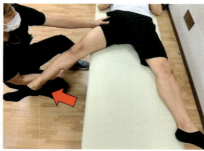

a. 伸張位にて膝屈曲　　　　b. 伸張位にて膝伸展

図10　薄筋の伸張テスト
背臥位より患側股関節を内外旋中間位で外転させ、ベッド端に下ろし膝の屈伸運動を行う。その際に健側が股関節内転の代償運動が出ないように注意する。

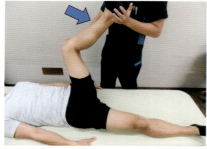
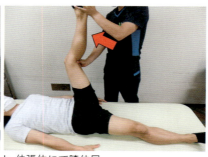

a. 伸張位にて膝屈曲　　　　b. 伸張位にて膝伸展

図11　半腱様筋の伸張テスト
膝関節屈曲位の状態から股関節を屈曲し、最終域付近で膝の屈伸運動を行う。

　半腱様筋の伸張テストでは背臥位で膝関節屈曲位の状態から股関節を屈曲し、最終伸展域付近で膝の屈伸運動を行う（図11）。これらの伸張テストで疼痛が誘発されれば、その筋肉が治療対象の筋肉となる。
　また、動作時痛を有する症例では、膝外反あるいは膝外旋動作を実際に行い、疼痛が出現するかを確認する。筆者はスクワット姿勢からKnee-inに誘導して疼痛の有無を確認するストレステストを行っている（図12）。
　これらのテストを行い、鵞足構成筋のうち柔軟性低下した筋肉に対しては、等尺性収縮

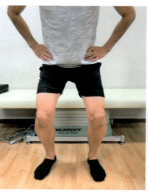
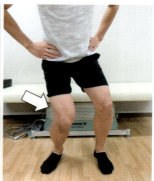

a. スクワット姿勢　　　　b. Knee in 姿勢

図12　スクワット姿勢からのストレステスト

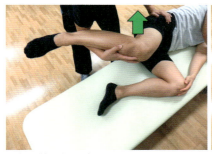
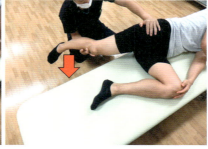

a. 軽い等尺性収縮　　b. ストレッチング

図13　縫工筋に対する軽い等尺性筋収縮からストレッチング

股関節屈曲・外転・外旋方向へ軽い等尺性収縮（運動方向は▬▶）を5秒ほど行い、その後、膝関節伸展、股関節伸展・内転・内旋方向（▬▶）へストレッチングを加える。

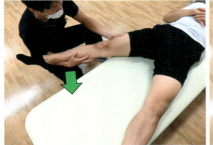
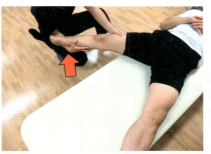

a. 軽い等尺性収縮　　b. ストレッチング

図14　薄筋に対する軽い等尺性筋収縮からストレッチング

股関節軽度外転位から内転方向へ軽い等尺性収縮（運動方向は▬▶）を5秒ほど行い、その後、股関節中間位のまま外転方向（▬▶）へストレッチングを加える。

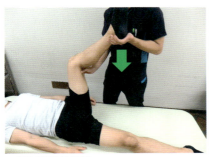
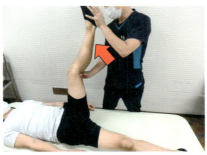

a. 軽い等尺性収縮　　b. ストレッチング

図15　半腱様筋に対する軽い等尺性筋収縮からストレッチング

股関節屈曲位から膝関節屈曲方向へ軽い等尺性収縮（運動方向は▬▶）を5秒ほど行い、その後、膝関節伸展、股関節屈曲方向（▬▶）へストレッチングを加える。

を各筋伸張位にし、その肢位で痛みを伴わない軽い等尺性収縮を行ってもらう。5秒ほど行い、さらに伸張位に動かしストレッチングを加える（図13～図15）。これを繰り返し行うことで治療対象となる筋肉の柔軟性向上を得ることができ、その場で膝関節内側部の痛みが減弱、もしくは消失することが経験できる。

　組織間の滑走障害に対しては、徒手による滑走の改善、収縮と伸張の繰り返しによる滑走の促進を行っている。徒手による滑走の改善は、治療対象となる筋肉を直接把持し徒手的に動かすことで滑走の改善を図る（図16）。始めは小さい範囲で動かし、滑走性の改善とともに徐々に大きく動かしていく。また、収縮と伸張の繰り返しによる滑走の促進は自動介助運動で行うとよい。開始肢位は伸張位とし、軽い収縮を行いながら短縮位まで

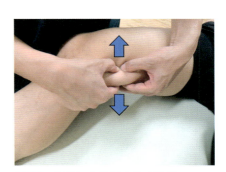

図16　徒手による滑走性の改善

治療対象となる筋肉を直接把持し徒手的に動かすことで滑走の改善を図る。
始めは小さい範囲で動かし、滑走性の改善とともに徐々に大きく動かしていく。

誘導する。(図17)。滑走が改善してくると、伸張位に動かした際の可動域が拡大していくのが分かる。

また、半腱様筋の疼痛で疼痛を生じやすい部位としては、半腱様筋と半膜様筋の間がある。この部位は鵞足部よりも近位で圧痛を生じることが多く、2つの筋肉の滑走性が低下しやすい部分である。内側ハムストリングスを触診した際に半腱様筋腱と半膜様筋腱の間に指を入れると疼痛を確認できる（図18）。この部位に痛みを生じる場合は、半腱様筋腱と半膜様筋腱を引き離すように徒手的にモビライゼーションしていく。

これまでの局所的な治療で、疼痛の発している筋肉の圧痛が軽減されたら、スクワット姿勢からのストレステストや階段の降段など疼痛が誘発される動作を実際に行い、疼痛を確認する。疼痛が治療前と比べ、半分以下に改善しているようであれば、疼痛の発している筋へのアプローチを自主トレでも行えるよう指導する。疼痛の改善がそれほどみられない場合は、別の組織が疼痛の原因となっている可能性が高いため、治療対象となる筋肉を今一度精査する必要がある。ただし、長時間走らないと疼痛が誘発されない、実際に競技を行わないとわからないというような症例では、段階的にジョギングや競技を行い疼痛の程度を確認してもらう。また、膝外反・外旋といったアライメント不良が競技中のどのシチュエーションで起こっているかを確認し修正する必要がある。これにはフォームの改善

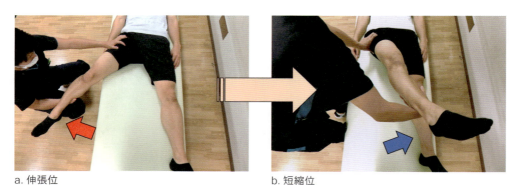

a. 伸張位　　　　　　　　　　　　　　　b. 短縮位

図17　収縮と伸張の繰り返しによる滑走の促進
収縮と伸張の繰り返しによる滑走の促進は自動介助運動で行うとよい。開始肢位は伸張位から軽い収縮を行いながら、短縮位まで誘導する。

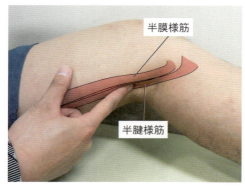

図18　半腱様筋腱と半膜様筋腱の間

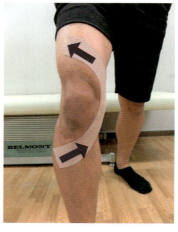

図19　テーピングの一例
脛骨内旋・大腿骨外旋方向にテンションを加え、膝外旋を抑制している。
膝外反・外旋を抑制するテーピングを施行すると効果的である。

や膝外反・外旋を抑制するテーピング（図19）やインソールが有効である。

そして、元の競技レベルに戻るまでには段階的な復帰が重要であると考えている。これは鵞足部に疼痛のない、もしくはかなり少ない範囲で徐々に運動強度を上げていく。鵞足炎により一度競技から離れると、筋力低下を引き起こしすぐには元の競技レベルには戻れない。特にトレーナーのいない部活や社会人は段階的な復帰が難しいため、しっかりと運動強度とそのスケジュールを指導する必要がある。

5 要　約

● 鵞足は縫工筋、薄筋、半腱様筋で構成され、特に薄筋が最も疼痛を発しやすい。

● 鵞足炎の病態は2つあり、1つが鵞足腱障害で、もう1つは鵞足包炎である。

● 鵞足炎の疼痛の原因は鵞足構成筋自体の柔軟性の低下や鵞足構成筋と密接する組織との滑走障害である。

● 鵞足構成筋それぞれの伸張テストやストレステストを行い痛みの部位の特定し、治療後は治療効果の判定を行う。

● 治療では鵞足構成筋自体の柔軟性向上と滑走性の改善、アライメント不良による力学的負荷の軽減を行い、疼痛の改善を目指す。

● 競技復帰に際しては、鵞足部に疼痛がない、もしくはかなり少ない範囲で段階的に運動負荷を上げていく必要があり、その運動負荷やスケジュールの指導も行う。

文献

1) 浦辺幸夫：膝オーバーユース障害予防と治療における理学療法的アプローチ. 臨床スポーツ医学 38(5)：560-565，2021.
2) 園部俊晴：園部俊晴の臨床「膝関節」. 運動と医学の出版社，神奈川，2021.
3) Tomoyuki Mochizuki：Pes anserinus：Layered supportive structure on the medial side of the knee. Clinical Anatomy 17：50-54, 2004.
4) 赤羽根良和：肩関節拘縮の評価と運動療法. 運動と医学の出版社，神奈川，2013.
5) 赤羽根良和：足部・足関節痛のリハビリテーション. 洋土社，東京，2020，p99
6) 赤羽根良和・林典雄：鵞足炎におけるトリガー筋の鑑別検査. 理学療法ジャーナル：175-179，2012

II 膝関節

10 膝蓋腱炎

田中 龍太

1 はじめに

膝蓋腱炎は、頻回な跳躍動作や方向転換、着地時による踏み込み動作などのスポーツ活動中に発症する事が多い障害であり、その多くは大腿四頭筋を中心とした膝伸展機構への伸張負荷の繰り返しによるものである。また、重症化するケースは少ないが再発率が高く、管理の難しい疾患とされている[1]。これまでに、膝蓋腱炎に対する有効な治療法の報告はいくつかあるが、予防法に関しては有効なものが確立されていないことが懸念されている[2]。

スポーツ種目は、バレーボール、ハンドボール、バスケットボール、陸上、サッカーなどのジャンプやランニング動作を繰り返すスポーツに頻発し、発症年代は、活動量の多い若年者に多いとされる[3]。また、膝蓋腱炎はその発生機序からジャンパー膝と呼ばれることもある。基本的な治療としては、運動量の調整や局所の炎症を抑える保存療法が主流である。炎症初期の痛みは、スポーツ中の決まった動作時に出現するが、慢性期では歩行などの日常生活時にも出現し、その後、難治性になる場合があるため、炎症初期からの介入が重要である。

本稿では、スポーツ活動中のオーバーユースに伴う膝蓋腱炎を中心に解説する。

2 発生機序と病態

本稿では、膝蓋腱炎の発生機序とそれに伴う病態について解説する。膝蓋腱の解剖とその機能について把握し、その発生機序を明らかにすることで疼痛の改善や再発を予防することにも繋がる。

膝蓋腱炎は、問診や徒手検査、画像診断といった総合的な評価が重要である。腱の変性の程度を予想するためにも、特に疼痛の初回発生からの時期、疼痛の程度や頻度を把握することが非常に重要となる。

▶ 機能解剖

機能解剖については膝蓋腱断裂で解説した内容と同様であるため、そちらを参照していただきたい（p202 参照）。

▶ 発生機序

　膝蓋腱炎の主な発生機序は、膝蓋腱への過大な大腿四頭筋の求心性・遠心性収縮や膝の過外旋で起こる膝の捻じれによる伸張ストレス（力学的負荷）が、繰り返し起こることによって発症する。特に、階段昇降時、走行時、ジャンプ動作、踏み込み動作時に痛みを生じることが多い。また、膝蓋腱炎は、腱実質や付着部に炎症性細胞が浸潤、その後変性し、組織間の滑走障害を引き起こしていくオーバーユースの疾患とされている[3)4)]。

　膝蓋腱周囲に対するストレスによって、新生血管の増生やサイトカイン（細胞から分泌されるタンパク質）の放出を局所で起こし、腱の変性に移行していく。炎症期では膠原線維の解離が生じ、慢性期では、炎症細胞の浸潤を伴わない線維芽細胞の増殖、粘液あるいは硝子変性、フィブリノイド壊死、微小血管の増生、膠原線維の配列の乱れなどの病理組織像が明らかとなっている。つまり、慢性膝蓋腱炎は腱の炎症ではなく、腱の変性が病態の主体とされている[5)6)]。

　発症リスクとしては、若年者、高身長であることが挙げられる[7)]。加えて、運動時間が長い場合や、床面がコンクリートなど固い状況の場合に有病率は高くなると報告されている[8)]。

▶ 症状と診断

　膝蓋腱炎の症状は、炎症期と慢性期で異なる。炎症期では、先述したように新生血管の増生やサイトカインの放出を局所で起こすことから、主に伸張痛、圧痛、収縮抵抗時痛など、局所にある程度強い刺激を受けた際に疼痛が生じやすい。一方、慢性期では、組織が変性をきたしているため、歩行時などの日常生活動作程度の刺激でも疼痛が生じ、重症化した際には安静時でも痛みを有する場合が多い。

　診断に関して、軽度の症例では画像を必要とせず、疼痛の発生状況と診察初見で診断がつくことが多い[9)]。一方で、重症例や何度も繰り返し発症してしまう症例に関しては、膝蓋大腿関節のアライメントを単純X線画像で評価することは重要である。

　加えて、圧痛や抵抗時痛などによる触診と MRI やエコーなどによる画像所見を併せて診断を行う。MRI画像では、炎症病変と同様に、炎症部位は高輝度陰影や肥厚を示す（図1）。

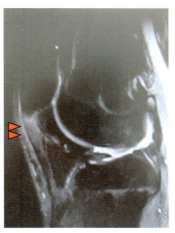

図1　MRI 高輝度陰影
発症後の膝蓋腱は白く高輝度陰影を呈し、肥厚している場合がある。

3　治療について

　当院では、膝蓋腱炎に対する積極的な手術例は少ない。基本的には、膝蓋腱周囲の組織間の滑走障害に対する薬物療法や運動療法による保存療法が主流である。滑走障害を生じている腱周囲の組織に、生理食塩水、ブドウ糖などの注射を実施することで滑走障害の改善や、組織修復を促すことで、疼痛を軽減・除去させる。しかし、難治性で疼痛期間が長期にわたる場合、炎症により硬化・変性した症例に対しては手術適応となる。Golmanら[10]は、膝蓋腱の肥厚が11.5 mm以上のものは、保存療法に抵抗し、8.8 mm以上のものは部分断裂がみられる症例が多いことを報告している。手術に際しては、肥厚、変性した腱、炎症により併発した膝蓋下脂肪体（Infrapatellar Fat Pad：IFP）の肥厚部分、タナなどの軟部組織を除去し、場合によっては断裂腱の縫合手術を実施する[11]。

　近年では、病的新生血管に対して塞栓術を行い、炎症を改善する運動器カテーテル治療法[12]や、エコーガイド下で超音波吸引治療を用い、変性した組織を超音波振動で剥離・吸引する低侵襲手術療法も海外を中心に実施され、有効性が認められる報告がみられる[13]。

4　リハビリテーション

　ここまで、病態や治療の基本的な考え方を解説した。本項では、それらを踏まえた上で、我々が普段どのように膝蓋腱炎の症例に対して運動療法を施行しているのかを紹介する。

　特に、疼痛の生じる時期や疼痛発生からの状況を知ることと、姿勢などに関わる評価が非常に重要である。どの時期にどの程度の運動負荷をかけていくか、日々の臨床の一助にしていただきたい。また、ここでは臨床で多い保存療法の症例を例に解説をしていく。

▶ リハビリテーションの考え方

　膝関節は、二関節筋の大腿直筋と単関節筋の内側広筋、外側広筋、中間広筋の4つの筋肉で構成されている。単関節筋は関節の安定性を、二関節筋は動作時の出力を主に担う関係性を持っている。しかし、単関節筋が何らかの影響で良好に作用せず、二関節筋がどちらの作用にも大きく寄与することによって強い炎症が生じると考えられる。

　膝蓋腱炎を呈しやすい膝関節は、踏み込み動作やジャンプ動作時に大腿直筋に依存した姿勢を有していることが多い。具体的には、骨盤後傾位、後方重心での支持動作である（図2）。そのため、膝関節単関節筋である内側広筋、外側広筋、中間広筋の働き、特に内側広筋の収縮の評価が重要である。さらに、二関節筋である大腿直筋に関与する股関節の評価や足関節の評価を行い、荷重時の後方重心の改善が必須である。また、圧痛点が膝蓋腱内側にある場合が多いことから[3]、膝関節の過外旋障害によるストレスの回避が重要である[14]（図3）。

　膝蓋腱炎のような炎症性疾患のリハビリテーションは、痛みの強さ、種類にあわせた運動強度の設定が重要である（表1、表2）。重症度が軽症の場合は、消炎治療が中心であり、運動強度の調整で復帰までの期間は短期間で済むことが多いが、安静時痛もみられる中等度や重症の場合は、しっかりとした安静期間を設ける必要がある。その後、痛みは、安静

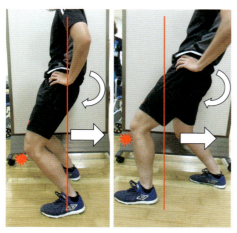

図2　骨盤後傾による後方重心の荷重姿勢
着地や踏み込み動作時に骨盤が後傾し、後方重心による荷重姿勢によって膝蓋腱に過度なストレスが加わる。

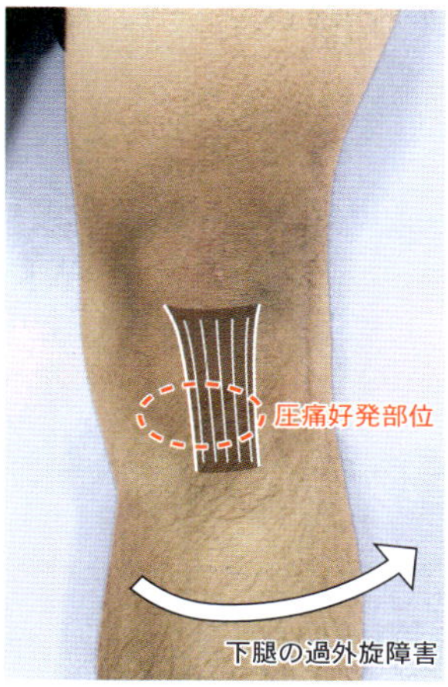

図3　膝蓋腱炎の発生部位（左膝）
腱の中央から内側部分に圧痛や収縮痛を訴えることが多い。
これは下腿の過外旋障害の一種と考えられる。

表1　痛みの強さと重症度の関係

	軽症	中等度	重症
安静時痛	−	±	+
伸張痛	±	+	+
圧痛	±	+	++
収縮痛	−	±	+
抵抗痛	±	+	++

痛みの評価
Numerical Rating Scale (NRS)

− : 0
± : 3以内
+ : 4〜6
++ : 7以上

表2　重症度とリハビリテーションの内容

重症度	主なリハビリテーション
軽度	アイシングや運動量の調整で初期に痛みは消失しやすい。患部のストレッチや筋力 ex. を行う。痛みが出やすい動作は控えさせる。
中等度重度	安静時痛が落ち着くまでは安静期間を設ける。アイシング、ストレッチ、患部外筋力 ex. を中心に行う。患部には NRS3 以内の筋力 ex. を行う。抵抗痛が NRS3 以内に改善すれば自転車エルゴメーターやジョギング程度の動きを行っていく。

運動強度の決定方法
■ NRS3 以内で運動量や運動強度を調整して進める。

※長期間痛みを有していた症例において、圧痛がなくなるには時間を有する

時痛が消失し、ストレッチなどの伸張痛、抵抗痛が軽減し始めてから、自転車エルゴメーターなどの半荷重運動、ゆっくりとしたジョギング程度の軽度の運動を開始すると良い。理学所見の中では、圧痛の消失が最も遅いため、その後の運動強度のあげ方は、運動時の痛みが、Numerical Rating Scale（NRS）で2〜3以内とし、負荷量を調整する。そのため、リハビリテーションは発症からの日数や安静の経過期間によってどのような理学療法を行うかではなく、痛みの状態と身体機能の改善で運動強度を設定する必要がある。

▶ リハビリテーションの実際

　膝蓋腱炎のリハビリテーションでは、術後のリハビリテーションのように時期に応じた対応では機能改善は困難である。そのため、本項では当院で行っている保存療法に対する物理療法や、ROM ex.、筋力 ex. などの治療内容における評価と実際について記載していく。

1. 膝蓋骨とIFPの評価と治療

　膝蓋腱炎にかかわらず、膝関節疾患において膝蓋骨の可動性は重要である。特に、IFPの硬化は痛みを引き起こし、膝関節の生理的な動きを阻害する。そのため、膝蓋骨とIFP、膝蓋上嚢の可動性の評価は必須である。膝蓋骨は、上下、左右を中心に全方位に十分な可動性がなければならない。評価は膝伸展位で行い、左右の動き、抵抗感を評価する（図4）。IFPと膝蓋上嚢に関しても同様に、押した時、つまんだ時、寄せた時などの柔軟性とその時の圧痛の有無を左右で比較して行う。これらの評価で可動性の悪い部分が確認できたら、その部分を中心にマッサージし、可動性を引き出していく。これらの運動は、ROM ex. や筋力 ex. に先立ち行うと効果的である。

　治療を行う時期については、疼痛の強い炎症期では、安静とアイシングを中心に行う。炎症が落ち着いてきた場合、特に動きの悪い部分は、温熱療法を開始し、拡散型衝撃波などの物理療法を併用して、動きを改善させていく。当院では、拡散型衝撃波を積極的に導入し、機能改善に生かしている。これについては次項を参照されたい。

　患者には、ROM ex. や筋力 ex. と同様に、理学療法前後の硬さの違いを認識させ、運動再開時には、運動前に柔軟性が獲得された状態で負荷量を上げていくことを理解させることが重要である。

2. 物理療法

　炎症疾患の患部に対して物理療法を行うことは効果的である。急性期の炎症反応を抑制し、腫脹や疼痛を軽減させることは重要であり、特に運動後の10分程度のアイシングは効果的である。そして、習慣的に行うように指導することがより重要となる。また、急性期以降の組織変性をきたしている場合、超音波治療による温熱効果により、患部の組織代謝の促しや拡散型衝撃波の使用が効果的である[15)16)]。拡散型衝撃波（Chattanooga社製：インテレクトRPW）（図5）は、炎症によって変性した組織に対して、代謝亢進、腱のリモディングを促進させる効果が報告されており、即効性もみられる。しかし、慢性炎症に

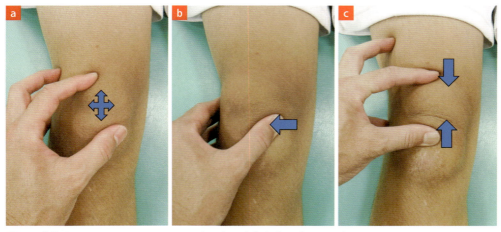

図4 膝蓋骨、Infrapatellar Fat Pad（IFP）、膝蓋上嚢の動きの評価
a：膝蓋骨を把持し、上下、左右、斜めの動きを左右で比較する。
b：IFPをつまんだり、押すことで、柔軟性を左右差で比較・評価する。
c：膝蓋上嚢をつまんだり、押すことで、柔軟性を左右差で比較・評価する。

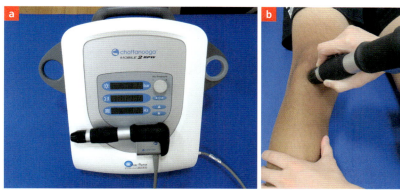

図5 拡散型衝撃波
a：Chattanooga 社製の拡散型衝撃波（インテレクト RPW）
1.0〜3.0 bar の強さ、15〜17 Hz で患者が「少し痛い」と感じる強度で 2000 発〜4000 発程度患部に行う。
b：膝蓋腱内側部など、圧痛部分を中心に導子をあてて行う。

対しては、長期間、定期的に実施しなければ効果は限定的であり、上述した腱肥厚が 11.5 mm 以上は保存療法では効果が乏しいとされているため[10]、治療には早期からの介入が望ましい。

3. ROM ex.

①膝伸展可動域

膝蓋腱に関する諸家の報告では、大腿四頭筋の伸張性の低下に対する理学療法が多くなされている[3)17)]。しかし、膝蓋腱炎の膝関節では伸展制限を呈していることも少なくない。また、膝伸展制限によって膝関節の安定化に対し膝伸展筋力、特に内側広筋を有効的に使用できていないことが多く見受けられる。そのため、膝の伸展制限を改善することが膝蓋腱への力学的なストレスを軽減する意味でも必須であると考えている。

伸展可動域の評価には、Heel Height Difference（HHD）を用いる（図6）。正常な膝伸展可動域の評価では、HHD は左右差が 0 である。HHD を行う前に、背臥位で膝を正中

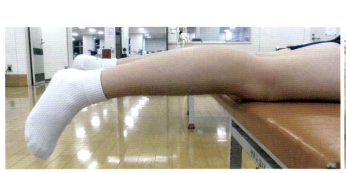
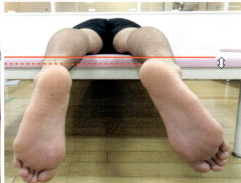

a：矢状面　　　　　　　　　　　　　　　　　　　　b：前額面
図6 Heel Height Difference（HHD）による膝伸展可動域の評価
a：膝蓋骨をベットの端に出ない程度まで出す。
b：大腿の回旋を左右均等に合わせ、踵の高さの左右差で伸展可動域を比較・評価する。

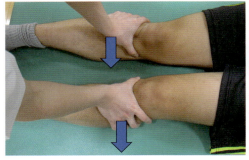

図7 脛骨の押し込みによる膝伸展可動域の主観的評価

背臥位にて下腿を垂直にベッドに押し付け、抵抗感で伸展可動域を評価する方法。
押した際の抵抗感を左右で比較する。

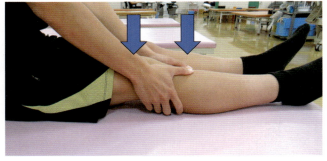

図8 自己による伸展 ROM ex.

膝全体を床面に押すようにして伸ばしていく。少し痛みを感じる角度で10秒程度保持する。

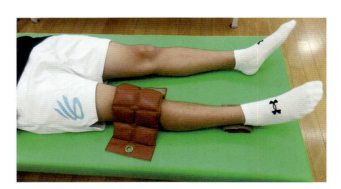

図9 重錘による持続伸展 ROM ex.

重錘や米などの重りを、膝蓋骨直上に置く。
下肢は正中位でリラックスさせ、対側も同様に伸展位で行う。
過伸展膝の場合は、アキレス腱周囲にタオルなどを入れて、対側同様の過伸展分の高さで行う。

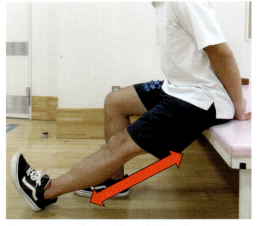

図10 ハムストリングスの持続ストレッチ ex.

ハムストリングスや下腿三頭筋の過緊張により伸展制限を呈している場合は、大腿四頭筋の収縮不良による場合が多い。
そのため、ハムストリングスのストレッチを頻繁に行う。
この際、ストレッチ時は骨盤前傾を意識し、足関節背屈を意識して行うと効果的である。

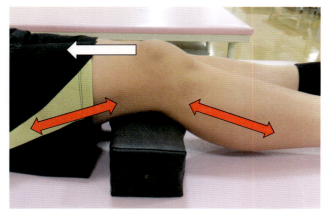

図11 相反神経支配を利用したハムストリングスのリラクセーション

相反抑制を利用し、大腿四頭筋の収縮（▭▷）を促し、ハムストリングスや下腿三頭筋の筋緊張（◀▶）を緩め、膝伸展の角度を拡大していく。
初めは、枕やタオルなどを膝裏にいれ、大腿四頭筋の収縮を得られる膝伸展角度で行う。徐々に物を低く、または除去して伸展域で行う。これらの動作を繰り返し行うことによってハムストリングスの緊張を緩め、伸展可動域を拡大していく。

位にし、脛骨近位を床面に押し込む際の抵抗感で膝伸展の主観的評価を行うと、より伸展に対する評価の精度が高まる（図7）。

伸展制限に対する治療では、手で膝全体を押すストレッチング（図8）や前述したIFPマッサージ、重錘による持続伸展可動域ex.（図9）を行うことで改善がみられることを経験する。過度に大腿四頭筋の筋力低下をきたしている膝は、ハムストリングスの筋緊張が高くなっており、場合によっては短縮によって、膝伸展制限をきたしていることもある。その際には、ハムストリングスのストレッチングを行い（図10）、その後大腿四頭筋の筋収縮を促すことを繰り返し行うような、相反抑制の作用を取り入れた運動療法を行うと、より効果的に伸展可動域を改善できる（図11）。また、二関節筋であるハムストリングスの柔軟性を改善させることで、骨盤後傾位を改善させることにも有効である。

②膝屈曲可動域

大腿四頭筋の伸張性の低下は、膝関節屈曲可動域制限の原因となる。中でも大腿直筋の伸張性に注視しなければならない。膝関節の正常な屈曲可動域は、正座姿勢をとるHeel to Hip（HH）による膝関節構成体の評価と共に（図12）、股関節伸展位で大腿直筋のタイトネスを評価するHeel Buttock Distanceが重要である（図13）。この際、骨盤の前傾による代償を防ぎ、正確な大腿直筋の伸張性を評価することに注意する。そのため、運動現場でみられる腹臥位での評価だけではなく、骨盤後傾と股関節伸展を伴った側臥位での評価も併せて重要である。代償動作を抑制した方法でなければ、正確な大腿直筋の伸張性の評価と改善へ繋がりにくい（図14）。

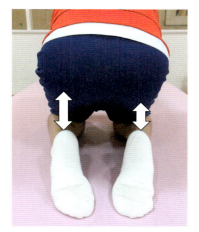

図12　正座姿勢Heel to Hip(HH)による屈曲可動域評価

正座肢位は、踵と殿部の距離を測り、膝の屈曲可動域の左右差を比較・評価する。
元々正座が可能な場合は正座の有無でも評価する。

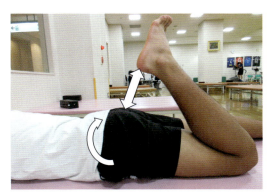

図13　Heel Buttock Distanceによる評価

腹臥位では骨盤後傾位の状態で、尻上がり現象を出さずに殿部と踵の距離を左右差で比較する。

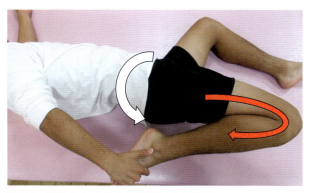

図14　側臥位による大腿直筋の伸張評価

側臥位で、骨盤後傾位で大腿直筋の伸張に対する評価を行う。

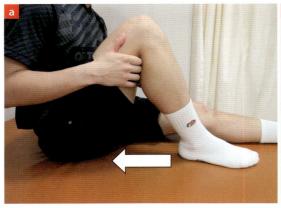
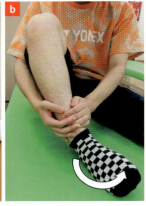

図15 膝のヒールスライドによる屈曲ROM ex.

a：両手で大腿部を把持し、踵を床面につけたまま滑らせるように手の力で手前に引くように膝を屈曲させてくる。
b：つま先を内側に向け、膝を軽度外方に倒し、"あぐら"姿勢を取るような方向に膝を屈曲させていくと、生理的な膝の屈曲を出しながら可動域を獲得できる。最終屈曲に持っていく際には下腿遠位部を両手で把持して屈曲させる。

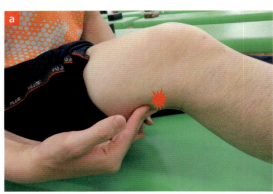
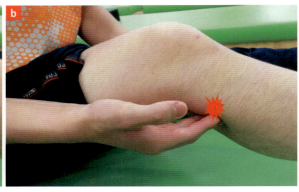

図16 ハムストリングスや下腿三頭筋の過緊張による膝屈曲時の疼痛好発部位
大腿四頭筋の収縮不良により、ハムストリングス（a）や下腿三頭筋（b）優位で歩行している患者の場合、両筋の過収縮・過緊張を呈している場合が多い。両筋の柔軟性の低下によって、伸展制限を引き起こすだけではなく、膝屈曲時に両筋のインピンジ痛を訴えることが多い。その際には、両筋の柔軟性を高めるためにマッサージやストレッチを行った後、膝屈曲時のインピンジ痛は軽減し、屈曲角度が拡大する。

　治療では、まず屈曲制限が強い膝にはヒールスライドにて可動域の改善を行う（図15）。その際には、つま先を内側に、膝の位置は正中からやや外方に屈曲させることによって、下腿を内旋方向に誘導できるため、スムースな膝関節の可動域獲得を促すことが可能となる[18]。また、ハムストリングスが過緊張している場合、膝屈曲した際に、ハムストリングスのつまり感による制限を訴えることが見受けられる（図16）。その際は、ハムストリングスに対するマッサージなどを行い、過緊張を緩めることで可動域を獲得できる。正座姿勢によるHHで膝関節の最大屈曲可動域を評価していく。そしてHHが改善、またはそれに近い状態では、側臥位で股関節伸展を伴うHHを用いた治療を行う順序が、大腿直筋の伸張性を高めるうえで効果的である。側臥位でのストレッチの際には、対側の下肢を抱え込むように骨盤後傾を促しながら、患側の股関節伸展方向へのストレッチングをすることで効果的に大腿直筋をストレッチングできる（図17）。

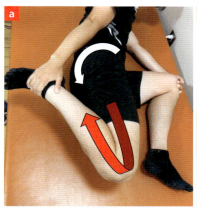 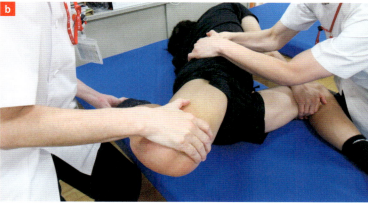

図17　大腿直筋のストレッチング方法
a：セルフストレッチング
自己で対側の股関節を屈曲位で保持し、患側の膝関節屈曲、股関節伸展方向に伸張し、大腿直筋を効果的にストレッチングする。
b：セラピストによるストレッチング
患者には対側の股関節の屈曲を保持するように大腿を抱えてもらい、骨盤前傾、股関節屈曲を出さないように骨盤を固定し、他方が股関節伸展膝関節屈曲方向にストレッチングする。

4. 筋力ex.

① Open Kinetic Chain（OKC）での筋力ex.

　膝疾患の多くは内側広筋の収縮不良の状態を呈していることが多い。膝蓋腱炎を呈している膝関節も例外ではなく、内側広筋の筋力低下、大腿直筋に依存した収縮形態・姿勢保持がみられる。内側広筋の筋力低下は下肢支持性の低下、姿勢不良、疼痛を引き起こす可能性がある。内側広筋は下腿の内旋を促し[19]、下腿外旋による膝蓋腱の牽引ストレスを軽減させると考えられるため、特にこの筋の筋力を改善させる必要がある。

　内側広筋は、その筋の特性上、膝関節が最大伸展位で最大収縮を発揮することが可能である。したがって、内側広筋を効果的に働かせるためには、まず初めに、膝関節伸展可動域の獲得が必須となる。内側広筋の評価では、収縮時の膝蓋骨の動き方と筋の硬さ、ボリュームを左右差で比較することが重要である。方法としては、クアドセッティングが最も簡便で評価しやすいため、当院ではこれを採用している。収縮時に膝蓋骨を近位へと引き上げ、弛緩時に元の位置に戻せることをまずは患者自身に確認させる（図18）。その後、最大収縮の状態を保持できるかどうかを確認する。万が一、これらの運動が困難な場合は、内側広筋の収縮を本人に目視で確認させ、さらには筋腹を触知させることで収縮感を感じさせる。この訓練を反復することで、内側広筋の最大収縮を発揮し、保持できるようになることを臨床では経験する。

　この時、足関節は底屈位で行うと膝最大伸展位を取りやすく、最も内側広筋を促通できるため、足関節底屈位での収縮力の評価が臨床では重要である[18]。

　クアドセッティングでの治療は、膝関節の伸展制限がある場合、膝屈曲位で膝窩部にタオルなどを入れ、収縮感をフィードバックできるように行い、伸展制限の改善と共にタオルなどの高さを低く調整すると良い。また、過伸展膝ではアキレス腱周囲に同様にタオルを入れ、クアドセッティングを行い、最終的に自力で過伸展できるようにすることが望ましい（図19）。

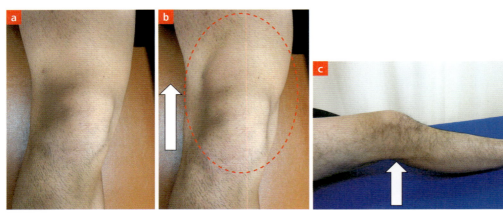

図18 クアドセッティングの評価と方法
a：収縮前は、力が抜けている状態かを確認する。
b：収縮後は、筋収縮時に膝蓋骨が近位の長軸に動き、内側広筋の筋腹、腱のより具合を確認する。
c：膝関節の運動を伴ったり床面から浮かせるように収縮させないことが重要である。
　ex.時は筋腹を触知し、筋の硬さを感じながら行うと効果的である。

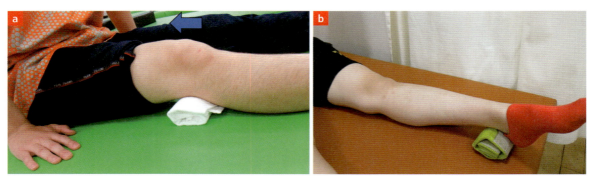

図19 クアドセッティングの方法②
a：伸展制限や収縮が悪い場合、膝屈曲位で膝裏にタオルなどを入れて行う。
b：過伸展を伴う膝は、アキレス腱部にタオルなどを入れて過伸展位で行う。

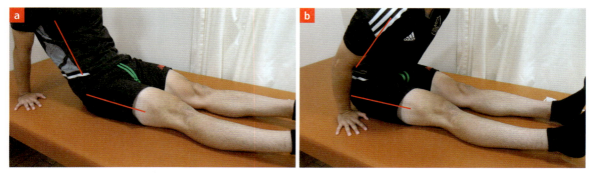

図20 大腿直筋を抑制したクアドセッティングの方法
a：体幹後傾位では、クアドセッティングしやすく、収縮感を感じやすいが、大腿直筋も働きやすい。
b：体幹前傾位では、体幹後傾位よりもクアドセッティングの収縮感を感じにくいが、大腿直筋の活動を抑制しながら行える。

　また、大腿直筋の過剰な使用を控えるため骨盤前傾・体幹前傾姿勢で、大腿直筋の短縮位で行うことで内側広筋を中心に ex. させることも効果的である（図20）。

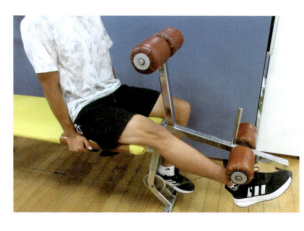

図21　レッグエクステンション
膝を真っすぐ正中に、つま先は底屈位、体幹は過度な後傾をせずに、最終伸展域で内側広筋を意識しながら行う。

　その他の大腿四頭筋の筋力 ex. として、Straight Leg Raise や器具を使用したレッグエクステンション（図21）などを疼痛の回復の程度を確認しながら適宜行っていく。どちらの ex. もクアドセッティング同様に、骨盤前傾・体幹前傾姿勢で、大腿直筋の短縮位で行う。筋力 ex. の際には、痛みは NRS で 2〜3 以内でできる負荷、回数、角度での実施が望ましい。まずは自重での負荷から行い 10〜15 回で筋疲労が生じる負荷を 4〜5 セット程度から始めると良い。

② Closed Kinetic Chain（CKC）での筋力 ex.

　半荷重では自転車エルゴメーター（図22）やレッグプレス（図23）、全荷重位ではスクワット、ランジ動作などを行うが、いずれも内側広筋を意識させて行うことと、痛みを増強させて行わないことが重要である。特に、荷重動作においても同様に、後方重心では

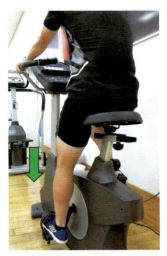

図22　自転車エルゴメーター
足底でしっかりと踏みつけ大腿四頭筋を意識しながら行う。
サドルが高ければ膝関節の踏み込みよりも足関節で、低ければ膝関節を有意に使えるので、痛みの出現に合わせて高さを調整する。

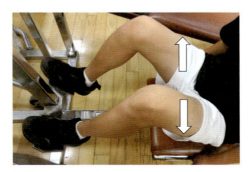

図23　レッグプレス
膝外反では内側広筋が働きにくいため、ややガニ股のポジションで行い内側広筋を意識させながらやると効果的である。

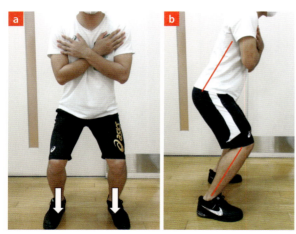

図24 パワーポジション
a：左右均等に、内側楔状骨周囲に荷重した前額面。
b：骨盤前傾、膝はつま先より少し出るぐらいで、下腿の前傾と体幹の前傾傾斜が等しくなるような矢状面。

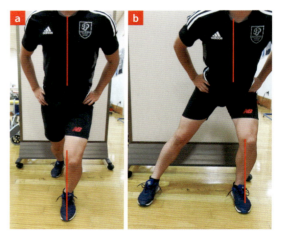

図25 フロントランジとサイドランジ ex.
a：フロントランジ
前方へ体重をかけ、膝の外反、体幹の側屈が出現しないようにする。
b：サイドランジ
体幹は正中を保持し、膝の外反や後方重心にならないように踏み込みを意識させて行う。

なく、足底の中間〜前足部に荷重し、パワーポジション（図24）の位置での運動が、痛みも出現しにくく、再発予防にも繋がることを経験する。そのため、我々は荷重時に、運動時の構えの基本姿勢である理想的なパワーポジションが取れることを最も重要視している。この姿勢では、重心は内側楔状骨周囲で、膝関節はつま先より前に出るような荷重位置を取り、骨盤が軽度前傾、体幹が下腿と並行となる姿勢である[18]。具体的な運動では、まずはこのパワーポジションの姿勢を学習させ、そこからスクワット運動を行う。この動作時には、内側広筋の収縮、殿筋の収縮、腹筋の収縮感を感じながら行うと効果的である。両脚でのパワーポジション動作が取れ、反復動作を行っても痛みの出現がなければ、ランジ動作や片脚でのスクワット動作へと移行していく（図25）。

5. スポーツ復帰の注意点

痛みの軽減、消失と共に運動強度を上げていく。ジョギングからランニング、ダッシュと直線動作の直線運動から開始する。痛みの出現を確認し問題がなければ、ステップ動作、ジャンプ動作、各スポーツ動作へ段階的に進めスポーツ復帰へ進めていく（図26）。

可及的早期に痛みが軽減するような炎症性疾患は、痛みが軽減すると選手は運動量を加速度的に戻しやすいことから、再発を招きやすい。また、疼痛を我慢し、痛み止めを服用しながら長期間プレーを継続していた場合は、回復に時間を要することを理解してもらう必要がある。復帰後も、一度高度な炎症をきたした組織は硬化し、機能低下しやすいため[6,20,21]、アイシングやストレッチなどのケアの継続はもとより、調子が良くても運動頻度や運動強度を落とす日を設定することが必要である。

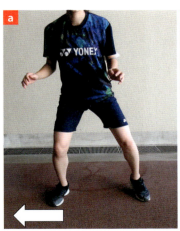 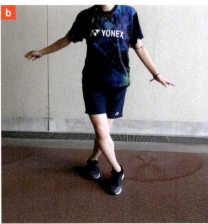 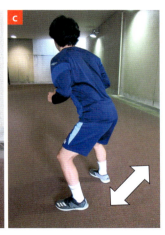

図26 各種ステップ ex.
各スポーツ種目に必要なステップ動作を実施する。
a：サイドステップ
b：クロスステップ
c：斜め前後方向へのサイドステップ

5 要約

- 膝蓋腱炎は若年者中心に生じる荷重障害である。
- 治療は保存療法が一般的であり、手術療法は稀である。
- リハビリテーションは、症状によって異なるが、基本的には消炎鎮痛を主に行う。
- 痛みの軽減と共に膝関節の機能改善を中心としたリハビリテーションを進め、最終的には、骨盤前傾を伴ったパワーポジションでの荷重姿勢の獲得が必須である。
- スポーツ復帰には、消炎と共に運動量の調整が非常に重要であり、患者教育が必須である。

文献

1) Peers KH, Lysens RJ. Patellar tendinopathy in athletes: current diagnostic and therapeutic recommendations. Sports Med. 2005; 35: 71-87.
2) Hamilton B, Purdam C. Patellar tendinosis as an adaptive process: a new hypothesis. Br J Sports Med. 2004; 38: 758-61.
3) 荒木大輔．ジャンパー膝の病態と治療．In 臨床スポーツ医学 41(1)；16-21, 2024.
4) Cook JL, et al. Overuse tendinosis, not tendinitis part 2: applying the new approach to patellar tendinopathy. Phys Sportsmed. 2000 Jun; 28(6): 31-46. doi: 10.3810/psm.2000.06.956.
5) 中瀬順介．膝前方部痛の超音波解剖と診かた．超音波検査技術 47(5): 513-518. 2022
6) Rees JD, et al. Management of tendinopathy. Am J Sports Med. 2009 Sep; 37(9): 1855-67. doi: 10.1177/0363546508324283. Epub 2009 Feb 2.
6) 中瀬順介, 他. ジャンパー膝の病態―ウサギを用いた実験的研究―. In 臨床スポーツ医学；1073-1077. 2010.
7) Zwerver J, et. al. Prevalence of Jumper's knee among nonelite athletes from different sports: a cross-sectional survey. Am J Sports Med. 2011 Sep; 39(9): 1984-8. doi: 10.1177/0363546511413370.
8) Sprague AL, et. al. Modifiable risk factors for patellar tendinopathy in athletes: a systematic review and meta-analysis. Br J Sports Med. 2018 Dec; 52(24): 1575-1585. doi: 10.1136/bjsports-2017-099000.
9) 土屋明弘．船橋整形外科病院．臨床画像 35(suppl-2): 108-113, 2019.
10) Golman M, et al. Rethinking patellar tendinopathy and partial patellar tendon tears: A novel classification system. Am J Sports Med 2020; 48: 359-69
11) Lorbach O, et al. Arthroscopic resection of the lower patellar pole in patients with chronic patellar tendinosis. Paessler HH. Arthroscopy. 2008 Feb; 24(2): 167-73. doi: 10.1016/j.arthro.2007.08.021. Epub 2007 Nov 5.

12) Okuno Y. Transarterial Embolization for Refractory Overuse Sports Injury: Pictorial Case Reports. Cardiovasc Intervent Radiol. 2023 Nov; 46(11): 1525-1537. doi: 10. 1007/s00270-023-03496-w. Epub 2023 Jul 11.

13) Shomal Zadeh F, et al. The effectiveness of percutaneous ultrasound-guided needle tenotomy compared to alternative treatments for chronic tendinopathy: a systematic review. Skeletal Radiol. 2023 May; 52(5): 875-888. doi: 10. 1007/s00256-022-04140-3. Epub 2022 Jul 28.

14) 園部俊晴. 第5章2つの症候群. In 園部俊晴の臨床「膝関節」295-350：2021

15) Wang CJ, et al. Extracorporeal shockwave for chronic patellar tendinopathy. Am J Sports Med. 2007 Jun; 35 (6): 972-8. doi: 10. 1177/0363546506298109. Epub 2007 Feb 16.

16) Liao CD, et al. Efficacy of extracorporeal shock wave therapy for knee tendinopathies and other soft tissue disorders: a meta-analysis of randomized controlled trials. BMC Musculoskelet Disord. 2018 Aug 2; 19(1): 278. doi: 10. 1186/s12891-018-2204-6.

17) 宗田大. 膝関節の構造. In：膝痛　知る　診る　治す. 第1版. 東京：メジカルビュー社；1-29, 2015

18) 今屋健. 膝関節の運動療法. In: 膝関節運動療法の臨床技術. 第一般. 東京：文光堂；103-158, 2018.

19) Slocum DB, et al. Rotatory instability of the knee. Its pathogenesis and a clinical test to demonstrate its presence. J Bone Joint Surg Am. 1968 Mar; 50(2): 211-25.

20) 沖田実. 関節可動域制限の発生メカニズムとその治療戦略. 理学療法学. 2014; 41(8): 523-530.

21) 小澤正嗣, 西田圭一郎. 鑑別診断が必要な疾患 腱鞘炎, 腱付着部炎, 肩関節周囲炎, 滑液包炎. 日本臨牀. 2014; 72(3): 339-343.

memo

column

挑戦と成長を繰り返してきたチームの軌跡

コンディション・ラボ所長（元・関東労災病院リハビリテーション部主任）

園部 俊晴

　関東労災病院では，30年以上もの間，スポーツ整形の医師，理学療法士，そして病棟の看護師が月に2回のペースで集まり，各々の患者様に最善を尽くすためのミーティングを重ねています．そのミーティングでは，術後のリハビリテーションの方向性，病棟での管理方法，そして患者一人ひとりにとって最適な治療プランについて，何度も議論を交わし，常により良い医療が提供できるように試行錯誤してきました．こうした地道な取り組みの積み重ねが，この30年にわたって関東労災病院のスポーツ整形チームの土台となり，強いチームワークを築いてきたと感じています．

　チームのすべてのメンバーが一丸となり，より良い医療を「追求する」だけでなく，「追求し続ける」姿勢を貫いてきたことこそが，関東労災病院のスポーツ整形が日本を代表する存在として評価され続けている理由だと感じています．スポーツ医学の分野は目覚ましいスピードで進化しており，手術技術だけでなくリハビリテーションの手法も，かつてとは比べものにならないほど発展を遂げています．その中で，私たちの追求し続ける姿勢は，古くなることなく，常に時代の最先端を歩む原動力となってきました．

　私たちセラピストはこれまで，数多くのアスリートたちを元の機能レベルまで回復させ，再び競技の場へ送り出してきました．その姿に，喜びと感動を覚える瞬間も多くありました．しかし，同時に，手術やリハビリが思ったように進まず，復帰を果たせなかったアスリートたちもいました．そうした経験から私たちは，「真摯に患者と向き合い，手術やリハビリを常に改善・改良し続けること」の重要性を何度も学びました．この揺るぎない姿勢が，私たちの医療チームの根幹にあります．

　今回の書籍には，そうした30年以上にわたる挑戦と成長の軌跡が詰め込まれています．私たちが経験した成功と挫折，そしてその中から生まれた改善への努力のすべてが，この一冊に込められているのです．この書籍が，下肢のスポーツリハビリテーションの重要性を理解し，共有する一助となり，日々進歩するスポーツ医学の発展に少しでも貢献できればと，心から願っています．

　スポーツ整形に携わる医師，理学療法士，看護師，そしてスポーツ現場で選手を支えるすべての医療スタッフの皆様，さらにはリハビリを乗り越える患者様に，この書籍を手に取っていただけることを心より祈っています．

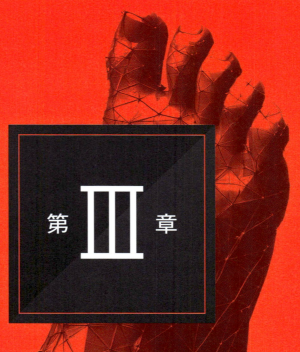

第 III 章

足関節疾患における スポーツリハビリテーション

1	足関節外側靱帯損傷	志田 峻哉／今屋 健
2	リスフラン靱帯損傷	志田 峻哉／今屋 健
3	腓骨筋腱脱臼	中山誠一郎／今屋 健
4	アキレス腱断裂	田中 龍太／今屋 健
5	ジョーンズ骨折	中山誠一郎／今屋 健

Ⅲ 足関節

1 足関節外側靱帯損傷

志田 峻哉／今屋 健

1 はじめに

　足関節外側靱帯損傷は、いわゆる足関節内反捻挫と同義でも用いられることが多く、日常生活の中でも頻繁に生じる障害である。特に、スポーツ外傷・障害の中で、手・指の突き指（全体の20%）に次いで、全体の15%を占め、スポーツ外傷の中でも代表的な疾患と言える[1]。また、Ekstrandら[2]の調査では1456件の足関節靱帯損傷の中で、外側靱帯損傷が86.5%と最も多く発症しており、臨床で遭遇する代表的な疾患のひとつであると言える。

　また、日常生活でも頻繁に発生することから、足関節外側靱帯損傷はスポーツ障害の中でも軽視されている現状がある。実際に、足関節外側靱帯損傷後に医療機関で処置を受けない選手は多く、損傷した組織や機能が回復しないまま競技復帰をするケースは後を絶たない[3,4]。

　そこで、本稿では、足関節外側靱帯損傷（足関節内反捻挫）の概要と捻挫に伴う病態、そして理学療法の目的である復帰までの治療とその考え方について述べる。

2 発生機序と病態

　本稿では、足関節外側靱帯損傷の発生機序とそれに伴う病態について解説する。足関節の詳細な解剖とその機能について知ることは治療する上で非常に重要であり、また、発生機序を明らかにすることで本疾患の再受傷を予防することにも繋がる。

　スポーツ外傷に限らず日常生活でも発生しやすい本疾患は、繰り返し受傷している症例が臨床では散見され、再受傷を予防する取り組みが重要である。以上を踏まえ、足関節靱帯損傷の中でも特に頻度の高い外側靱帯損傷を診るにあたって重要な機能解剖、発生機序、診断と診断までを解説する。

▶ 機能解剖

　足関節は、①脛骨、腓骨と距骨から構成される距腿関節、②脛骨と腓骨から構成される遠位脛腓関節、③距骨と踵骨から構成される距骨下関節の3つの関節の総称である（図1）。足関節の運動は、これらの関節が協調的に運動することで、解剖学的な平面上の動きだけではなく、より複合的な運動を可能にしている。さらに、距腿関節は距骨滑車が果間関節窩にはまり込んでいる"ほぞ穴構造"をしており、荷重時の足関節の安定性に寄与している。この安定性はankle ringと呼ばれ、骨と靱帯で形成されているため、靱帯損傷

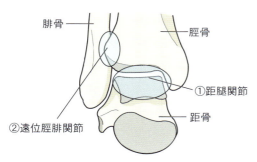
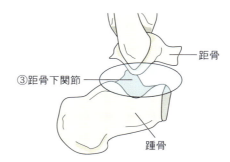

図1 足関節を構成する3つの関節
①距骨と脛骨・腓骨から成る距腿関節
②脛骨と腓骨から成る遠位脛腓関節
③踵骨と距骨から成る距骨下関節

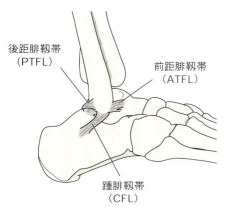
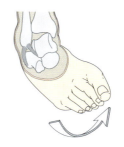

図3 足関節内反捻挫による靱帯の損傷

図2 足関節外側の靱帯

や骨折によって不安定性が生じることが知られている。

　足関節の安定に寄与する靱帯は、内側を支持する働きを持つ扇状の構造をした三角靱帯（Deltoid ligament）と、外側を支持する働きを持つ外果と距骨を結ぶ前・後距腓靱帯（Anterior talofibular ligament：ATFL）・（Posterior talofibular ligament：PTFL）、外果と踵骨を結ぶ踵腓靱帯（Calcaneofibular ligament：CFL）、から構成されている[5]（図2）。

　内側の三角靱帯は、足関節外反に対して緊張することで、外反制動の役割を果たす。一方、外側の前距腓靱帯、踵腓靱帯、後距腓靱帯は、足関節内反に対して緊張することで、内反制動の役割を果たす（図3）。前距腓靱帯は足関節底屈など距骨が前方に引き出される動きに対しても緊張することで、前方制動の役割を果たす。

▶ 発生機序

　足関節外側靱帯損傷の多くは、足関節が底屈位でさらに内反を強制されることで受傷する。これは足関節の機能解剖学上の問題であり、ジャンプの着地や方向転換動作時に受傷することが多い。

　底屈位で受傷しやすい理由として、距骨滑車の構造的特徴がある。距腿関節の関節面と

なる距骨滑車は前方に比べて後方が狭い構造となるため、距腿関節の骨の安定性は底屈位と背屈位で異なる。背屈位では距骨滑車前方の広い面がはまり込むため、距腿関節の遊びがなく安定する。一方底屈位では距骨滑車の狭い面がはまり込むため、足関節の遊びが大きくなる。このため底屈位では過剰な可動性を生じやすくさせる（図4）。これに関しては、足関節捻挫による靱帯損傷が底屈位での受傷頻度が多い1つの要因とされている[6]。

内反位で受傷しやすい理由として、①外果と比べて内果が近位側に位置するため骨性の制限が少ないこと、②距腿関節の運動軸は底屈位で内反方向へ動きやすいこと、③内側の三角靱帯と比べて、外側の靱帯の強度が劣ること、④底屈位で外反筋が機能しづらいことなどが挙げられる[7]。また、過度な内反を強制されると、足関節内側に位置する三角靱帯や後脛骨筋腱、骨の衝突によって起こる距骨の骨挫傷や骨軟骨損傷も一定の割合で生じる。

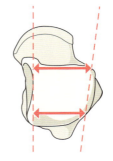

図4　距骨滑車の構造的な特徴
距骨の関節面は前方が広く、後方が狭い形状となっている。このため、背屈時には脛腓間にはまり込み安定した状態となるが、底屈時には大きな可動性を有する。

▶ 症状と診断

足関節外側靱帯損傷（足関節捻挫）は、前距腓靱帯および踵腓靱帯の損傷の程度によって重症度を分類される。前距腓靱帯の不全損傷をGradeⅠ、前距腓靱帯の完全損傷をGradeⅡ、前距腓靱帯に加えて踵腓靱帯の損傷も伴うものをGradeⅢとするO'Donohue分類が広く用いられている[8]。

診断では、問診によって受傷肢位を確認し、レントゲンやCT、エコーによる画像所見、徒手によるストレステストなどの検査を行う。

また、ストレスレントゲン検査によって距骨傾斜角の評価を行うこともある。正常であれば5°以下となるが、前距腓靱帯に完全損傷がある場合、およそ20°前後の傾斜を認め、特に陳旧例では距骨傾斜角が大きくなる傾向にある（図5）[9]。

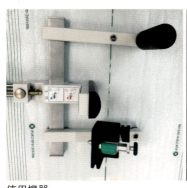
使用機器

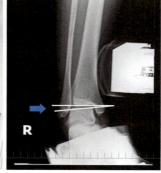
健側

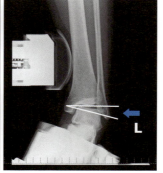
患側

図5　足関節内反ストレスによるレントゲン像
ストレスレントゲン検査では、内反ストレスを加えた状態で、脛骨天蓋に対して距骨滑車の傾きを評価する。⇒は距骨傾斜角で、患側は距骨傾斜角が大きいことが分かる。

臨床症状として、急性期では、疼痛、熱感、腫脹、発赤の炎症症状が主体として出現し、それに伴った可動域制限などの機能低下が起こる（図6）。慢性期では、関節の不安定性が生じ、「グラグラする感じがする」、「繰り返し捻ってしまう」などの主訴が聞かれる。また、ADLでは問題ないが、スポーツ活動など強い負荷が加わった際に疼痛を生じるなどの二次的障害を生じやすい。さらに、度重なる足関節の捻挫によって、距骨離断性骨軟骨炎や剥離骨折など副損傷を伴うと、これらの組織がインピンジメントすることで強い疼痛や可動域制限を生じることもある。このため、手術療法が適応の場合は、これらの副損傷も併せて処置することになる。

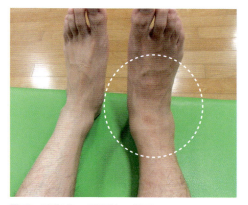

図6　受傷後の足関節の様子
急性期では足関節〜足部にかけて疼痛、熱感、腫脹、発赤が強く、機能低下が起こる（右足）。

3　治療について

足関節外側靱帯損傷は、まずは保存療法での治療が選択されることが多く、良好な経過をたどることも多い。しかし、受傷後に疼痛が長期間継続することや、不安定感が残存することでスポーツ復帰に難渋する症例も見受けられる。このようなケースに関しては、外科的手術も選択肢の1つとして考える必要がある。具体的な治療方法については、"リハビリテーションの実際"で解説をしているので、そちらを参照されたい。

また、当院で施行している手術方法も併せて解説する。手術手技の中の一例として参考にし、治療を考える一助にしていただきたい。

▶ 保存療法

足関節外側靱帯損傷は保存療法を優先することが多く、GradeⅢ度損傷においても適切な治療により、良好な成績が報告されている[9]。このため、新鮮例は損傷の程度にかかわらず保存療法が選択されることが一般的である。

▶ 手術療法

足関節外側靱帯損傷後に、①適切な保存療法が施されなかった場合、②保存療法に強い抵抗を示す場合、③保存療法で復帰したものの、捻挫を繰り返してしまう場合などは、重度の不安定性が残存することがある。特に③は足関節捻挫の後遺症として慢性足関節不安定症（Chronic Ankle Instability：CAI）と呼ばれ、長期的なパフォーマンス低下をきたすことが多い。臨床症状に加えて、ストレスレントゲン検査による距骨傾斜角の程度、軟骨損傷などの副損傷も考慮して手術が選択される。

▶ 手術方法

　前述したように、当院では足関節外側靱帯損傷の治療として保存療法を第一選択としているが、状況に応じ手術療法が選択される。手術療法には断裂した靱帯をつなぐ修復術と、靱帯に代わる組織を移植する再建術とがある。この2つの方法のうち、当院では靱帯修復術を第一選択としており、鏡視下Broström法を用いている。

　まず靱帯修復に先駆けて、関節内病変（軟骨損傷、滑膜増生、骨棘など）の確認を行う。頻回に内反受傷を繰り返している症例は関節内病変があることが多く、適切な処置を行うことで術後の疼痛や可動域の改善を期待できる。

　続いて、断裂した前距腓靱帯の弛緩の程度や断裂部位を確認したのち靱帯縫合する。腓骨前距腓靱帯付着部にアンカー糸を挿入したのちに、弛緩した前距腓靱帯にアンカー糸をかけ、前距腓靱帯を引き上げるように縫合する。足関節の固定肢位は足関節底背屈0°とし、固定張力は最大張力での固定としている。患部を洗浄・閉創し終了となり、術後はシーネ固定を行う（図7）。

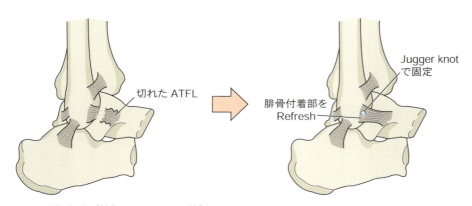

図7　手術方法（鏡視下Broström法）

4 リハビリテーション

　ここまで、病態や治療の基本的な考え方を解説した。本項では、それらを踏まえた上で、我々が普段どのように足関節外側靱帯損傷の症例に対して運動療法を施行しているのかを紹介する。

　当院における保存療法と術後リハビリテーションを2つに分けて解説し、受傷した日から時系列ごとに紹介する。ぜひ、日々の臨床の一助にしていただきたい。

▶ リハビリテーションの考え方

　術後のリハビリテーションを進めていくうえで、最も注意することは患部の修復靱帯に過度なストレスを与えないように介入することである。修復した靱帯には強い底屈および内反によって伸張ストレスが加わる。一方、背屈・外反方向は組織が短縮方向へと動くためストレスは少ない。

したがって、リスクの低い足関節背屈・外反の運動や荷重動作であれば術後早期から許容してよい。また、動作としてはジョギングなど直線の動きから開始する。背屈位荷重で腫脹、疼痛の有無を確認して、問題がなければ斜め・横方向のステップへと移行していく。

▶ リハビリテーションの実際

1）足関節外側靱帯損傷に対する保存療法のリハビリテーション

　足関節外側靱帯損傷では保存療法が第一選択となるため、Ⅲ度損傷に対する保存療法のリハビリテーションを以下の表に示す。なお、Ⅰ度損傷では2〜4週、Ⅱ度損傷では4〜8週での競技復帰を目指すため、状態に合わせて固定およびリハビリテーションスケジュールを前倒しで進めることとなる（表1）。ROM ex. 筋力 ex. 荷重 ex. などは患部への過度なストレスを与えないように介入し、機能改善を目的に進めていく。また、本疾患の歩行やジョギング、ステップ動作などの動作特性を理解することは復帰にとって重要である。運動療法の進め方や注意点は術後のリハビリテーションと同様の考え方で行う。詳細な治療内容に関しては、術後のリハビリテーションの実際を参照されたい。

表1　足関節外側靱帯損傷保存療法のリハビリテーションプログラム

受傷〜2週間	軽度背屈位でのキャスト固定
2週間〜	足関節 ROMex. 足関節周囲筋筋力 ex. キャスト off サポーターによる歩行 バランス ex. エルゴメーター
4〜6週間	ジョギング
6〜8週間	ステップ
8週間〜	競技復帰

2）足関節外側靱帯損傷に対する術後のリハビリテーション

　競技復帰を目標にしたリハビリテーションは以下の流れで行う（表2）。

表2　足関節外側靱帯損傷術後のリハビリテーションプログラム

手術当日	足関節シーネ固定
術後1日〜	リハビリ時はシーネ off マイルドな ROMex. 足趾の筋力 ex. 荷重 ex. 患部外トレーニング
術後3週間〜	両脚ヒールレイズ エルゴメーター 片脚バランス ex.
術後4週間〜	ステアマスター、その場ジョギング
術後6週間〜	ジョギング
術後8週間〜	ランニング、ステップ
術後10週間〜	スポーツ復帰

■ 術後

患部保護のためシーネ固定する。

■ 術後1日～

術後翌日からリハビリテーションを開始する。リハビリテーション時はシーネを外して足趾の筋力 ex.、足関節の ROMex.、足部の浮腫改善にマイルドなマッサージ、健側や患部外 ex. も開始する（図8）。

腫脹が改善すればシーネを除去し、アンクルサポーター装着での荷重 ex. を確認して、およそ術後2～3日での退院となることが多い。荷重はアンクルサポーター装着下で可及的に全荷重歩行を進める。しかし、実際には足関節の背屈制限があるため、立脚後期に後方重心となりやすい。このため、足部をやや外転・外旋位（足位を toe-out）でやや体幹に対して外側に荷重させることで、足関節の背屈をそれほど必要とせず、足底の後方から前方への重心移動をスムースに行えるようになる。なお、足底の前方へ重心移動を行えるようになると、下腿三頭筋の収縮も得られ筋機能の改善や循環改善にもつながる（図9）。最終的には、疼痛と可動域の改善に合わせて徐々に足位と接地位置を正常な位置に戻していく。

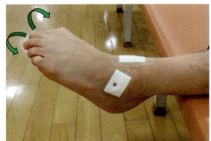

足趾の筋力 ex.　　　足関節の ROMex.　　　足部のマイルドなマッサージ

図8　術後1日からのリハビリメニュー
術後は足部の浮腫が強く、浮腫改善のために遠位から近位にかけてマッサージを行う。

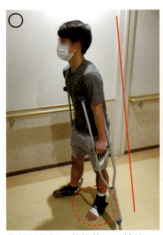
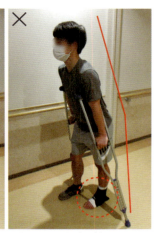

足部が外転・外旋位での接地　　足部がまっすぐに接地

図9　立位での荷重の仕方
患側をやや外転・外旋位で接地させると、少ない背屈角度で前方へ重心移動が可能となり体幹もまっすぐに荷重ができる。

■ 術後2週間〜

足関節ROMex.や患部外ex.などは継続して行う。

足関節背屈ROMex.は、自動運動から行い、疼痛自制内の範囲で可動域獲得を進める。可動域の獲得状況に合わせて必要があれば他動運動を加える。具体的にはタオルなどを用いて、手前に引っ張ることで背屈方向へアシストしながら動かしていく（図10）。底屈ROMex.は内反に注意し、過度な底屈位強制による再建靱帯への伸張ストレスを回避するため自動運動のみ行う[10]。

筋力は足趾伸筋群、屈筋群、下腿三頭筋、前脛骨筋、腓骨筋に対して抵抗運動を行う。これらは筋力低下が起こりやすいのと同時に、足関節の可動域制限の原因にもなるため早期から収縮を促していく。はじめは徒手抵抗で、等尺性収縮から開始する。痛みがなければ、底背屈方向は獲得できている足関節角度に合わせて、チューブなどを使用し、等張性収縮での収縮も行う。

特に、前脛骨筋や足趾伸筋群は、足関節前面の伸筋支帯や距骨前脂肪体などの軟部組織が癒着しやすいため、早期から滑走する必要がある。手術侵襲の影響で、ポータル挿入部や足関節前面は硬くなりやすいため、筋収縮を用いて癒着防止に努める（図11）。

また、足関節後面では長母趾屈筋が可動域に大きな影響を与える。長母趾屈筋は距骨後面を走行することから、柔軟性が低下してしまうと背屈運動時の距骨の後方への移動を妨げ、背屈可動域制限に繋がる（図12）。このため、長母趾屈筋のストレッチを行い、伸張性を維持することも大切である。

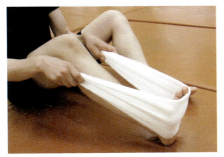

図10　タオルを用いた足関節背屈自動介助運動

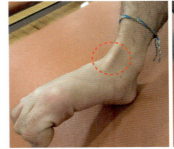 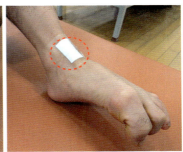

健側　　　　　　　　　　患側

図11　足関節前面の筋を動かす効果
前脛骨筋や指伸筋を動かすことで、足関節前面の癒着や滑走障害を防止する。

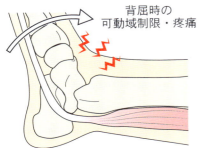

図12　長母趾屈筋の走行と背屈制限
長母趾屈筋は距骨の後面を通るため、背屈運動時の距骨後方移動を妨げる原因となりやすい

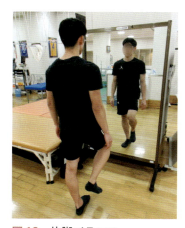 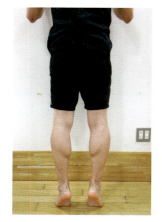

図13 片脚バランス ex.
鏡など視覚的なフィードバックを利用し、まっすぐに立位をとる。

図14 ヒールレイズによる筋力 ex.
荷重が健側に偏ることなく、左右均等に荷重する意識で行う。

　足関節の術後早期によく見られる症状として、片脚でのバランスが不安定になることが挙げられる。このため鏡など視覚のフィードバックを利用し、片脚で真っすぐ立位が取れるように片脚バランスの姿勢を指導する（図13）。

▪ 術後3週間〜

　この時期にはADLではほとんど支障なく生活が出来る状態となっていることが多い。この時期からヒールレイズの筋力 ex. を開始する（図14）。疼痛に合わせて初めは両脚から開始し、徐々に片脚へと移行する。片脚でのヒールレイズは荷重が小趾球側に流れやすく、母趾球で支持することを意識して行う。

　この時期から自転車エルゴメーターでのトレーニングも開始する。40Wで15分×2セット程度から行い、4〜5日ごとに10Wずつ負荷をあげていく。当院では、ジョギング開始までに80W程度を目標として進めていく。

▪ 術後4週間〜

　両脚ヒールレイズで患側に50％以上の割合で荷重をかけられるようになったら、ステアマスターを使った運動を開始する（図15）。左右均等に踏み込むように意識し、10分程度行う。ステアマスターが問題なく行えれば、自宅でもその場ジョギングを開始する（図16）。通常のジョギングと異なり、過度な背屈位での蹴り出しを伴わないため、疼痛が生じにくいのが特徴である。インターバルを挟みながら1分間を10セット程度行う。

　両脚ヒールレイズの荷重が50％以上の割合で疼痛なく行えれば、徐々に片脚ヒールレイズへと移行して下腿三頭筋の筋力強化を行う。片脚ヒールレイズでは、荷重が外側へ流れやすく小趾球側へ重心が偏位しやすい。この肢位では腓腹筋内側頭が働きにくくなるだけでなく、修復靱帯が伸張位を取りやすくなるリスクもある。このため、母趾球へ荷重を乗せて片脚ヒールレイズを行うよう意識する（図17）。

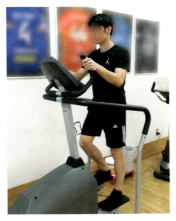

図15 ステアマスターによる
　　　踏み込み練習
患側を意識して踏み込むように行う。

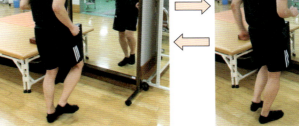

図16 その場ジョギング
その場でジョギングをする。この際、体幹がぶれないように真っすぐな状態に保ち、健側と患側の踏み込みのリズムとタイミングを合わせるように意識する。

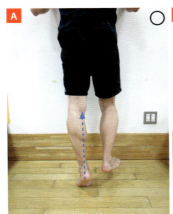
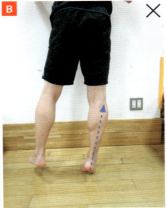

図17 片脚ヒールレイズの
　　　行い方
A：荷重が内側に乗り、母趾球でしっかりと支える。
B：荷重が外側に偏位し、小趾球で支える形となっている。

- 術後6週間〜

　片脚ヒールレイズでの疼痛がなく、十分な筋力が獲得出来たらジョギングを開始する。多く見受けられる不良動作パターンとして、重心の前方移動の遅延や、歩行動作中の離踵の遅れなどがある。これらの不良動作によって、足関節は過度な背屈強制が起こり、疼痛を引き起こす原因となり得る。正常な動作を獲得するために、ジョギング動作の中でも特に前方推進期に膝が前方へ移動することを意識させる。これらが難しい症例には、4週から開始したその場ジョギングをまずは行ってもらい、「そのまま少しずつ前に進んでください」などと声掛けを行う場合もある。まずは前方に進む意識よりも、左右のリズムが均等に、足関節のスムースな重心移動がおこなえていることを重要視している。

- 術後8週間〜

　術後8週間ころからはジョギングから徐々にランニングへ移行していく。直線的な動きは痛みに合わせてスピードを上げられる場合が多く、ランニングが安定したらおおよそ1〜2週間程度でダッシュを許可する。

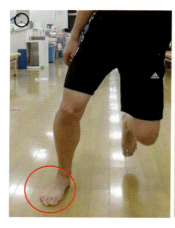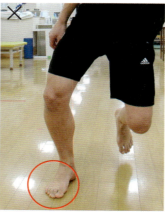

図18 ステップ ex.
ステップ動作では荷重が外側へ偏位しやすく、足関節が内反位になりやすい。このため母趾球での荷重を意識する。

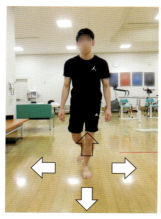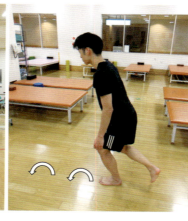

図19 ジャンプ系 ex.
前後左右へのジャンプや片脚ホップなどバランス機能の獲得を図る。

ランニングが疼痛なくできる状態となったら、サイドステップやカッティングなどのステップ動作の練習を開始する。左右への重心移動を伴うステップ動作や、切り返し動作、ストップ動作などは過度に荷重が外側に偏位しやすい。このため、過度に荷重が外側に偏位しないよう母趾球への荷重を意識した反復動作を練習する（図18）。

ステップ動作が安定して可能になったら、片脚でのジャンプ系 ex. も行う。その場でのジャンプや前後、左右へのジャンプ、片脚ホップなどの片脚での動作が安定してできることで、バランス機能の獲得を図る（図19）。

■ 術後10週間〜

徐々にスポーツ復帰を進めていく。この時期に最も注意するべきことは再受傷である。高い運動強度で競技復帰を行うため、左右差のないバランス機能の獲得、可動域の獲得、患部外を含めた筋力の獲得が出来ているか確認する。加えて、各種スポーツ動作が問題ないか確認しながら、合流に向けて練習強度を上げる。競技種目によるが、必要であればテーピングやサポーターで内反を制動しながら復帰を促す。

5 要約

- 足関節外側靱帯損傷はスポーツ外傷・障害の中で2番目に多い代表的な疾患である。
- 底屈位で内反を強制されるストレスが加わることで、損傷することが多い。
- 診断は画像所見や、ストレステストなどで行い、原則的には保存療法から選択される。
- 繰り返される捻挫や、スポーツ特性、保存療法に抵抗がある場合は手術療法の適応となる。
- 術後は縫合靱帯への伸張ストレスを最も考慮する必要があり、過度な底屈と内反に留意しながら進めていくこととなる。
- 術後10週以降にスポーツ復帰となるが、復帰に際してバランス機能の獲得、左右差のない可動域の獲得、患部外を含む筋力の獲得が出来ていることで再受傷予防となる。

文献

1) 福林徹, 他：スポーツ外傷・障害予防ガイドブック. 広研印刷株式会社, 東京. 2017.
2) Ekstrand J et al.：Time before return to play for the most common injuries in professional football：a 16-year follow-up of the UEFA Elite Club Injury Study. Br J Sports Med 2020; 54: 421-426
3) Gribble PA, Bleakley CM, Caulfield BM, Docherty CL, Fourchet F, Fong DT, Hertel J, Hiller CE, Kaminski TW, McKeon PO, Refshauge KM, Verhagen EA, Vicenzino BT, Wikstrom EA, Delahunt E.: 2016 consensus state- ment of the International Ankle Consortium: prevalence, impact and long-term consequences of lateral ankle sprains. Br J Sports Med, 50(24): 1493-1495, 2016.
4) Medina McKeon JM, Bush HM, Reed A, Whittington A, Uhl TL, McKeon PO.: Return-to-play probabilities follow- ing new versus recurrent ankle sprains in high school athletes. J Sci Med Sport, 17(1): 23-28, 2014.
5) 坂井建雄, 他：プロメテウス解剖学アトラス 解剖学総論／運動器系 第2版. 医学書院, 東京. 2011.
6) 園部俊晴：足関節捻挫に対する理学療法. 理学療法 MOOK 9 スポーツ障害の理学療法（福井勉, 小柳磨毅 責任編集）. 三輪書店, 東京, 2001, p122
7) 園部俊晴, 他：《改訂第3版》スポーツ外傷・障害に対する術後のリハビリテーション. 運動と医学の出版社, 神奈川. 2022
8) 星田隆彦, 他：下肢のスポーツリハビリテーション障害と9足関節捻挫：Journal of clinical rehabilitation Vol14 No. 9：853-855, 2005
9) 眞田髙起, 他：新鮮足関節外側靱帯損傷に対する早期荷重キャストによる保存療法：日本臨床スポーツ医学会誌 Vol29 No. 2：268-273, 2021
10) Donald A. Neumann：筋骨格系のキネシオロジー. 医歯薬出版株式会社 第2版, 東京. 2014

Ⅲ 足関節

2 リスフラン靱帯損傷

志田 峻哉／今屋 健

1 はじめに

　リスフラン関節損傷は年間に5〜6万人に1人程度と言われており、交通事故や転落などの高エネルギー損傷、スポーツや捻挫に起因した低エネルギー損傷のどちらでも損傷すると言われる[1][2]。その中でも、特にスポーツ活動などで生じやすいとされるのが、リスフラン靱帯損傷である[3]。

　実際に、リスフラン靱帯損傷の症例に遭遇することは比較的珍しく、画像所見での変化も乏しいため看過されることも多い。このことから、適切な治療が行われず陳旧性の障害に移行し、スポーツ復帰に重大な障害となる。以上のことから、本疾患は保存療法、手術療法を問わずにリハビリテーションが不可欠な疾患である。本項ではスポーツ外傷に伴うリスフラン靱帯を中心に解説する。

2 発生機序と病態

　本項では、リスフラン靱帯損傷の機能解剖から発生機序、診断までについて解説する。リスフラン関節およびリスフラン靱帯の詳細な解剖とその機能について知ることで、靱帯の果たす役割を理解し、治療の方向性を考えることが出来る。発生機序を理解することで、リスフラン靱帯損傷に繋がる危険な肢位を把握でき、再発予防に役立てることが可能となる。

　以上を踏まえ、リスフラン靱帯損傷を診るにあたって重要な機能解剖、発生機序、診断までを解説する。

▶ 機能解剖

　足部はショパール関節（横足根関節）によって後足部と中足部、リスフラン関節（足根中足関節）によって中足部と前足部に分けられる構造となっている（図1）。リスフラン関節は第1〜5中足骨と内側楔状骨、中間楔状骨、外側楔状骨、立方骨によって構成され、横アーチを形成する。

　リスフラン靱帯は、主に内側楔状骨と第2中足骨をつなぐ骨間の靱帯である。複合靱帯として背側、骨間、底側の靱帯成分に分かれ、背側、骨間靱帯は内側楔状骨と第2中足骨基部をつなぎ、底側靱帯は内側楔状骨と第2中足骨および第3中足骨をつなぐ靱帯である。したがって、リスフラン靱帯を損傷することで、主に内側楔状骨と第2中足骨間の不安定性を呈する（図2）。

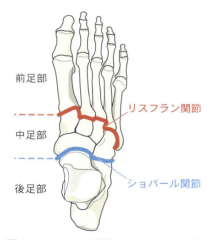

図1 ショパール関節とリスフラン関節
足部はショパール関節によって、後足部と中足部、リスフラン関節によって、中足部と前足部に分けられる。

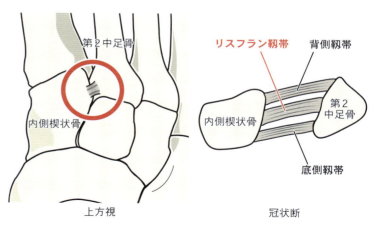

図2 リスフラン靱帯
リスフラン靱帯は内側楔状骨と第2中足骨をつなぐ靱帯である。実際の臨床では底側靱帯も含めて、複合靱帯損傷となることが多い。

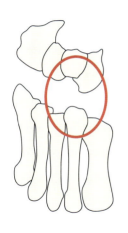

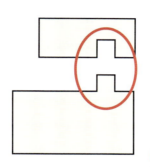

図3 第2足根中足関節の構造
第2中足骨底が内側楔状骨と外側楔状骨の間に挟まるような構造となる。

　リスフラン関節の中で、第2足根中足関節の可動性は最小であり、その理由として内側楔状骨と外側楔状骨間に第2中足骨底が、楔のようにはまり込む構造となっていることが挙げられる[4]（図3）。加えて、リスフラン靱帯や周囲の靱帯によって安定性がもたらされる。

　一方、第1・4・5足根中足関節は大きな可動性を有する。とくに第1足根中足関節は最も大きな可動性をもち、1歩行周期中に底背屈約5度ずつ動くと言われる[5]。足部のアーチ機能は荷重が加わった際の衝撃吸収作用により、他の荷重関節への負担を軽減するような働きを持つが、リスフラン靱帯を損傷することでこれらの機能破綻を生じる。

▶ 発生機序

本疾患は、交通事故や高いところからの着地、スポーツ活動時に内側縦アーチに高エネルギーが加わることで発症する。

スポーツ活動での受傷機転は、足関節底屈かつ足趾背屈位で前足部に軸圧荷重が加わることで発症する。足趾が接地し、荷重された状態で方向転換することで、足部に外転もしくは回旋力が加わり、リスフラン関節に転位するストレスが生じる。この際にリスフラン靱帯を損傷する（図4）。また、足部を踏まれてしまうことで同様な肢位を強制され、受傷することも多い。

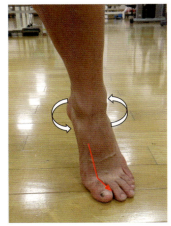

図4　受傷しやすい足部の肢位
足関節底屈＋足趾背屈位で前足部に荷重が乗り、回旋ストレスが加わることで受傷しやすい。
コンタクトスポーツでは足を踏まれて受傷することもある。

▶ 症状と診断

臨床症状として足部の強い腫脹や第1中足骨、第2中足骨基部に圧痛を認める。受傷初期は安静時痛もあるが、急性期を過ぎると荷重時や踵上げ動作時に疼痛の増悪がみられることが特徴である。症例によっては足底面に出血斑を認めるケースも存在する。また、正常な歩行が困難になるケースが多く、疼痛のため前足部での荷重歩行が遂行できなくなる様子が散見される。

診断では、問診による受傷肢位の把握やリスフラン関節に限局した圧痛所見、レントゲンやCT、MRIなどの画像所見をもとに判断する。荷重位レントゲンが有用で、第1中足骨と第2中足骨間や、内側楔状骨と第2中足骨間の離開を認める。また、内側楔状骨と第1・2中足骨基部間に小骨片が存在すれば、リスフラン靱帯の裂離骨折を伴う損傷が示唆される。これを Fleck sign とよぶ[6]。Fleck sign が認められる場合は、不安定性が強い可能性が高いことが示唆される。

画像所見では骨折がなく、特筆すべき変化に乏しいが、その割に腫脹・疼痛が強いのが特徴である。それ故、圧痛を第1・2中足骨間基部に認めた場合は、単純に捻挫と判断するのではなく、リスフラン靱帯損傷を疑うことが重要である。

Nunleyらは荷重位レントゲン所見により重症度を分類し、内側楔状骨と第2中足骨の間に明らかな開大が認められないものをStageⅠ、開大が2〜5mmのものをstageⅡ、5mm以上でアーチの低下を認めるものをstageⅢとしている[7]。stageⅡでは水平方向の不安定性が生じているが、stageⅢではアーチの低下もあるため水平方向に加えて垂直方向の不安定性も生じる。

3 治療について

この項目では、リスフラン靱帯に対する治療の考えについて解説する。リスフラン靱帯損傷に対する治療の選択については、慎重に判断する必要がある。先行研究で報告されている症例数も他の疾患と比べて少なく、エビデンスが十分に積み上がっているとは言い難い。したがって、症例の状態、個人因子など様々な状態を考慮して治療を考える。具体的な治療方法については、"リハビリテーションの実際"で解説をしているので、そちらを参照されたい。

また、当院で施行している手術方法とその考えも併せて解説する。手術手技の中の一例として参考にし、治療を考える一助にしていただきたい。

▶ 治療方針

Nunley 分類の Stage I では原則として保存療法、Stage III では手術療法が適応となる。Stage II の場合は判断が分かれることが多く、保存療法で経過観察期間 1 年以上の 9 例中全例がもとのスポーツ活動に復帰できたとして良好な成績とした報告[8]がある一方で、経過観察 1 年以上の 8 例中 4 例が不十分であるとの報告[3]もある。このように、保存療法に一定の見解を示せていないことから、Stage II でも高い活動性を求められるケースでは積極的に手術療法が選択される。

当院における手術療法のコンセプトは、Stage II のような水平方向の開大に対する固定の場合、人工靱帯（以下、タイトロープ®）を使用する。一方、Stage III ではアーチの低下を認めているため、水平方向に加えて垂直方向に対しても固定が必要であることから固定性の優れたスクリュー固定を推奨する[9) 10]。

▶ 手術方法

内側楔状骨 – 中間楔状骨間に約 3～4 cm 切開し皮下を展開する。なお、近くを神経や動静脈など脈管系が走行するため避けて侵入する。リスフラン靱帯損傷の程度、内側楔状骨 – 中間楔状骨間や内側楔状骨 – 第 2 中足骨間の不安定性を確認する。不安定性がある部位を特定し固定を行うが、当院では先ほど述べた不安定性の違いによって、タイトロープ®とスクリュー固定を使い分けている（図 5）。

リスフラン靱帯損傷の観血治療は適合性を失った関節間を整復固定する手術で、解剖学的整復位の獲得と良好な固定力を付加し、正常な靱帯修復を促すことが目的である。

不安定性の少ないタイトロープ®単独使用症例では抜釘の必要がなく、スクリュー固定に比べて早期荷重が可能である。このため、術後のリハビリテーションは早く進めやすい。その他のメリットとして、競技復帰後もタイトロープ®による関節の安定性の保存が期待できる[11]、タイトロープ®のあそびがあることで生理的な関節の動きを許容するなどの報告がある[12]。

一方、不安定性の強い損傷ではスクリュー固定を要する。ただし、スクリュー挿入したままでのスポーツ復帰はスクリュー折損を起こしてしまうため、一定の期間の後に抜釘が

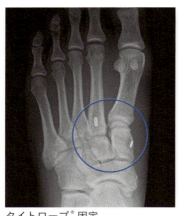 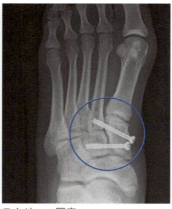

タイトロープ®固定　　スクリュー固定

図5　手術方法
内側楔状骨と第2中足骨の間の不安定性が軽度の場合には人工靱帯（タイトロープ®）で固定する（左図）。しかし、内側楔状骨と第2中足骨の間および内側楔状骨と中間楔状骨の間の不安定性も強い場合にはスクリューで固定する（右図）。

必要になる。スクリュー固定の適応が垂直方向にも不安定性を有するStage Ⅲに多いということもあり、術後安静や免荷時期がタイトロープ症例よりも長い。

元来、リスフラン靱帯手術は画一的にスクリュー固定を行ってきたという歴史的背景があるが、近年、タイトロープ®などの人工靱帯デバイスの開発により、人工靱帯による治療の適応が増えている。

4　リハビリテーション

ここまで、病態や治療の基本的な考え方を解説した。本項では、それらを踏まえた上で、我々が普段どのようにリスフラン靱帯損傷の症例に対して運動療法を施行しているのかを紹介する。

当院における保存療法と術後リハビリテーションの2つに分けて解説し、受傷した日から時系列ごとに紹介する。ぜひ、日々の臨床の一助にしていただきたい。

▶ リハビリテーションの考え方

保存療法では、損傷したリスフラン靱帯の治癒を妨げないように注意する。すなわち、受傷後早期からリスフラン関節に強い疼痛が生じるような荷重ストレスが加わらないように配慮する。

手術療法では、手術方法の違いにより荷重の時期が異なるため注意する。タイトロープ®固定では、荷重による固定部位の破損は生じにくいため、キャスト除去後、段階的に全荷重まで進めていく。一方、スクリュー固定の場合、強い荷重によりスクリューが破損する可能性があるため、スクリューを抜釘するまで前足部に荷重の加わる全荷重歩行は行わない。抜釘後に足趾・足関節の可動域や筋力の改善を図り、併せてその後の荷重ex.を進めていく。

保存療法、手術療法にかかわらず、部分荷重開始時からインソールによる内側縦アーチ、横アーチのサポートは重要である。これにより、リスフラン関節への負荷を軽減することができる。

▶ リハビリテーションの実際

1）リスフラン靱帯損傷に対する保存療法のリハビリテーション

　保存療法の場合、厳密な荷重制限はなく、当院ではインソールを処方し、疼痛に合わせて可及的に競技復帰を目指す。スポーツ種目にもよるが、およそ受傷後2週から4週を目標に運動強度を上げて復帰となる。

2）リスフラン靱帯損傷に対する術後のリハビリテーション

　タイトロープ®とスクリュー固定症例では重症度が異なるため、リハビリテーションの進め方も異なる。具体的には荷重 ex. の進め方と ADL 獲得時期を変えている。タイトロープ®固定とスクリュー固定の荷重 ex. の違いが分かるように以下に示すので参考にしていただきたい（表1、2）。

表1　タイトロープ®固定の進め方

手術当日	足関節シーネ固定
術後1日〜	リハビリ時はシーネ off　マイルドな ROMex.　足趾の筋力 ex.　患部外トレーニング　退院時はヒール付きキャストで 1/2 荷重歩行
術後2週間〜	インソール使用で 1/2 荷重歩行
術後4週間〜	全荷重歩行　足関節周囲筋筋力 ex.　バランス ex.　エルゴメーター
術後6週間〜	両脚ヒールレイズ　ステアマスター
術後8週間〜	片脚ヒールレイズ　ジョギング
術後10週間〜	ステップ ex.
術後12週間〜	競技復帰

表2　スクリュー固定の進め方

手術当日	足関節シーネ固定
術後1日〜	リハビリ時はシーネ off　マイルドな ROMex.　足趾の筋力 ex.　患部外トレーニング　退院時はキャスト固定で免荷歩行
術後2週間〜	ヒール付きキャストで 1/2 荷重歩行
術後4週間〜	ヒール付きキャストで全荷重歩行
術後6週間〜	スクリューを抜釘して全荷重歩行　足関節周囲筋筋力 ex.　バランス ex.　エルゴメーター　荷重歩行が安定したら両脚ヒールレイズ
術後8週間〜	ステアマスター
術後10週間〜	片脚ヒールレイズ　ジョギング
術後12週間〜	ステップ ex.
術後14週間〜	競技復帰

▪ 術後1日〜

術後翌日は患部の腫脹が強く、安静を促すためリハビリテーション時以外は患部をシーネで固定する。

リハビリテーション時のみシーネを外して、マイルドに足趾の屈伸 ex. や足関節の ROM ex.、足部の浮腫改善にマイルドなマッサージを開始する。足関節および足趾の運動は自動運動から開始し、必要に応じて他動運動を行う（図6）。この際、足趾の屈曲・伸展最終域ではリスフラン関節にも屈曲および伸展方向のストレスを生じるため、疼痛自制内で行う。

患肢は免荷となるため、股関節や膝関節周囲の筋力低下をきたさないよう、患部外トレーニングは可及的に開始する（図7）。

退院時にはキャスト固定とする。タイトロープ®固定は術後2週間ヒール付きキャストで1/2部分荷重歩行とし（図8）、スクリュー固定は術後2週間はキャスト固定かつ免荷歩行とする。

この時期は前足部の接地と蹴り出しがなければ、キャスト内での垂直荷重によるリスフラン固定部へストレスは回避できると考えているため、タイトロープ®固定は1/2荷重歩行を許可する。

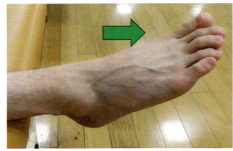 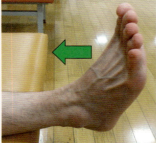 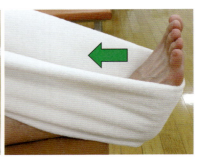

自動運動での足関節底背屈 ROMex.　　　　　　　　　　　タオルを用いた他動 ROMex.

図6　足関節 ROMex.
術後早期は疼痛が強いため、自動運動での ROM を中心に行う。必要に応じてタオルなどを用いて愛護的に他動運動も取り入れる。

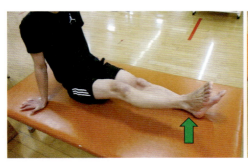 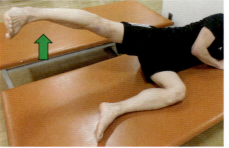

図7　患部外筋力トレーニング
免荷期間の筋力低下を防ぐために、股関節や膝関節周囲の患部外筋力トレーニングも適宜行う。

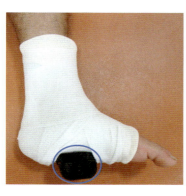
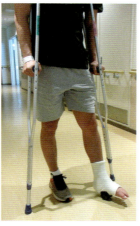

図8 ヒール付きキャストでの荷重歩行
キャストの下にヒールを付けて、荷重を行う。このような形で荷重することで前足部へのストレスを回避できる。

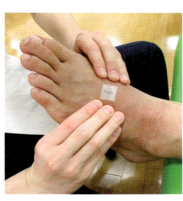
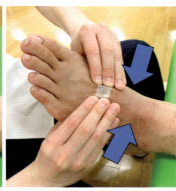

図9 創部のモビライゼーション
創部の離開に注意しながら、寄せる方向から行う。

■ 術後2週間～

術後初期の炎症症状は改善し、足部の腫脹も減少している。足趾および足関節のROM ex.は可及的に進める。この際、術侵襲の影響により、足背部の術創部の癒着に起因するつっぱり感を訴えることがある。術創部の癒着は可動域獲得の制限因子となり得るため、創部の状態を確認し、マイルドに創部のモビライゼーションを開始する（図9）。なお、この時期では創部の治癒がまだ十分ではないため、創部が離開するストレスには細心の注意を払う。

◆タイトロープ®固定の場合

荷重ex.ではヒール付きキャスト除去し、内側縦アーチをサポートするようなインソールを処方し、1/2荷重歩行を確認する（図10）。体重計で患側への荷重量を確認して、荷重感覚をつかむような練習を行う。前足部での強い蹴り出しはリスフラン関節にストレスを生じさせるため、歩幅は小さくするよう指導し、立脚中期以降は荷重量の増加や強い蹴り出しに注意しながら進める（図11）。

▲スクリュー固定の場合

ヒール付きキャストを装着し、1/2荷重歩行を開始する。

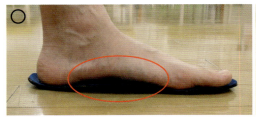
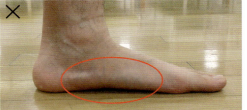

インソールあり　　　　　　　　　インソールなし

図10　インソールの処方
インソールで内側縦アーチを中心にサポートし、患部の負担を軽減させる。

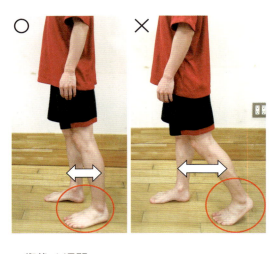

図11　術後早期の歩き方
立脚中期以降は前足部に荷重が加わるため、リスフラン関節にストレスが加わりやすい。このため歩幅を小さくした歩行を指導する。術後6週間までは右のような蹴り出しを行わないように注意する。

■ 術後4週間〜

　足趾および足関節はこの時期から術後6週間にかけて左右差のない可動域の獲得を目指す。足関節の中でも、特に距腿関節の底屈制限を有する場合、リスフラン関節にも過度な底屈ストレスを生じやすい。具体的には、正座やボールを蹴るなど最終底屈位で、距腿関節の動きをリスフラン関節で代償する（図12）。このため、足関節の十分な可動域の獲得は患部に過度なストレスを加えないために必須となる。

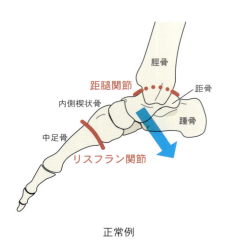

図12　距腿関節の影響
距腿関節の底屈可動域が制限されると（→）、リスフラン関節を含めた他の関節で代償する（→）ためリスフラン関節への屈曲ストレスが増大する（右図）。

◆タイトロープ®固定の場合

　全荷重歩行を開始する。基本的には裸足歩行も可能となるが、屋外歩行や長距離の移動では、患部への負担を軽減させるためインソールの使用が必要である。また、荷重時痛が自制内であれば自転車エルゴメーターも開始する。患側で駆動するよう意識して15分×2セット程度行う。疼痛や患側の疲労感に合わせて可及的に負荷を増加していく。これまでの荷重制限により、足部の筋機能低下と、バランス機能低下が必発する。筋機能低下に対して、下腿三頭筋、前脛骨筋、後脛骨筋、腓骨筋群に抵抗運動を開始する（図13）。加えて、バランス機能の改善には鏡を使い視覚的フィードバックを利用した、片脚バランスex.などを取り入れる（図14）。これらの機能改善によって、患側への荷重が促通され、歩行時の前方へのスムースな重心移動が可能となる。

▲スクリュー固定の場合

　ヒール付きキャストで全荷重歩行を開始する。この際、前足部での蹴り出しに注意して行う。

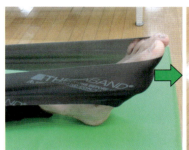
下腿三頭筋

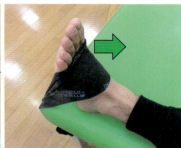
前脛骨筋

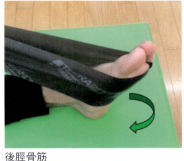
後脛骨筋

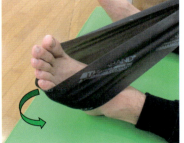
腓骨筋群

図13　足部筋力 ex.

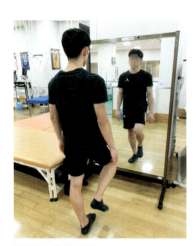

図14　片脚バランス ex.
鏡を使用し、視覚的なフィードバックを使いながらバランス ex. を行う。

- 術後6週間〜

◆タイトロープ®固定の場合

　この時期から荷重位での筋力 ex. を開始する。下腿三頭筋は筋萎縮を生じやすく、筋力改善にはヒールレイズが有効である。両脚で荷重を均等にかけるよう意識して行い、疼痛に合わせて患側への荷重量を増加させていく（図15）。

　両脚ヒールレイズで痛みがなく、患側の下腿三頭筋に力が入っていることを確認出来たら、ステアマスターを使用した反復した踏み込み動作を開始する。左右差がなく、均等に

踏み込むことを意識して 10 分間行う。ステアマスターなどの器具がない場合でも、その場ジョギングを行うことで同程度の負荷量のトレーニングを行うことが可能である。その場ジョギングは 1 分間その場でジョギング、1 分間ウォーキングを繰り返し 10 セット行う。

▲スクリュー固定の場合

スクリューを抜釘して、キャストがない状態での全荷重歩行を開始する。おおよそ、タイトロープ®固定の 2〜4 週間遅れの荷重プログラムで、キャストが外れるのは 4 週遅れでの開始となる。タイトロープ®固定時と同様、内側縦アーチをサポートするようなインソールを処方するなど、患部への負担を軽減させるよう配慮して行う。足関節の可動域獲得や荷重歩行が安定したら、自転車エルゴメーターや両脚ヒールレイズ、バランス ex. を開始する。

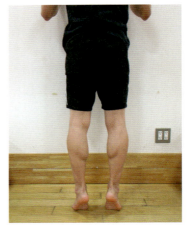

図 15　ヒールレイズ
重心が健側に偏ることなく、左右均等にかけるよう意識する。疼痛がなければ、徐々に患側への荷重量を増加させる。

■ 術後 8 週間〜

◆タイトロープ®固定の場合

レントゲンや CT などで固定部位の安定性の評価を行う。問題なければ、医師からジョギングの許可が下りる。

ヒールレイズを両脚から片脚へ移行して筋力 ex. を行う。片脚で疼痛なくヒールレイズが可能となれば、インターバルジョギングを開始する。1 分間ジョギング、1 分間ウォーキングを 10 セット繰り返す。数日ごとにジョギングの時間を 3 分、5 分、10 分、15 分と増やし、15 分 2 セット程度可能となればランニングやステップ練習を進めていく。

▲スクリュー固定の場合

両脚ヒールレイズが患側へ 50% 以上の荷重量で出来ているか確認し、ステアマスターを開始する。

■ 術後 10 週間〜

◆タイトロープ®固定の場合

ジョギングが 15 分 2 セット程度可能となれば、ランニングやステップ練習を開始する。動作の負荷が上がっていくと疼痛が生じやすくなる。本疾患は受傷肢位でも挙げた、踏み込み動作でリスフラン関節に強いストレスが加わりやすい。このため、足関節の可動域制限が残存していないことを確認する必要がある。また、この時期から各種スポーツ動作の基礎的な練習を開始する。ただし、アメフトやラグビーのタックル動作で、患側が後ろ足となり強く踏み込む姿勢は、後足部が持ち上がり、前足部のみの接地によって内側縦アーチがつぶれる方向へのストレスが生じる。患部に最も強いストレスが加わるためこのような動作は合流の直前に練習する。

▲スクリュー固定の場合

片脚ヒールレイズが可能か確認し、ジョギングを開始する。

■術後12週間〜

タイトロープ®固定、スクリュー固定とも12週以降の復帰を目標とするが、スクリュー固定は免荷期間が長い。このため、タイトロープ®固定のリハビリテーションプログラムから2〜4週間遅れでの復帰となる。足部の機能に合わせて進めていくと良い。

◆タイトロープ®固定の場合

この時期からスポーツ復帰に向けて合流となる。各種スポーツ動作で疼痛が生じないか、また足関節を中心として可動域制限や筋力低下などの機能低下が残存していないか確認する。必要に応じて機能改善やインソール調整などを行い復帰する。

▲スクリュー固定の場合

ステップ動作や各種スポーツ動作を確認し、問題がなければ競技練習に合流となる。

5　要約

- Nunley分類でStageⅠは保存療法、StageⅢは手術療法が適応となる。StageⅡは判断が分かれるところだが、手術療法を推奨されることが多い。
- 手術療法では、主に内側楔状骨−中間楔状骨間と内側楔状骨−第2中足骨間をタイトロープ®ないしスクリューで固定する。
- 全荷重歩行はタイトロープ®固定では術後4週間から、スクリュー固定では抜釘を行う術後6週間から開始する。
- 手術方法によらず内側縦アーチを中心に患部のストレスをサポートする必要があるため、インソールを処方する。
- スポーツ復帰は術後12週間以降となるが、スクリュー固定は免荷期間が長くなる。このため、タイトロープ®固定から2〜4週間遅れて復帰となる場合もある。

文献

1) Aitkin AP et al：Dislocation of the tarsometatarsal joint. J Bone Joint Surg45-A：246〜260, 1963.
2) Hardcastle PH et al：Injuries of the tarsometatarsal joint；incidence, classification and treatment. J Bone Joint Surg 64-B：349〜356, 1982.
3) Faciszewski Tet al：Subtle injuries of the Lisfranc joint. J Bone Joint Surg72-A: 1519〜1522, 1990.
4) 奥田龍三，他：リスフラン関節損傷の診断と治療．整形外科と災害外科53：677〜684, 2010.
5) D. A. Neumann：カラー版　筋骨格系のキネシオロジー　原著第2版. 医歯薬出版，東京. 2014.
6) Myerson MS et al：Fracture dislocations of the tarsometatarsal joints; end results correlated with pathology and treatment. Foot Ankle6: 225〜242, 1986.
7) Nunley JA et al：Classification, investigation, and management of midfoot sprains；Lisfranc injuries in the athlete. Am J Sports Med30: 871〜878, 2002.
8) Shapiro MS et al：Rupture of Lisfranc's ligament in athletes. Am J Sports Med 22: 687〜691, 1994.
9) 滝正徳，他：リスフラン靱帯損傷に対するスーチャーボタン固定術の経験—2年経過による臨床成績と再離開状況—. JOSKAS46：686〜690. 2021.
10) 山田直樹，他：スーチャーボタンを用いたリスフラン靱帯損傷の治療経験. JOSKAS43：849〜854, 2018.
11) Panchbhavi VK et al：Screw fixation compared with suture-button fixation of isolated Lisfranc ligament injuries. J Bone Joint Surg 91：1143〜1148, 2009.
12) 塩田悠介：リスフラン関節損傷に対する診断と治療　Lisfranc Mini TightRope® Fixation System の使用も含めて．整形外科 Surgical Technique Vol. 7. 273, 2017.

Ⅲ 足関節

3 腓骨筋腱脱臼

中山 誠一郎／今屋 健

1 はじめに

　腓骨筋腱脱臼は、1803年にMonteggiaによりバレエダンサーの症例として初めて報告された[1]。足関節外側の外傷であり、足関節の外傷全体のわずか0.3〜0.5%と、比較的稀な疾患である[2]。主にスポーツ中に発症することが多く、踏み込み動作や方向転換の際に起こることが知られている。主な症状として、慢性的な痛みや足関節外側の不安定感が挙げられるが、足関節外側靱帯損傷と誤診され、正しい診断が遅れることが少なくない。また、保存療法に抵抗する症例が多く、反復性の腓骨筋腱脱臼に移行しやすい傾向がある。このような場合、治療法として患部の解剖学的修復を目的とした手術が有効であり、良好な成績が報告されている。このため、早期に確実なスポーツ復帰を希望する場合は、手術療法を選択すべきである。

2 発生機序と病態

　本疾患の発生機序と病態を理解する上で、長・短腓骨筋や腓骨筋腱を安定させる上腓骨筋支帯（Superior Peroneus Retinaculum：SPR）の機能解剖を理解し、発症のメカニズムを把握することは非常に重要である。また、治癒能力に劣る線維軟骨の存在について知ることで、保存療法に対して抵抗する症例が多い理由が分かるようになると考える。さらに、腓骨筋腱脱臼の発生機序を知ることで、踏み込みや方向転換などのスポーツ動作とどのように関連しているかを理解することにより、その診断方法についても説明することができる。

▶ 機能解剖

　長・短腓骨筋は、腓骨外側から外果後方を走行する足部外在筋で、足部の回内と足関節の底屈に作用する。これらの筋は足部・足関節の安定性を担い、歩行や走行時の蹴り出し、足底圧中心（COP）の内側保持に作用し、閉鎖性運動連鎖（CKC）を伴うスポーツ動作において重要な役割を担う。

　長腓骨筋は半羽状筋であり、腓骨、筋間中隔、下腿筋膜の近位部から起こり、立方骨を回り込み内側楔状骨と第1中足骨粗面に停止する（図1）。その他の付着部には個体差があり、内側楔状骨や母趾球・小趾球を構成する筋にも付着している。このため、横アーチだけではなく内側縦アーチや外側縦アーチの保持にも関与する[3]。長腓骨筋の作用の特徴としては、母趾の外転・回内・底屈に働き、母趾球荷重において筋活動が増加する点であ

278 　3 腓骨筋腱脱臼

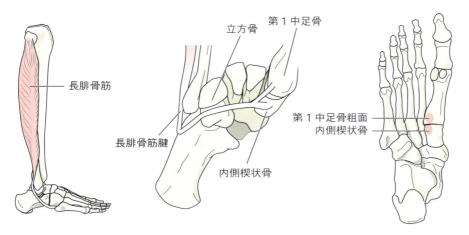

図1 長腓骨筋の起始・停止
長腓骨筋は半羽状筋で、腓骨、筋間中隔、下腿筋膜の近位部から起こり、立方骨を回り込み内側楔状骨と第1中足骨粗面に停止する。

る[4)5)]（図2）。

短腓骨筋は羽状筋であり、腓骨外側下部1/2と筋間中隔から起こり、第5中足骨粗面に停止する（図3）。短腓骨筋の作用の特徴としては、長腓骨筋よりも効果的に足部の外反（外転）に働く[6)]点である（図4）。

支配神経は、長・短腓骨筋ともに腓骨頭付近で総腓骨神経から分枝した浅腓骨神経（L5、S1）である。

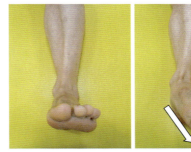

図2 長腓骨筋の作用の特徴
長腓骨筋の作用の特徴は、母趾の外転・回内・底屈である。

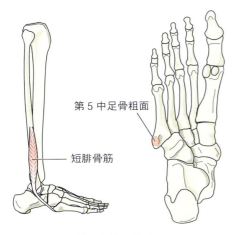

図3 短腓骨筋の起始・停止
短腓骨筋は羽状筋で、腓骨外側下部1/2と筋間中隔から起こり、第5中足骨粗面に停止する。

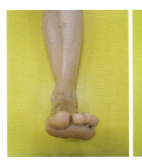

図4 短腓骨筋の作用の特徴
短腓骨筋の作用の特徴は、足部の外反（外転）である。

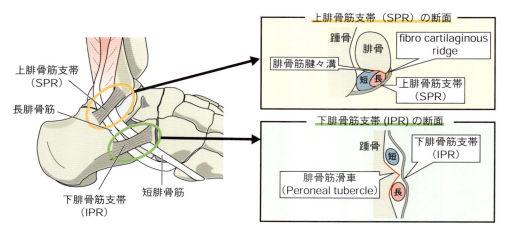

図5 上腓骨筋支帯（SPR）および下腓骨筋支帯（IPR）周囲の解剖図
腓骨筋腱は走行距離が長く、上腓骨筋支帯（Superior Peroneus Retinaculum：SPR）に被われた外果の後方と下腓骨筋支帯（Inferior Peroneus Retinaculum：IPR）に被われた腓骨筋滑車（踵骨外側面の隆起部）近傍の2カ所で同一区画を走行する。

　腓骨筋腱は走行距離が長く、外果の後方ではSPR、腓骨筋滑車（踵骨外側面の隆起部）近傍では下腓骨筋支帯（Inferior Peroneus Retinaculum：IPR）に被われ、2カ所で同一区画を走行する。特にSPR部では、外果外側後縁で腓骨筋腱々溝とfibro cartilaginous ridgeが、腓骨筋腱の外側脱臼を防ぐ役割を担っている（図5）。
　足関節背屈位では腓骨筋腱は伸張され、また外果後方で走行方向が大きく変化するため、SPRによる腱の制動機能が低下すると脱臼が生じやすくなる。
　さらに、腓骨筋腱の脱臼が起こる外果の後方は、腱内部に線維軟骨が存在し、血液供給が乏しい部位に一致する[7]。線維軟骨は機械的刺激によって形成され、膠原線維の化生によって生じるが、血管を欠くため生理的な治癒能力に劣る[8]。これも、保存療法に抵抗する症例が多い理由の1つと考えられる。

▶ 発生機序

　腓骨筋腱脱臼は、スポーツでの踏み込み動作や方向転換時に、足関節の背屈・外反と腓骨筋の収縮により発生する。動作によって、SPRが外果から剥離し、表層を走行する長腓骨筋腱が不安定となることで脱臼が生じる。SPRは腓骨筋腱が腱溝内で正常な位置に収まるように機能しているため、一度脱臼を生じSPRが緩くなると仮性嚢が形成される。そして、足部が背屈・外反すると長腓骨筋腱が腓骨外果後方から脱臼し仮性嚢へ入り込む（図6）。
　その他の要因として、足関節の内反捻挫などに伴うSPRへのストレスの蓄積、また腓骨筋腱々溝やfibro cartilaginous ridgeの低形成、さらに短腓骨筋の筋腹低位なども影響すると考えられている[9]。

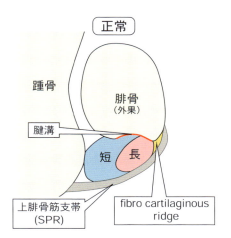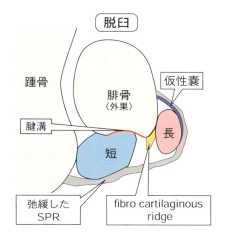

図6 腓骨筋腱脱臼の発生機序
上腓骨筋支帯（SPR）が外果から剥離し、腓骨筋腱が不安定となることで生じる。
一度脱臼を生じ、SPR部が緩くなると仮性嚢を形成し、足部が背屈・外反すると長腓骨筋腱が腓骨外果後方から脱臼し仮性嚢へ入り込む。

▶ 症状と診断

反復性の腓骨筋腱脱臼では、スポーツでの踏み込みや方向転換の際に、足関節の外果周囲での不安定性や痛み、繰り返し生じる脱臼感などの慢性的な症状がみられる。診察時に脱臼を再現できれば診断は容易であるが、脱臼が再現できず診断に難渋する場合もある。

反復性の腓骨筋腱脱臼では、ほとんどの症例において自然整復されているため、検者が徒手的に腓骨筋腱を腓骨筋腱々溝から脱臼させることで評価する。検者の母指を腓骨筋腱に当て、足関節背屈位で外反方向に抵抗運動を行いながら腱を前方へ押し出すようにする（図7）。腓骨筋腱脱臼の場合、長腓骨筋腱が外果に乗り上げる亜脱臼の状態を呈することが多く、前方へ完全脱臼することは少ない。

単純X線では、腱の脱臼を示す所見はみられない。しかし、MRIでは腓骨外側後縁において腓骨筋腱を腱溝内に安定させる役割を担っているSPRとfibro cartilaginous ridgeの損傷、また仮性嚢の存在を確認することができるため、そこに着目する（図8）。

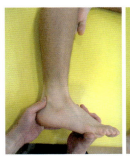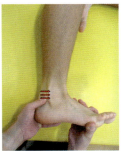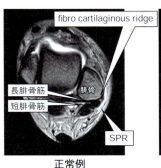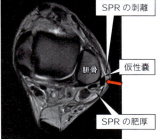

図7 徒手誘導による腓骨筋腱脱臼の再現
検者の指を腓骨筋腱溝に当て、足関節背屈位で外反方向に抵抗運動を行いながら腱を前方へ押し出すようにする。腓骨筋腱脱臼の場合、長腓骨筋 腱が外果に乗り上げる状態が確認される。

図8 MRI画像所見
腓骨外側後縁において、腓骨筋腱を腱溝内に安定させる役割を担っているSPRとfibro cartilaginous ridgeの損傷、また仮性嚢の存在に着目する。赤矢印は、脱臼した長腓骨筋腱を示す。

3　治療について

▶ 治療方針

　前述した通り、腓骨筋腱脱臼の症例では、保存療法に抵抗する症例を多く経験する。一方で、患部の解剖学的修復を目的とした手術療法は良好な成績が報告されており、早期に確実なスポーツ復帰を希望する症例などでは、手術療法を選択する。

　ここでは、腓骨筋腱脱臼の治療法について保存療法と手術療法の比較を通じ、手術療法の優位性を述べる。

　腓骨筋腱脱臼の治療法として、反復性の症例では、保存療法に抵抗するため、手術療法が原則となる。しかし、新鮮例には保存療法を試みるべきとする報告もある[10]。急性期の症状を改善させたうえで、受傷後6～8週間の期間をかけてスポーツ復帰を目指しても、受傷前のパフォーマンスに戻れるケースは少ない。また、再脱臼に至る場合も少なくない。

　Bakkerら[11]は保存療法による再脱臼率が、3週のテーピングで60％、短下肢ギプスでは4週のテーピングで38％、6週のテーピングで17％と報告している。つまり、固定期間が長いほど再脱臼率は徐々に低くなるが、手術療法の再脱臼率が5％[12]であることを考えると高率であることは否めない。実際、保存療法では固定期間が長いにもかかわらず再脱臼率が高いという報告も散見される[13][14]。さらに、長期間の固定に伴う筋力低下やADL動作の制限をきたすことからも、保存療法の適応は限られる。

　以上のことより、新鮮症例・反復性症例ともに確実にスポーツへ復帰し、受傷前のパフォーマンスを発揮するためには、手術療法を第一に選択すべきであると、当院では考える。

▶ 手術方法

　手術方法の報告は多数あるが、Das De法[15]を代表とする軟部組織による腓骨筋腱制動術と、DuVries法を代表とする骨性の制動術[16]の2つに大別することができる。DuVries法は支帯が損傷している脱臼にも適応があるが、煩雑な手術手技、運動制限期間が長いこと、移動骨片の偽関節や骨吸収が問題となる[17]～[20]ことから当院ではDu Vries法は行っていない。一方、Das De法は、術式が容易かつ解剖学的修復が可能で、早期の運動が可能なため、近年良好な手術成績が報告されている[21]（図9-a）。

　過去に我々が再脱臼症例について検討した結果、仮性嚢の緩みの予防対策としてfibro cartilaginous ridgeならびにSPRの縫合が重要であった[12]。このことより、現在当院では直視下にてDas De変法を行っている。Das De原法との相違点は、骨孔を用いて仮性嚢を閉鎖すること、またfibro cartilaginous ridgeの縫合を追加していることである（図9-b）。また、腓骨筋腱々溝やfibro cartilaginous ridgeの低形成がみられる症例では、腱溝形成（Groove deepening）を追加している。さらに、腓骨筋腱の縦断列には縫合による修復を、短腓骨筋の筋腹低位に対しては腱の滑走を妨げぬよう部分切除を行っている。

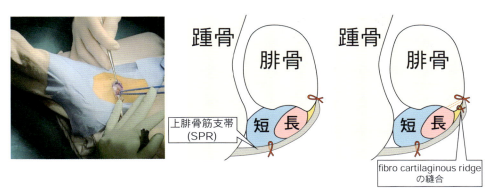

直視下手術風景　　　a：Das De 原法　　　b：Das De 変法

図9　Das De 原法と変法
Das De 原法（a）は SPR と腓骨外側後縁を縫合するのみだが、Das De 変法（b）は骨孔を用いて仮性嚢を閉鎖し、fibro cartilaginous ridge の縫合を追加する。

4　リハビリテーション

　ここまで、病態や治療の基本的な考え方を解説した。当院では、単独の腓骨筋腱脱臼症例に対する、積極的な保存療法のケースは極めて稀である。しかし、機能改善を目的とした術前リハビリテーションを行うことや、成長期の症例に対して一定期間保存療法を行う場合もある。

　本項では、それらを踏まえた上で、我々が普段どのように腓骨筋腱脱臼の症例に対して運動療法を施行しているのかを紹介する。当院における術後リハビリテーションを手術した日から時系列毎に紹介する。

▶ リハビリテーションの考え方

　腓骨筋腱脱臼術後のリハビリテーションの目的は、再脱臼を防止しつつ、可及的早期にスポーツ復帰することである。長・短腓骨筋の作用である足関節外反・底屈機能、またそれによる足圧中心（COP）の内側保持機能の再獲得が重要なポイントとなる。特に、反復性脱臼の症例では、足部・足関節機能だけではなく、体幹や股関節周囲筋の機能低下もみられる。そのため、スポーツ復帰に向け、身体機能の改善と必要な動作の獲得を進めていく。

　腓骨筋腱脱臼術後のリハビリテーションプログラムを（表1）に示す。術後1日より疼痛に応じて荷重・歩行を開始し、術後3日より足関節サポーターにて歩行可能な状態で退院としている。そして、術後6週間でジョギングを開始し、各種目に必要となる動作を獲得し、術後10週以降スポーツへの完全復帰を目指す。現在も多くの施設で術後一定時間の初期固定の免荷を併用しているが、当科では信頼できる修復術のもとであれば、術後早期より荷重可動域訓練のリハビリが可能と考えている。

表1 腓骨筋腱脱臼術後のリハビリテーションプログラム

術後1日〜	ROM ex.：足部・足関節の底背屈自動運動 筋力 ex.：タオルギャザー、足関節底背屈運動、患部外トレーニング 歩行 ex.：松葉杖を使用した部分荷重歩行
術後3日〜	歩行 ex.：サポーターを使用した全荷重歩行　自転車エルゴメーター
術後2週間〜	片脚立位、立位母趾荷重（CKC）
術後4週間〜	片脚立位バランス ex.　足踏み ex.　ステアマスター ex.
術後6週間〜	ニーベンドウォーク ex. ジョギング ex.（その場ジョギング→インターバルジョギング） ハーキー ex.　サポーターOFF
術後8週間〜	サイドステップ ex.
術後10週間〜	スポーツ復帰

▶ リハビリテーションの実際

■ 術後1日〜

手術翌日より、術後のリハビリテーションを開始する。

ROM ex. は、足関節底背屈を自動運動で行う（図10）。術後早期には、軽度な背屈制限がみられるが、本疾患において可動域制限が残存するケースはほとんど経験しない。したがって、関節の可動域を広げることよりも、創部の癒着防止や腓骨筋腱の滑走を促すことを意識して運動を行うと良い。

筋力 ex. は、タオルギャザーなど足趾の筋力 ex. と足関節の底背屈筋力 ex. を非荷重下で行う（図11、図12）。足関節の背屈位で腓骨筋腱は伸張されるため、軽度底屈位で行いながら筋収縮を促していく。ただし、術後早期であるため、腫脹・疼痛を考慮し愛護的に行っていく。また、患部外トレーニングとして、レッグレイズを術後早期より開始し、患部への負荷が生じない股関節周囲筋の筋力維持を図る（図13）。

歩行 ex. は、術前の反復性脱臼症例においても、通常の歩行で脱臼することは無いことから、術直後においても免荷は不要と考えている。しかし、術直後は疼痛と腫脹が強く、さらに背屈制限もあるため、この時期の正常歩行は困難である。実際の患側足部の荷重位置は踵寄りで、荷重量はおよそ1/3〜1/2程度であるため、無理せず両側に松葉杖を使用する。歩容は足尖部を外側に向け接地し、股関節外転・外旋位で無理のない範囲で行うとよい（図14）。

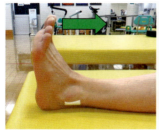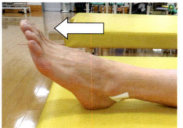

図10　術後1日からのROM ex.
足関節底背屈を自動運動で行う。

284　3　腓骨筋腱脱臼

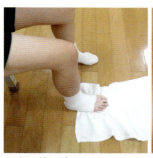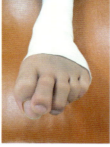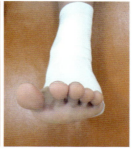

タオルギャザー　　　足趾の屈曲　　　足趾の伸展

図 11　足趾の筋力 ex.

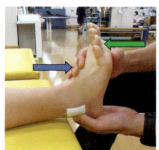

図 12　術後 1 日からの筋力 ex.
足関節底背屈筋力 ex. を非荷重下で行っていく。

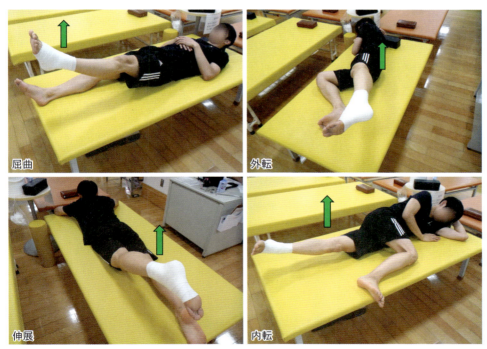

屈曲　　　　　　　　外転
伸展　　　　　　　　内転

図 13　患部外トレーニング

Ⅲ 足関節

3 腓骨筋腱脱臼

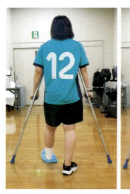
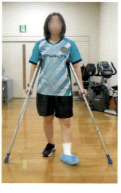

図14 術後1日〜からの歩行ex.
術直後は疼痛・腫脹が強く背屈制限もあるため、足部は足尖部を外側に向け接地し、荷重位置は踵寄りで無理のない範囲で行う。これにより院内での移動が可能となる。

■ 術後3日〜

歩行ex.は、サポーターに変更後、全荷重歩行が許可される。全足底を接地し、多くの症例が片側の松葉杖で歩行が可能となる（図15）。しかし、患部の疼痛により腓骨筋の筋力はまだ弱く、立脚中期以降の拇趾球荷重が難しいため、この時点では跛行が残存する症例が多い。

また、この時期から患部外トレーニングとして自転車エルゴメーターを開始する（図16）トレーニング中は、サポーターを着用し後足部でペダリングすることで、患部への負担は抑えられる。なお、サドルに腰掛けた状態でのペダリングであれば、歩行時よりも疼痛は少ないことが多い。

■ 術後2週間〜

歩行ex.は、拇趾球荷重を意識し可及的に正常歩行の獲得を目指す。この時期には、荷重時痛は軽減し、それにより腓骨筋機能が改善してくることから、立脚中期以降の拇趾球荷重が可能となる（図17）。

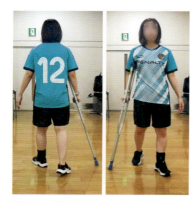

図15 術後3日〜からの歩行ex.
サポーターに変更後、全荷重歩行が許可される。歩容が安定すれば、屋内から松葉杖を除去していく。

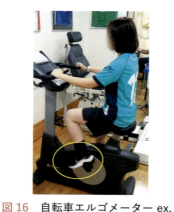

図16 自転車エルゴメーター ex.
サポーターを着用し後足部でペダリングすることで患部への負担は抑えられる。サドルに腰掛けた状態でのペダリングであれば、歩行時よりも疼痛は少ないため、可能であればこの時期から患部外トレーニングとして行っていく。

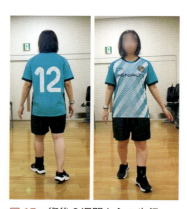

図17 術後2週間からの歩行ex.
拇趾球荷重を意識し可及的に正常歩行の獲得を目指す。この時期には、荷重時痛の軽減により腓骨筋機能が改善し、立脚中期以降の拇趾球荷重が可能となる。

筋力ex.は、長・短腓骨筋をそれぞれ選択的に収縮・滑走させることを目的に非荷重下で行う。長腓骨筋と短腓骨筋では作用が異なるため、徒手的に誘導しながら正しい運動方向を理解するよう促す（図18、図19）。反復性で、発症からの経過が長い症例では、長・短腓骨筋をはじめ足関節周囲の筋力低下が著しい場合が多く、筋力の改善は非常に重要である。中でも足部の回外作用がある後脛骨筋は長・短腓骨筋と拮抗し、ともに前足部荷重時の足部の安定性を担うため、この時期から非荷重下で後脛骨筋に対する筋力ex.も開始する（図20）。

　片脚立位は、身体重心を一側のCOP内に保持する応用的なバランス能力が必要となる。片脚立位時のCOPは、拇趾側と小趾側に頻回に切り換わる傾向があり、小趾側から母趾側方向への切り換え前には小趾外転筋と短腓骨筋が、一方、母趾側方向への誘導には長腓骨筋が関与する[22]。本疾患では、長・短腓骨筋の筋機能低下に加え、中殿筋などによる股関節での支持性も低下している症例が多い。そのため、片脚立位やバランスex.では、上部体幹は患側へ、骨盤は健側へ不安定となりやすい（図21）。このように低下した筋機能の改善や運動学習により、足部・足関節をはじめ下肢・体幹を連動させ身体重心の安定性改善を目指していく。

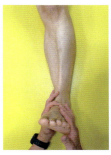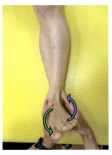

図18　長腓骨筋の非荷重での筋力ex.
長腓骨筋固有の筋作用は、第一列（拇趾球）の外転・回内・底屈であるため、抵抗方向に注意しながら促通を図る。

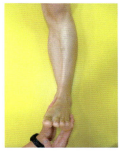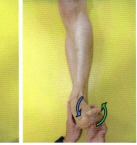

図19　短腓骨筋の非荷重位での筋力ex.
短腓骨筋固有の筋作用は足部の外転であるため、抵抗方向に注意しながら促通を図る。

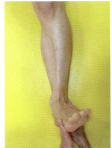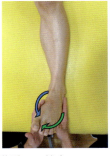

図20　後脛骨筋の非荷重での筋力ex.
拮抗筋である後脛骨筋は、前足部荷重時の足部の安定性を担うため、この時期から非荷重下で筋力ex.を行う。後脛骨筋の作用は、足部の回外である。

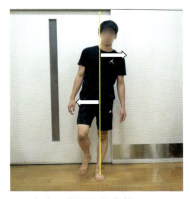

図21　不安定な片脚立位姿勢
本疾患では、長・短腓骨筋の筋機能低下に加え、中殿筋などによる股関節での支持性も低下している症例が多い。そのため、片脚立位やバランスex.では、上部体幹は患側へ、骨盤は健側へ不安定となりやすい。

- **術後4週間〜**

　筋力ex.は、非荷重下での運動は短腓骨筋に対してゴムチューブを使用し、選択的に足部外転の抵抗運動を行う（図22）。

　また、この時期から、ヒールレイズや片脚バランスex.、足踏みex.、ステアマスターなどの荷重下での運動を積極的に取り入れていく。ヒールレイズでは腓骨筋機能・筋力の改善を目的に拇趾球荷重を常に意識して行う（図23）。片脚のバランス運動については、片脚立位ex.（図24）が安定してきたら、バランスディスクを用いた片脚立位バランスex.（図25）へと進めていく。また、スポーツ動作で必要となる支持脚の切り替え、またその動作時の体幹・下肢の安定性向上を目的に足踏みex.を開始する。まず、その場での足踏み動作から始め、1・2・3で腿上げの姿勢で制止する動きを左右交互に繰り返し、徐々にスピード上げていく（図26）。このとき、強い踏み込みと対側下肢の素早い腿上げを意識し、その位置でしっかりと制止できるように進めていく。ステアマスターex.は、実際の走行動作とは違い上下の重心移動が少なく、足底部での着地の衝撃が無いため、実際のジョギング開始に向けた準備段階で取り入れている（図27）。上肢・体幹はリラックスさせ、足関節の底背屈運動は意識せずにその場ジョギングのイメージで行うと良い。

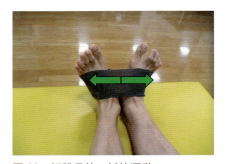

図22　短腓骨筋の抵抗運動
ゴムチューブを使用し、足部外転の抵抗運動を行う。

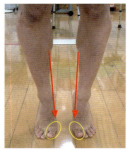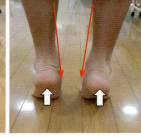

図23　ヒールレイズex.
長腓骨筋の筋活動は母趾球荷重で増加することから、拇趾球荷重を常に意識して行う。

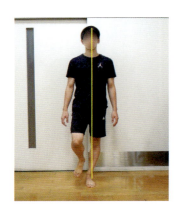

図24　片脚立位ex.
体幹と骨盤の位置を正中に保持するように注意する。

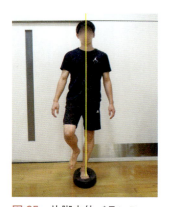

図25　片脚立位バランスex.
片脚立位が安定してきたら、バランスディスクを用いた片脚立位バランスex.へ移行する。

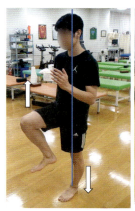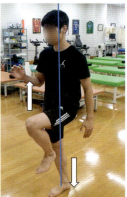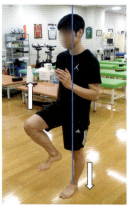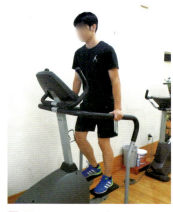

図26　足踏み ex.
素早い支持脚の切り替えと体幹・下肢の安定性向上が目的となる。その場での行進から始め、1・2・3で腿上げの姿勢で制止する。

図27　ステアマスター ex.
実際の走行動作とは違い上下の重心移動が少なく、足底部での着地の衝撃が無いため、実際のジョギング開始に向けた準備段階で取り入れている。上肢・体幹はリラックスさせ、足関節の底背屈運動は意識せずにその場ジョギングのイメージで行うと良い。

■ 術後6週間～

　ジョギングはその場ジョギングから開始し、異常なアライメントや患部の疼痛が無いことを確認し、実際のジョギングへと進めていく。このジョギング開始時期には、縫合を行ったSPR部の違和感を訴える症例は少なくない。そのため、ニーベンドウォーク（図28）や、速度をセーブしたジョギングの間にウォーキングを挟んで繰り返すインターバルジョギング（表2）から行っていくと、創部周囲の疼痛や違和感を生じにくい。

　ハーキーex.は、足を肩幅よりやや広めに開き、出来るだけ細かく俊敏に足踏みするステップex.である（図29）。この運動は主に拇趾球に荷重し、かつパワーポジションで行うため、実際のスポーツ動作での敏捷性向上につながる。また、ストップや方向転換時にハーキーex.を用いると、細かいステップによる減速や方向転換が可能となり、患部への強いストレスを回避するためにも有効なため、ジョギングと同時期より開始していく。

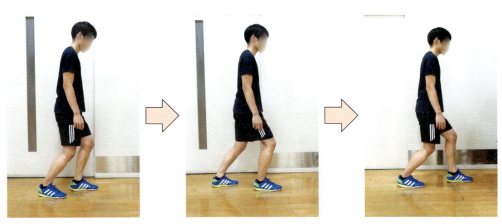

図28　ニーベンドウォーク

表2 インターバルジョギング

ダッシュの10%程度の速度から開始
1分走行 ⇔ 1分歩行 ×10セット
↓
3分走行 ⇔ 1分歩行 ×5セット
↓
5分走行 ⇔ 1分歩行 ×4セット
↓
10分走行 ⇔ 1分歩行 ×2セット
↓
15分走行 ⇔ 1分歩行 ×2セット
↓
時間や速度の制限なし

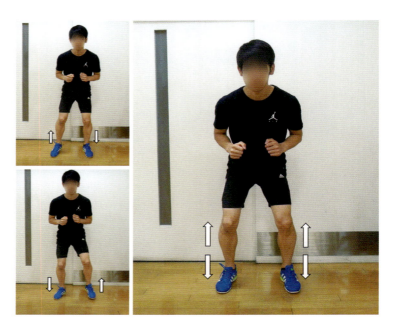

図29 ハーキーex.
足を肩幅よりやや広めに開き、拇趾球荷重で細かく俊敏にステップする。

■ 術後8週間〜

15分程度のジョギングが問題なく行えるようになれば、可及的に加速走を開始し、ダッシュへと進めていく。直進方向の動作で患部に問題が生じなければ、サイドステップex.を開始していく。

サイドステップex.は、前後方向の運動に比べ、足関節に対して内反モーメントが強く加わるため、慎重に進めていく。本疾患では、特に健側へ進行するサイドステップにおいて後ろ足で推進力を生む際（図30）、また患側へ進行するサイドステップにおいて制動する際（図31）、強い内反モーメントが生じるため注意が必要である。患部の違和感や疼痛が無く、動作が安定してくれば、逆方向への切り返し動作（図32）を繰り返し行っていく。

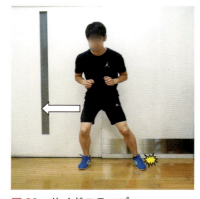

図30 サイドステップex.
患側で推進力を生む際、患部に強い内反モーメントが加わるため慎重に行う。

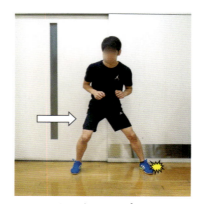

図31 サイドステップex.
患側で制動する際、患部に強い内反モーメントが加わるため慎重に行う。

3 腓骨筋腱脱臼

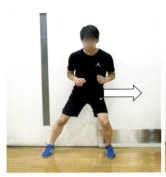 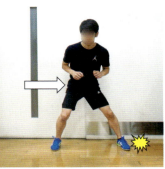 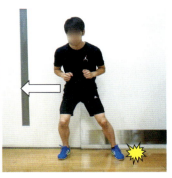

図32　切り返し動作
患部の違和感や疼痛が無く、動作が安定してくれば、逆方向への切り返し動作を繰り返し行っていく。

■ 術後10週間〜

復帰に必要となる動作の獲得が進めば、徐々にチームに合流し完全復帰を目指す。

5　当院の腓骨筋腱脱臼術後のスポーツ復帰

　当院で2016〜2024年に腓骨筋腱制動術を施行した症例は79件だった。そのうち、再手術症例と非スポーツ症例を除き、スポーツ復帰までフォローアップできた症例のスポーツ復帰について調査した。また、術後キャスト固定を行った症例（以下キャストあり群）と術後キャスト固定していない症例（以下キャストなし群）について比較した。

　対象は52名（23.0 ± 11.4歳）、男性38名（24.1 ± 11.6歳）、女性14名（20.1 ± 10.1歳）であった。キャストあり群は34名（男性26名、女性8名）、キャストなし群は18名（男性12名、女性6名）だった。

　受傷スポーツは、サッカー9名、バスケットボール7名、フットサル・バレーボール各5名、テニス・ボルダリング各3名、アメフト・スキー・バドミントン・陸上各2名、その他11名だった。

　ジョギング開始時期は、術後平均5.7 ± 1.4週、キャストあり群では5.8 ± 1.4週、キャストなし群では5.7 ± 1.6週だった。スポーツ復帰時期は、術後平均3.0 ± 0.9ヶ月、キャストあり群では3.1 ± 0.9ヶ月、キャストなし群では2.8 ± 0.5ヶ月だった。ジョギング開始時期、スポーツ復帰時期ともに2群間に有意差はなかった。また、全症例が受傷前のスポーツに復帰できており、術後の再損傷も生じていない。

　当院では2022年以降、術後のキャスト固定は行わず、早期に運動療法を開始、可及的にサポーターでの荷重・歩行を許可しており、良好な術後経過がみられている[23]。今回の調査からも、適切な手術と術後リハビリテーションにより、早期のスポーツ復帰が可能であることがわかった。

6　要約

- 腓骨筋腱脱臼は、足関節の外傷では比較的稀な疾患だが、保存療法に抵抗し反復性に移行しやすいため、早期に確実なスポーツ復帰を希望する場合は手術療法を選択すべきで

ある。

- 当院では、直視下に Das De 変法を用いた解剖学的修復術を施行し、良好な術後成績を得ている。
- 腓骨筋腱脱臼術後のリハビリテーションの目的は、再脱臼を防止しながら可及的早期にスポーツ復帰することである。
- 機能改善には、長・短腓骨筋の作用である足関節外反・底屈機能、またそれによるCOP の内側保持機能の再獲得がポイントとなる。
- 反復性の症例では、足部・足関節機能だけではなく、体幹や股関節の機能低下もみられる。そのため、スポーツ復帰に向け、身体機能の改善と必要な動作の獲得を進めていく。
- 術後 1 日より疼痛に応じて荷重・歩行を開始し、術後 3 日より足関節サポーターにて歩行可能な状態で退院としている。
- 術後 6 週間でジョギングを開始し、各種目に必要となる動作を獲得し、術後 10 週以降スポーツへの完全復帰を目指す。

文献

1) Monteggia, G. B.: Istituzini Chirurgiche Part Ⅲ. Stamperia Pirotta Maspero, pp. 336-341. Italy, Milan, 1803

2) Roth, Jennifer A., Walter C. Taylor, and Joseph Whalen."Peroneal tendon subluxation: the other lateral ankle injury." British journal of sports medicine 44. 14(2010): 1047-1053.

3) Edama M, Takabayashi T, Hirabayashi R, Yokota H, Inai T, Sekine C, Matsuzawa K, Otsuki T, Maruyama S, kageyama I. Anatomical variations in the insertion of the peroneus longus tendon. Surgical and Radiologic Anatomy. 2020; 42: 1141-1144.

4) 山口剛司；高崎恭輔；大工谷新一. 足底圧中心変化に伴う足部周囲筋の筋積分値相対値変化. 関西理学療法, 2005, 5: 103-108.

5) Arima S, Maeda N, Oda S, Esaki H, Tamura Y, Komiya M, Urabe Y. Acute Effects of Selective Strength Exercise on the Peroneus Longus and Brevis. J Sports Sci Med. 2023 Sep 1; 22(3): 397-405.

6) Otis JC, Deland JT, Lee S, Gordon J. Peroneus Brevis is a More Effective Evertor than Peroneus Longus. Foot & Ankle International. 2004; 25(4): 242-246.

7) Sobel M, Geppert MJ, Hannafin JA, Bohne WHO, Arnoczky SP. Microvascular Anatomy of the Peroneal Tendons. Foot & Ankle. 1992; 13(8): 469-472.

8) Wolf Petersen, Timm Bobka, Volker Stein & Bernhard Tillmann Blood supply of the peroneal tendons: Injection and immunohistochemical studies of cadaver tendons, Acta Orthopaedica Scandinavica, 71: 2, 168-174. 2000.

9) 西村明展ら：反復性腓骨筋腱脱臼に関与する解剖学的特徴の検討. 日本整形外科学会雑誌96(8): S1867-S1867, 2022.

10) 古東司郎：新鮮腓骨筋腱脱臼に対する保存的治療. 整形外科 53: 649-652, 2002.

11) Bakker D. et al. Non-operative treatment of peroneal tendon dislocations：A systematic review. J Orthop. 18, 2020, 255-60.

12) 朔伊作；内山英司. 腓骨筋腱脱臼手術(Das De 法) の治療成績：再脱臼例の検討. 日本臨床スポーツ医学会誌 / 日本臨床スポーツ医学会編集委員会 編, 2015, 23. 1: 95-99.

13) Eckert W. R., Davis E. A., Jr. Acute rupture of the peroneal retinaculum. J Bone Joint Surg Am. 1976; 58: 670-672.

14) Escalas, F et al.: Dislocation of the peroneal tendons. J Bone Joint Surg 62-A: 451-453, 1980.

15) Das De, S, Balasubramanium, P: A repair operation for recurrent dislocation of peroneal tendons. J Bone Joint Surg 67B: 585-587, 1985.

16) Du Vries, H. L.: Surgery of the Foot Mobsty. Saint Louis, 253-255, 1959.

17) Larsen, E et al.: Surgery for recurrent dislocation of the peroneal tendons. Acta Orthop Scand 55: 554-555, 1984.

18) 松本佳久ほか：Du Vries 法施行後腓骨筋腱再脱臼をきたした 1 例. 骨折 29(2): 2007.

19) Tomihara, T: Comparison of modified Das De procedure with Du Vries procedure for traumatic peroneal tendon dislocation. 16)文ほか：腓骨筋腱脱臼の治療成績. 日本足の外科学会雑誌 16: 249-252, 1995.

20) 飯田雅文ほか：腓骨筋腱脱臼の治療成績. 日本足の外科学会雑誌 16: 249-252, 1995.

21) DI SANTO, Piergianni, et al. Return to Sport after Surgical Treatment for Dislocation of the Peroneal Tendon: A Systematic Review of the Current Literature. Applied Sciences, 2023, 13. 13: 7685.

22) 中道哲朗, 渡邊裕文, 鈴木俊明：片脚立位 ─足部機能の検討, 関西理学, 15(1)：17-21, 2015.

23) 眞田 高起 他：術後キャストを使用しない早期運動療法を Das De 変法でおこなった腓骨筋腱脱臼治療. 日本足の外科学会雑誌 in press

```
 III    足関節
```

4 アキレス腱断裂

田中 龍太／今屋 健

1 はじめに

アキレス腱断裂は、受傷年齢が若年層から青壮年層と幅広くみられる外傷の1つである。特にスポーツ活動による受傷が多く、頻発年代と性別は、30〜40代の男性に多いとされている[1]。また、運動や加齢による腱の変性が基盤にある疾患である。コレステロール値やステロイド薬を使用している場合も、腱の変性を引き起こすため注意が必要である。また、運動時以外にも、転倒や高所からの転落などの日常生活でも受傷する症例もしばしば散見される。アキレス腱断裂の治療については、保存療法と手術療法があり、これらの臨床成績についてはこれまで数多くの議論がなされてきた。当院では、より早期にスポーツ復帰が期待できる手術療法を推奨している。

以上のことから、本稿ではアキレス腱断裂後の手術療法とそのリハビリテーションを中心に解説する。

2 発生機序と病態

本稿では、アキレス腱断裂の発生機序とそれに伴う病態について解説する。アキレス腱とその周囲の解剖や機能について理解することで、治療すべきことが明らかとなる。また、発生機序を明らかにすることで再受傷を予防することにも繋がる。

アキレス腱断裂は、問診や視診、触診、徒手検査、画像所見といった総合的な評価が重要である。また、アキレス腱断裂と共に下腿三頭筋の肉離れや踵骨の剥離骨折を合併することもあるため、それらの合併症を見落とさないことも重要となる。

▶ 機能解剖

アキレス腱は人体の腱では最も大きく、強度の高い腱として知られている。しかし、最も断裂の頻度が高い腱でもあり、主要な腱断裂の約20%がアキレス腱断裂と報告されている。アキレス腱は、近位部で広く、中央部で細くなり、その後付着部（踵骨隆起）で再び広がる形態をしており、腱自体が捻れ構造を有していることが中央部で細くなる理由で、近位内側線維は遠位背側に、近位外側線維は遠位腹側に走行し、90°程捻じれて走行している。

アキレス腱は、足関節の底屈運動の主動作筋である腓腹筋とヒラメ筋からの共同腱として踵骨に停止する[2]。アキレス腱とその周囲にはKager's fat padと呼ばれる脂肪組織が存在し、腱の滑走を円滑にしている（図1）。加えて、アキレス腱は遠位に下行した下腿深筋膜に続く結合組織性の被膜に覆われており、この結合組織性の被膜をパラテノンと呼

294 ｜ 4 アキレス腱断裂

ぶ[3]。パラテノンには血行と神経が豊富に存在しており、腱の滑走に伴って伸張する特性も有している。このことから、アキレス腱部に加わるストレスがパラテノンの炎症を誘発すると、アキレス腱部に疼痛が発生することが考えられる。

さらに、アキレス腱の付着部である踵骨隆起から3～6 cm近位の部位は血行が乏しく、断裂しやすい脆弱な部位であり、腱断裂の好発部位とされている[4]～[6]。

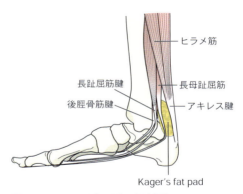

図1　アキレス腱周囲の解剖図

▶ 発生機序

アキレス腱断裂は、膝伸展位、足関節背屈位で前足部に体重をかけて蹴り出す際に生じることが多い[7][8]。この肢位で、下腿三頭筋が伸張されると同時に下腿三頭筋の強い収縮が生じると、非常に大きな張力がアキレス腱に加わるため、断裂が生じると考えられる（図2）。また、アキレス腱断裂は、そのほとんどがスポーツ活動での後ろ足荷重で起こる。特に、「前に踏み出した時」や「後方へのステップで足をついた時」に断裂が発生する（図3）。これらのような断裂が生じやすい動作を知ることは、リハビリテーションや再断裂予防を考える上で非常に重要となる。

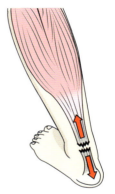

図2　アキレス腱断裂の受傷機序
アキレス腱断裂は、腱の強い伸張と下腿三頭筋の収縮が同時に起こることで発生する。

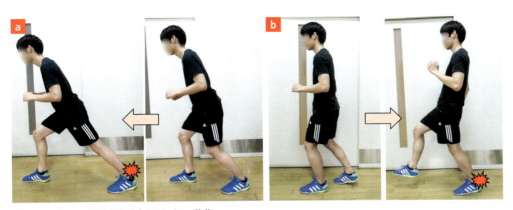

図3　アキレス腱断裂が生じやすい動作
a：前方に動こうとした時に、後ろ脚（左脚）に体重がのった状態から膝伸展と背屈が同時に生じた時に受傷しやすい。
b：後方に移動し、後ろ脚（左脚）が膝伸展を伴って背屈した状態から前方へ動こうとした時に生じやすい。

▶ 症状と診断

アキレス腱断裂後は、足関節の底屈動作が困難となり、下腿三頭筋の筋断裂、もしくは肉離れのような症状を呈する。問診では、受傷機転や受傷前の状態などを確認する。アキレス腱断裂の場合、受傷前に下腿三頭筋の張りやアキレス腱部の疼痛などの前駆症状を感じることも少なくない[9)10)]。視診や触診では、断裂部分の陥凹や熱感、腫脹などを評価する（図4）。先述した通り、断裂部位の好発部位は、踵骨隆起から約3～6 cm程度と報告されており[11)]、この部分に陥凹や熱感、腫脹が確認されやすい。また、腹臥位での左右の足関節自然底屈角度が異なり、患側では底屈角が減弱する（図5）。徒手検査では、膝伸展位で行うトンプソンテストや膝90度屈曲位で行うトンプソンシモンズテストなどの様に、腹臥位で下腿筋腹を把持した際に、足関節底屈運動の出現の有無を検査する（図6）。画像診断では、MRIやエコーによって、腱の連続性を確認する（図7）。また、レントゲンでは踵骨の剥離骨折の有無を確認する。

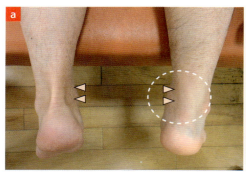
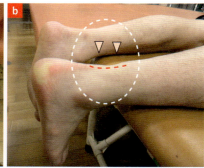

図4 アキレス腱断裂後に見られる陥凹
a：左足の健側は、腱の形が確認できるが、右足の患側は腫れと共に腱の形が確認できない。
b：断裂部は陥凹がみられる。

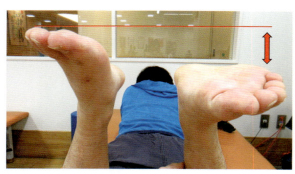
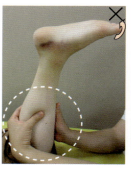
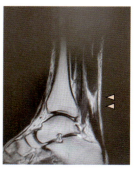

図5 受傷後の腹臥位での足関節
アキレス腱断裂後は腹臥位において、足関節が健側に比べて背屈位に垂れ落ちる現象がみられる。

図6 トンプソンシモンズテスト
健常な場合は、下腿を把持した際に足関節の底屈運動が生じるが、アキレス腱断裂後は生じない。

図7 MRI 高輝度陰影
受傷後のアキレス腱は白く高輝度陰影を呈する。

3 治療について

ここでは、アキレス腱断裂に対する治療の考え方について解説する。アキレス腱断裂は、保存療法と手術療法の治療方法で議論が分かれるところである。当院では手術療法を第一選択としているが、ここではそれぞれの利点と欠点について説明する。具体的な治療方法については、"リハビリテーションの実際"で解説をしているが、この項目では保存療法および手術療法の概要を説明しているので、治療を考える一助にしていただきたい。

▶ 治療方針

アキレス腱断裂後の治療において、保存療法か手術療法かを選択する場合は、固定期間、荷重開始時期、筋力や可動域などの回復、スポーツ復帰時期、二次的障害の有無など、総合的な観点から判断されるべきである。

保存療法の利点は、傷が残らない、入院がない、感染リスクがない、費用が少ないなどが挙げられる。保存療法の欠点としては、アキレス腱の筋腱長をコントロールできないことや修復状況がしっかりと把握できないこと、固定期間が長いため著しく筋力が低下することなどが挙げられる。このため、保存療法ではスポーツ復帰が困難になる場合が多くあり、スポーツレベルが高くなるほど、その傾向は強くなる。

一方、手術療法の利点は、アキレス腱の筋腱長を適切な長さにコントロールできること、術中にアキレス腱の強度を確認できること、固定期間が短く、早期より荷重可能であり、可動域や筋力回復が早いことが挙げられる。一方、手術療法の欠点は、入院期間があり、術創痕が残ること、感染リスクが伴うことが挙げられる。

こうした保存療法と手術療法の利点と欠点を考慮し、当院では、アキレス腱断裂後の治療として、早期で確実なスポーツ復帰を目標とするために、手術療法を第一選択としている。

▶ 手術方法

手術方法は、主に受傷からの期間によって縫合術、形成術、再建術のいずれかを選択し、施行される。縫合術は、受傷から2週間以内の場合に選択される。受傷から2週間以上経過し、断端部の欠損が2cm以上あり、断端の瘢痕化や短縮が顕著な場合、形成術や再建術が選択される。つまり、形成術や再建術は、腱縫合が困難な症例に適応する。具体的には、保存療法後に十分な機能回復が得られなかった場合や、再断裂後、アキレス腱炎時などにステロイド療法を繰り返した後の断裂例などである。どの症例も、断端の欠損や断端の血行不良によって腱縫合が困難な場合に適応する。下記にそれぞれの手術方法について説明する。

アキレス腱縫合術

当院の手術療法は、強固な固定性が得られる内山法（Half-mini-Bunnell 法）が用いられる[12]（図8）。まず、断裂線維を引き出し、損傷形態ごとに幾つかの束に分け、近位・遠位それぞれの線維束をBunnell 様に縫合しておく。腹臥位における健側の自然下垂での健

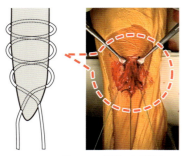
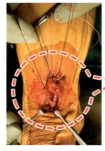
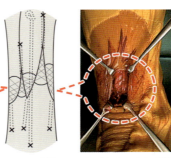

Half-mini-Bunnell 法　　a：断裂した断端を Half-mini-Bunnell 法 によって縫合し、近位を 3 束にまとめる。　　b：次に同じく Half-mini-Bunnell 法 によって縫合し、遠位を 2 束にまとめる。　　c：最後に、それぞれまとめた断端を挟み込むようにかみ合わせて縫合する。これによって、解剖学的に正常なアキレス腱の修復を目指す。

図 8　Half-mini-Bunnell 法（内山法）
術中の縫合固定角度を、健側の足関節自然下垂角度に対してさらに 5 度底屈位にする。

側底屈角度を測定し、津下式縫合で断裂端を引き寄せ、自然下垂底屈角度よりさらに 5 度底屈位になる範囲で腱の緊張を決定する。Bunnell 様に縫合した線維束を順次近位、遠位に引き込み各線維が弛まないように緊張を整え、挟み込む様に縫合する。このように、アキレス腱線維の直線構造を担保しつつ、術後の縫合腱の延長（elongation）を見越した至適長の短縮縫合が可能となる。また、手術時の切開を小さくし、手術時間を短縮することで、術後の深部静脈血栓症や感染症などの合併症を抑制することが可能となる[13]。

アキレス腱形成術・再建術

損傷後長期経過症例や再損傷などで通常の縫合修復が不可能な場合は、断端部分を反転させ形成術（リバースフラップ法）を施行する[14]（図 9）。断端の距離が長い場合は、半腱様筋腱（ST 腱）を移植し再建する方法を用いる（図 10）。その場合、自然下垂底屈角度は、健側よりさらに 7～10 度底屈位に設定する。

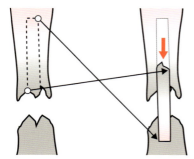
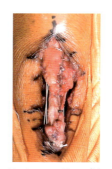

近位アキレス腱を約 3 分割し、その中央より断端を採取する。　　採取した腱を翻転し、挟み込むようにマットレス縫合を行う。　　アキレス腱長は、3 分割した残りの内外側部分の腱において、津下式縫合で長さを調整する。　　リバースフラップ法を用いたアキレス腱。

図 9　形成術（リバースフラップ法）

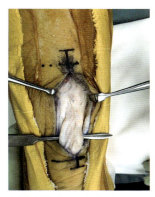
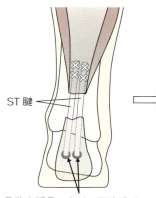
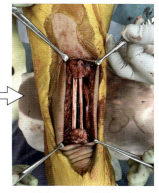

実質が柔らかくリバースフラップが困難な陳旧例のアキレス腱。

骨孔を踵骨にあけて固定する。

ST腱を2本用い移植再建したアキレス腱。

図10　踵骨骨孔作成を伴う半腱様筋腱（ST腱）移植法
踵骨に骨孔をあけ、ST腱を通し、近位断端を inter-lacing 縫合して腱長の調整を行う。断端が短い、腱実質が空洞で存在しない、断端部が踵骨から剥離している、感染により腱自体が消失している場合に行うことが多い。

4　リハビリテーションの考え方

　ここまで、病態や治療の基本的な考え方を解説した。本項では、それらを踏まえた上で、我々が普段どのようにアキレス腱断裂術後の症例に対してリハビリテーションを施行しているのかを紹介する。

　当院では、術後症例に対するリハビリテーションが対象になるため、術後のリハビリテーションを解説し、術日から時系列毎に紹介する。ぜひ、日々の臨床の一助にしていただきたい。

▶ リハビリテーションの考え方

　術後のリハビリテーションの目的は、縫合腱を保護しつつ、可動域・筋力・各種動作を総合的に獲得し、早期にスポーツ復帰することである。そのためには、縫合腱の elongation と再断裂と修復部癒着を回避するための知識が必要である。そして、各種動作を開始するときには、縫合腱の状態、機能的状態、臨床症状などを経時的に把握しながらリハビリテーションを進めていくことが重要である。特に、アキレス腱縫合術後の縫合腱に関する配慮点としては、①縫合腱の elongation を引き起こさないこと、②下腿三頭筋の筋緊張を適正化し、縫合腱とその周囲の癒着を回避することが肝要である。

①縫合腱の elongation を引き起こさない

　縫合腱が elongation すると、アキレス腱が緩んだ状態になり、下腿三頭筋の収縮効率を悪くし、筋力が十分に発揮できなくなる[15]。この elongation と自然下垂角度の健患比（Achilles Tendon Resting Angle：ATRA）は相関があるとされており[16]、当院では、ATRA を用いて簡便に筋腱長の状態を評価している。ATRA は、腹臥位で膝関節90度

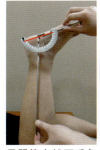 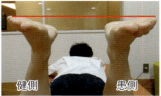 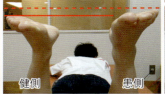 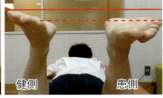

足関節自然下垂角 a：ATRA100%
度の測定方法　（健患差なし）　　　b：ATRA 約 110%　　　　　c：ATRA 約 70 〜 80%
　　　　　　　　　　　　　　　　　（患側が健側より底屈位）　　（患側が健側より背屈位）

図11　足関節自然下垂角度

腹臥位にて、足関節を脱力した状態で足関節底屈角度を計測する。純粋な足関節の角度を反映させるためには、ゴニオメーターを前足部に合わせるのではなく、踵骨底面に合わせて計測する。両足計測し、健側との角度を健患比で評価する（Achilles Tendon Resting Angle：ATRA）。また、臨床では第5中足骨底部の高さの差を評価することによって、さらに簡便に評価している。理想的な高さの健患差は 0〜背屈位約1.5cmである。
a：ATRA は左右差がなければ 100% となる。
b：健側よりも底屈位の場合は 100% を超え、背屈角度制限が強く、癒着も強いと考えられる。
c：健側よりも背屈位の場合は 100% を下回り、自然な術後経過でもみられるが、過度な場合は elongation が疑われる。この評価により、腱の延長や癒着が疑われる場合には、負荷量や可動域の進め方を調整する。最終的には ATRA は 100% 以下になるが、理想的な ATRA の健患比は 80〜90% としている。

程度で保持し、患者には脱力させた状態で足関節の自然底屈角度を測定する。底屈角度を、健側に対する患側の割合で評価する（図11）。この評価を適宜行い、腱の延長が疑われる場合には、負荷量や可動域の進め方を調整する。最終的にスポーツ復帰のための理想的なATRA の健患比は 80〜90% としている。

②下腿三頭筋の筋緊張を適正化し、縫合腱とその周囲の癒着を回避する

下腿三頭筋の筋緊張の低下や縫合腱とその周囲の癒着を回避するための評価が重要となる。当院では、トンプソンテストやトンプソンシモンズテストを応用して評価している。術後の評価解釈としては、振幅の小さい場合には、筋緊張が低下しているか、組織間の癒着が強いと評価する。

方法は、腹臥位で膝伸展位の状態で足関節をベッド端に出し、健側の下腿三頭筋を把握する（図12-a）。把握した際に最も足関節の振幅が大きい部分と同部位の患側の下腿三頭筋を把握する。その振幅の程度を、健側を 10 として患側の振幅の程度を主観的に評価する（図12-b、c、d）。また膝屈曲位でも同様に評価する。トンプソンテストでは術後の癒着は、術創部周辺の皮膚、ヒラメ筋腹側、Kayger's fad pad が特に問題となる（図13）。そのため、膝伸展位では腓腹筋の、膝屈曲位の評価ではヒラメ筋の筋緊張と癒着が疑われる[17]。これらの評価をもとに適宜マッサージやモビライゼーションを行い、原因となる組織の滑走を促しながら、リハビリを進めていく。

目安とする振幅は、7以上であることが好ましい。振幅が7以上で、触診にてアキレス腱周囲の軟部組織の硬さが少ない場合は、積極的に背屈可動域を獲得する方向でリハビリテーションを進めていく。それより低い場合は、癒着が強い、あるいは筋緊張が低いことが予想される。そのため、モビライゼーションなどで癒着の除去を積極的に進め、背屈のROM ex. や筋力 ex. は慎重に行った方が良いと考える。また、このテストとATRA、獲

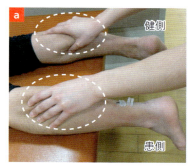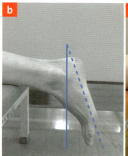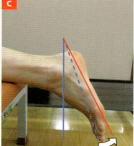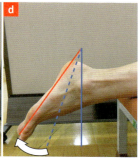

図12 適正な筋緊張と癒着の評価
a：トンプソンテスト
腹臥位で脱力した状態で下腿の筋腹を把持し、足関節の底背屈への振幅を主観的に計測する。
b：評価方法
健側の動きを10とし（d）、患側の動きの程度を比較する。cにおいては、健側に対して患側は5と評価する。
＊膝伸展位では腓腹筋の緊張と足部の癒着の程度と、膝屈曲位ではヒラメ筋やアキレス腱の緊張と足部の癒着の程度を評価する。健側に対して7以上の反応が出てくることが好ましい。

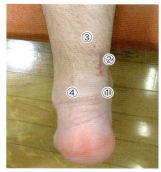

①内果後方
Fat pad、後脛骨筋、長母趾屈筋、長趾屈筋などを通る部分は癒着が生じやすく、痛みも訴えやすい。
②術創部
表層の皮膚の癒着によって、術後のHR時や走り、ジャンプ時に「ピリピリ」した痛みの訴えを有しやすい。
③脂肪層
アキレス腱縫合部やヒラメ筋の深層のfat padの部分は最も癒着や硬化が生じやすく「力の伝わりにくさ」を訴えることが多い。
④外果後方
内果後方ほどではないが、硬さや痛みの訴えを有する場所である。

図13 癒着や軟部組織の異常硬度の頻発部位

得した背屈角度を総合して評価する。例えば、ATRAに左右差がなく、背屈角度に左右差があり、このテストが7よりも低い場合は、癒着が強く、背屈角度の制限因子が癒着によるものが大きいことが予想できる。ATRAに左右差がないまたは小さく、背屈角度に左右差がなく、各トンプソンテストが7以上の場合は、癒着などの影響が少なく、筋力発揮がしやすいことが予想できる。

▶ リハビリテーションの実際

　術後リハビリテーションプログラムと動作達成目標を表1に示す。縫合術でも形成術・再建術でも基本的なスケジュールは同様である。ただし、獲得すべき動作の達成可能な時期は、形成術と再建術では、縫合術よりも1～2ヶ月程度遅くなることが多い[4]。

■ 術後1日～

　術後、ギプス固定となるため、患部のリハビリテーションは行えない。しかし、縫合したアキレス腱周囲、特に内果周囲の軟部組織癒着予防のために、足趾の自動屈曲運動やア

表1　当院におけるアキレス腱縫合術後のリハビリテーションプログラム

術後4-5日〜	歩行ギプス下での全荷重歩行開始
術後2週間〜	ギプス除去　ROMex. 開始
術後3週間〜	座位踵上げ動作：Heel Rise (HR) ex.
術後5週間〜	両脚HRex.
術後8週間〜	装具除去　片脚HRex.
術後10週間〜	その場ジョギング→ジョギング （片脚HRが健側の1/2以上の高さの獲得後）
術後4ヶ月間〜	ジャンプ・ステップex. （連続片脚HR25回獲得後）
術後5ヶ月間〜	スポーツ復帰

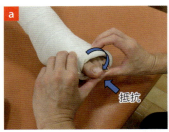
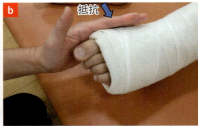
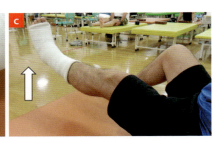

図14　術後初期のギプス下でのリハビリテーション

a b：ギプス下では、患部周囲の癒着予防のために足趾の屈曲運動や後脛骨筋に対する足部内反の等尺性運動を実施する。場合によっては抵抗をかける。
c：患部外の筋力低下予防のため、下肢挙上などの筋力ex. を実施する。

イソメトリックでの内反運動を積極的に行う（図14-a、b）。また、患部外の筋力低下予防として、下肢の挙上運動などを適宜実施する（図14-c）。歩行は、免荷歩行となる。

■ 術後4日〜

　通常、術後4〜5日でヒール付きギプスに巻き替え、可及的に全荷重歩行が可能となり退院する（図15）。疼痛や固定ギプスの足関節設定角度によっては、荷重が難しい症例もあるが、概ねギプスに装着しているゴムに荷重し、揃え型歩行が可能となる。ギプス中は足趾の自動運動や非荷重での足上げ動作などの筋力ex. を指導しつつ、患部の腫れを増長

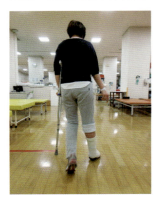

図15　歩行ギプスによる歩行

歩行ギプスは、踵が装着されたギプスで、踵部分に全体重をかけて歩行を許可する。
足関節底屈位で固定されているため、足先を外方に向け、小股で揃え型歩行するように指示すると安定した歩行が可能となる。

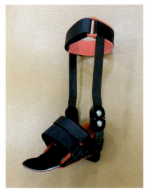

図16　内山式装具

内山式装具は、獲得された背屈角度に合わせてチップを交換し使用する背屈制限を施した装具である。
装着開始時は背屈−20°に加えて、踵にゴム底が装着され、10°改善するごとにチップを交換していくタイプの装具である。

しないように長時間下垂することを避け、患部を挙上しておく時間を確保しておくように指導する。

- 術後2週間〜

この時期より内山式装具に変更し、足関節に対するリハビリテーションを開始する（図16）。アキレス腱断裂の術後早期の可動域獲得の過程では、術部周辺や腱付着部周辺の組織間の滑走を促していくことが極めて重要であり、マッサージや背屈、内反、足趾の屈曲などの自動運動を必ず行う（図17）。これらの運動を可動域ex.や筋力ex.前に行うと効果的である。

この時期からROM ex.を開始する。最終的には可動域制限が残ることはほとんどなく、むしろ筋腱長が過度に延長しないように注意が必要である。そのため、急激なATRAの拡大に注意しながら進めていく。具体的な方法としては、必ず下腿三頭筋が緩む膝屈曲位で、自動運動でのROM ex.から開始する（図18）。背屈可動域の獲得すべき目標角度は、

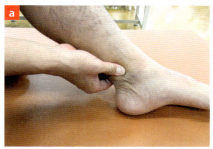 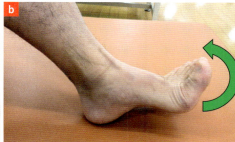 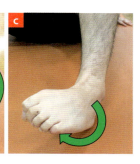

図17　癒着の取り方
a：内果後方からヒラメ筋の筋腹まで軟部組織を中心にマッサージを行う。
術後早期は創部の離開や感染させないように注意しつつ、ある程度強い力で行う。
また腱を把持し、左右にシフトするように動かすことも効果的である。
ROM ex.や筋力ex.の前に行うことが重要である。
b：足関節の背屈運動や足趾の屈伸運動を自動運動で積極的に行う。
c：足関節内反運動を自動運動で積極的に行う。

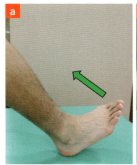 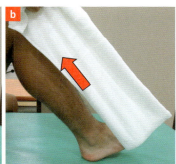 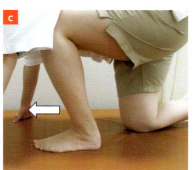

図18　ROM ex.
a：自動運動による背屈を膝屈曲位で、術後早期は小刻みな自動運動で行う。術後3〜4週からはそれに加えて、伸張感のある角度で10秒程保持するような設定で5〜10分程度行う。
b：タオルを使用した背屈ex.を膝屈曲位で、背屈方向に伸張感を感じる程度の角度で、10秒程度保持しストレッチを行っていく。術後5週前後から必要であれば行っていく。
c：荷重位での背屈ex.は、踵を床面に接地した状態で、背屈方向に体重をかけ、背屈方向へのストレッチを行う。術後8週前後から段階的に進めていく。

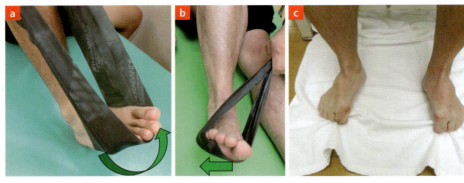

図19　チューブやタオルを使用した筋力 ex.
a：内反筋へチューブを使用して負荷をかける。
b：外反筋へチューブを使用して負荷をかける。
c：タオルをたくし寄せ、足趾屈筋に負荷をかける。

術後4週までに－10°程度としている。

　筋力 ex. では、足関節の内反筋、外反筋に対して抵抗運動での筋力 ex. を開始する（図19）。特に内反筋や母趾屈筋の ex. は重要である。この両筋を収縮・滑走させることで内側コンパートメントの癒着を防止することが可能であると共に、歩行時の過度な足部外反接地を予防することが可能と考えられる。ただし、下腿三頭筋の筋力 ex. は腱への負荷を考慮し、この時期には行わない。

　歩行では、装具装着下で必ず行い、足部を外方にし、荷重は踵荷重を基本とする。この時期はまだ背屈角度が獲得できていないため、前足部に荷重した歩行は避けるように指導する。

■ 術後3週間～

　縫合腱の強度は、この時期より強固に改善してくるため[18)][19)]、下腿三頭筋の筋力 ex. を開始する。この時期の下腿三頭筋の筋力 ex. は、膝屈曲位で行う。膝屈曲位であれば、筋腱長が短い状態で行うことができるため疼痛を訴えることはほとんどなく、安全性も高い。そのため、座位における半荷重での踵上げ動作（Heel Rise：HR）を施行する（図20）。

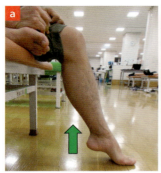
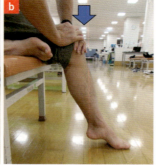

図20　座位 HR ex.
a：術後3週より座位での HR を開始する。
b：慣れてくれば大腿を上方から押し付けて下腿に負荷をかけて実施していく。

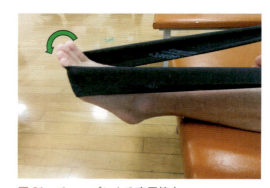

図21　チューブによる底屈筋力 ex.
底屈筋へチューブを使用して負荷をかける。

また、チューブを用いた底屈ex.により下腿三頭筋への筋力ex.を開始していく（図21）。

歩行装具の背屈制限角度の調整は、背屈可動域の改善に伴い徐々に制限角度を調整していく。また、就寝時は装具を外し、歩行時につけるように指導するが、コンプライアンスが不良な場合は、装具をつけたまま就寝することが望ましい。

■ 術後5週間～

ROM ex.では、背屈可動域の獲得すべき目標角度は、膝屈曲位において、術後6週間までに背屈角度を0°程度としている。この時期よりも遅延してしまう、もしくは遅延が予想される場合はタオルを使用した他動ストレッチを適宜行う（図18b）。

筋力ex.では、立位での両脚HR ex.を開始する。初めは両上肢を使用し、等尺性収縮での荷重感覚、下腿三頭筋の収縮の感覚を学習していく。徐々に上肢の割合を減らしていき下肢のみで行い、それと同時に反復でのHRを実践していけるように指導していく（図22）。

歩行ex.では、この時期から平地のみ裸足での歩行ex.を開始する。はじめは小股で行い、背屈角度の拡大と共に徐々に前足部への荷重を促し歩幅を拡げていく。ただし、日常生活では術後8週までは歩行装具を装着する。底屈筋力がまだ不十分なことが多いため、歩行装具を着けている方が安定して歩行を行えることが多い。そのため、より安定した歩行を獲得するまでは、装具着用下での日常歩行時に、できるだけ正常歩容になるように意識して歩行するように指導する。

自転車エルゴメーターは装具装着下で開始する（図23）。踵付近で荷重し、ペダルを回転させる。乗り降りの動作の際に再断裂リスクがあるため、健側支持で必ず行うように指導する。

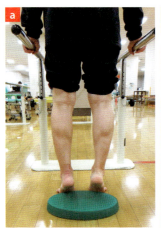
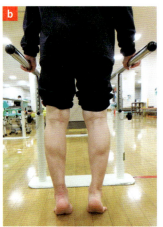
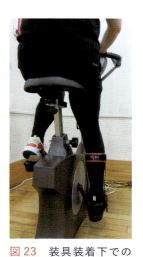

図22　両脚での立位HR ex.
a：術後5～6週目から立位でのHRを開始する。
はじめは上肢で支えながら、台などを踵部に入れ底屈領域から行う。
b：慣れてきて筋の収縮感を実感できるようになれば踵の台を外して反復練習を行っていく。

図23　装具装着下での自転車エルゴメーター
乗り降りは健側支持で必ず行い、踵付近での荷重でペダルを回転させるように行う。

■ 術後8週間〜

両脚でのHRが左右の荷重に差がなく行えるようになれば、歩行装具を除去する。また、日常生活において、車の運転が許可される。

ROM ex.では、この時期までに背屈可動域は、Open Kinetic Chain（OKC）での左右差がなくなっていることを目標にする。そして、最終的にはClosed Kinetic Chain（CKC）での背屈角度の左右差をなくすことが重要であるため、術後8週前後から荷重位での背屈ex.を進めていく（図18c）。

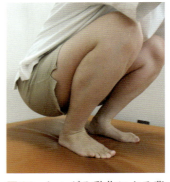

図24　しゃがみ動作による背屈角度の評価

踵を接地したままでのしゃがみ動作の可否を評価する。
元々この動作が出来ない場合は、左右差の消失を目指しリハビリを行い、評価する。

評価項目としては、底屈の評価は正座肢位で、背屈の評価はしゃがみこみ肢位で評価する（図24）。どちらも重心は左右正中位で行い、可能か否かと自覚的な伸張感やつまり感の有無も併せて評価することが望ましい。正座肢位は術後4週前後、しゃがみ姿勢は10〜12週で獲得できることがその後の疼痛の訴えや筋力回復に重要である[20]。また、正座肢位は獲得していても、術後経過においてごく稀に脂肪体の硬さなどによって途中から制限を呈する場合もあるため、経過の中で確認作業は行う方が良い。

筋力ex.では、この時期から片脚HR ex.を開始する。下腿三頭筋はCKCでの状態で筋力を発揮できなければ、良好なパフォーマンスにつながらない。しかし、片脚HRは、再断裂の危険性が高いため、慎重に行う必要がある。そのため、可能であればエコーで、縫合腱における過度な水腫の有無や滑走不良の場所を確認してから行うことが望ましい（図25）。片脚HR ex.の具体的な方法は、はじめは必ず両上肢で支持して行うようにする。アイソメトリックで患側への荷重の割合を少しずつ上げていき、本人の動作への恐怖感や下腿三頭筋の収縮感、疼痛の程度を確認しながら、徐々に上・下肢の支持を少なくするようにしてex.を進めていく[21]（図26、図27）。疼痛がある場合は、疼痛が出ない範囲、またはNumerical Rating Scale（NRS）で2〜3程度を許容範囲とする。いずれも、筋力ex.後に痛みがない、ex.後の翌日に痛みを残さないことが大切である。

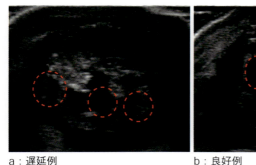

a：遅延例　　　　　　b：良好例

図25　術後8週間のエコー画像（短軸画像）
a：水腫が残存し、腱実質も不明瞭な部分がみられる遅延例
b：水腫が少量残存するが、腱実質もはっきりと確認できる良好例

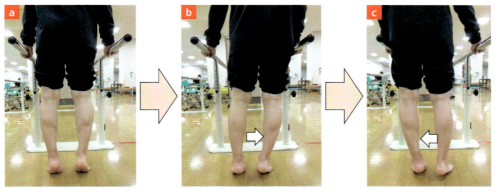

図26 患側に荷重量を増やした HR ex.
a：両脚 HR を行う。
b：健側への荷重で収縮感、荷重感を感じる。
c：患側への荷重で収縮感、荷重感を感じる。
上肢による支えは必ず行い、患部の怖さ、痛みの状況に合わせて患側への負荷をあげていく。

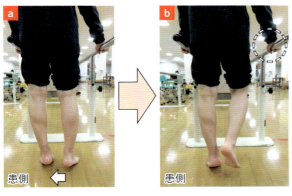

図27 片脚 HR ex.
a：両脚接地で、患側への荷時の収縮感、荷重感が十分になり、怖さや痛みがないことを確認する。
b：徐々に健側を浮かせて患側での荷重量を増やす。はじめは上肢の支持で荷重量をコントロールしながら行う。

　アキレス腱周囲の癒着や滑走障害による疼痛を有する症例では、癒着の軽減、軟部組織の滑走改善後に HR ex. を実施すると疼痛の訴えが軽減し、筋力 ex. が効果的に取り組める場合が多い。また、片脚 HR 時の床面と踵面の距離を計測して、健側に対する患側の高さの比率を評価し（Heel Rise Height Index：HRHI）（図28）、回復の目安とする。片脚 HR の目標は、HRHI が 50% 以上を 13 週までに、上肢の支持なく行うことを目標とする[22]。

　この時期では、自転車エルゴメーターも歩行装具を除去して行う。足関節の硬さや癒着が残存し、足関節の底背屈をスムースにできない患者に対しては、サドルを通常よりも高めに設定するとよい（図29）。前足部の駆動になるため、足関節底屈を意識することとなり、癒着の改善と共に、下腿三頭筋の筋収縮を得られる。

　歩行 ex. では、可能な範囲で可動域と筋力の回復に合わせて歩幅を徐々に拡げていき、正常歩行の獲得を目指していく。

■ 術後 10 週間〜

　片脚 HR で HRHI が 50% 以上可能になれば、片脚 HR の反復 ex. とジョギングを開始する（図30）。

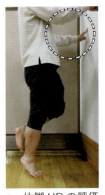
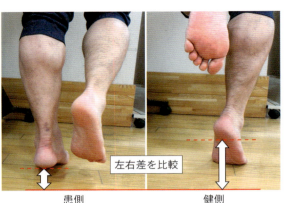
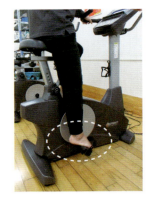

a：片脚 HR の評価
実施方法

患側　　　左右差を比較　　健側
b：片脚 HR の高さの計測方法

図 28　片脚 HR の評価実施方法と HRHI による筋力評価
a：HR の評価時は、上肢は壁でバランスをとる程度で、膝は伸展位を保持して踵を挙上させる。
b：HRHI の評価では、床面から踵底部の高さをメジャーなどで計測し、健側との健患比（％）を評価する。

図 29　座面を通常より高めに設定した自転車エルゴメーター
座面を通常（骨盤の高さ）より少し高めに設定し、足関節底屈を意識させながら行うと、下腿三頭筋の収縮を促し、軟部組織の柔軟性やアキレス腱の滑走を改善することができる。

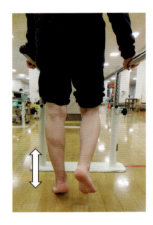

図 30　連続片脚 HR ex.
床面から踵挙上が可能になった場合、踵挙げ動作の反復練習へ移行していく。上肢の支持を使用しつつ、力が入りやすい足関節の角度範囲で反復動作による収縮感を向上させていく。

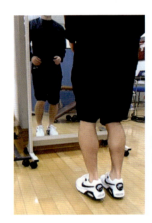

図 31　その場ジョギング
鏡の前でその場でのジョギング動作を行う。
膝や股関節をしっかりと左右均等に使えていることを確認しながら行う。

　片脚 HR の反復 ex. は、はじめは上肢の支持を行いながら、下腿三頭筋の収縮感、疲労感を感じ、NRS3 以内でできる反復回数で行うと効果的である。収縮感がわかりやすく、疼痛が生じにくい足関節の角度範囲で反復して行っていく。術後 4ヶ月以内に片脚 HR が、連続 25 回（連続片脚 HR）達成できることを目標に進める。可動域の遅延症例や癒着による滑走障害によって疼痛を訴える症例に対しては、お風呂上りなどの患部が温まった後やマッサージ、エルゴメーター後に片脚 HR の反復 ex. を行うと効率的に実施が可能である。また、連続片脚 HR が獲得できる要因の 1 つに、この時期までにしゃがみ動作を獲得していることが挙げられる[20]。そのため、しゃがみ動作が未獲得の症例には引き続き背屈可動域の獲得も進めていく。特に膝関節屈曲位での ATRA が筋力との相関が高く、術後の目標として完全な背屈可動域が獲得された状態で、ATRA は健側の 70％以上維持できていることが望ましい[20]。
　ジョギングは、開始時は再断裂の危険性が高いため、慎重に行う必要がある。当院では、縫合腱の腫脹がなく、背屈可動域がほぼ獲得され、歩行時の疼痛がなく、片脚 HR の

HRHI 50％以上がが可能であることをジョギングの開始条件としている。ジョギングの開始前に「その場ジョギング」を十分に行う（図31）。「その場ジョギング」が問題なければ、ゆっくりとした速度から短い距離・時間からジョギングを開始する。

また、この時期以降、ジョギング許可となった場合、日常生活での自転車走行も許可される。

▪ 術後4ヶ月間〜

筋力が、連続片脚HRで可能となれば、片脚でのジャンプ動作を開始する。はじめは上肢で支持をしながら、垂直方向のみの片脚ジャンプ動作を行い、徐々に左右前後のジャンプ動作を取り入れていく（図32）。サイドステップなどを含めた各スポーツの基本練習は、

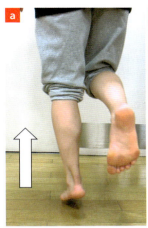 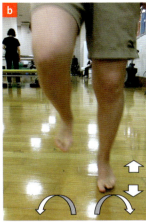 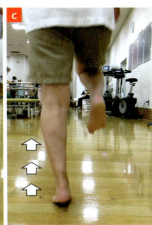

図32　各ジャンプ動作の評価
a：その場で連続10回できることを目標とする。
b：前後、左右へ連続10回ジャンプできることを目標とする。
c：5m程度前方へけんけんで進めることを評価する。

この時期から徐々に開始し、完全復帰に向けて準備する。その場での連続ジャンプ10回は術後5ヶ月前後での獲得を目標にする[23]。臨床では、連続片脚HR時の疲労感の左右差がなくなっていくと、スムースにジャンプ動作などが実施できることを経験する。

▪ 術後5ヶ月間〜

連続片脚HRの達成は術後4〜5ヶ月を目標にし、HRHIは健側の約90％以上を目標にすれば患者は満足した筋力とパフォーマンスを得られる[24]。ここで、筋力や各種動作が疼痛やエラー動作なく獲得することができたら、元のスポーツへ完全復帰する。この時期になると、修復した腱組織は成熟し、再断裂の可能性はきわめて低い。しかし、疼痛や腫脹など炎症症状の強い症例や、極端に筋力低下を認める症例では、腱組織の成熟度が低い可能性もあり、スポーツ復帰は慎重に行う。必要があれば、エコーやMRIなど画像診断を行った上で、スポーツ復帰を判断する。

また、スポーツ復帰に際しては、受傷肢位である膝伸展位、足関節背屈位となるバックステップ時などに、膝屈曲位などで蹴りだすような再受傷予防の動きの運動指導を行うこ

とは重要である。

5 術後成績

▶ 復帰率

当院では、2017年1月～2019年8月までの初回片側アキレス腱縫合術の中で、9ヶ月までに経過観察可能であり、術前から定期的にスポーツ活動を行っていた118例の復帰率は約80％であった[23]。また、2011年1月～2020年7月までの期間、内山法によるプロ選手に限った16例の術後成績では、7ヶ月以内に94％が復帰していた[25]。

▶ 再断裂

当院では2007年1月から2017年12月の期間で、縫合術1001例のうち再断裂が21例にみられ、再断裂率は2.1％であった。一方、形成術は104例のうち再断裂率が4例あり、再断裂率が3.8％であった。再断裂の時期に関しては縫合術、形成術ともに術後2～3ヶ月が最も多く、また再断裂時の状況としては、段差や階段で躓いた際やリハビリ時のHRを行っている際の受傷が最も多かった[26]。そのため、術後3ヶ月までは、ADL時やリハビリ時の患者への注意喚起が非常に重要である。

6 要約

- アキレス腱断裂は幅広い年代で起こるスポーツ外傷である。
- 治療は保存療法と手術療法に議論が分かれるが、当院では早期スポーツ復帰が可能な手術療法を積極的に選択している。
- リハビリテーションは、腱のelongationに注意しつつ、時期に応じた可動域の獲得が重要となる。そのため、腱周囲の癒着の予防や除去を積極的に行う必要がある。
- 筋力評価は片脚HRで行い、反復回数や健側との高さを解消することを目標に進めていくことで、動作習得が可能となり良好なスポーツ復帰に繋がる。
- 片脚HRでHRHIが50％以上可能になれば、片脚HRの反復ex.とジョギングを開始する。
- 連続片脚HRが可能になれば、ステップ、ジャンプなどのスポーツ動作練習へ移行していく。
- 術後5ヶ月間以降のスポーツ復帰を目標とする。

文献

1) 日本整形外科学会, 他. 第1章疫学 第2章病因・病態. In: アキレス腱断裂診療ガイドライン2019. 改訂第2版. 東京：南江堂；7-22, 2019.
2) Frnk H, Netter, (訳)相磯貞和. 第7章 下肢 足関節と足. In: ネッター解剖学アトラス. 第5版. 東京：南江堂；501-510, 2011.
3) 工藤 慎太郎 編著. 運動機能障害の「なぜ？」がわかる評価戦略. 医学書院；286, 2017.

4) Schmidt-Rohlfing B, et al: The blood supply of the Achilles tendon. Int Orthop 16：29-31. 1992

5) Carr AJ, et al. The blood supply of the calcaneal tendon. J Bone Joint Surg Br. 1989 Jan; 71(1): 100-1. doi: 10. 1302/0301-620X. 71B1. 2914976. PMID: 2914976.

6) 江玉 睦明. アキレス腱障害発生メカニズムの解剖学的検証. 日本基礎理学療法学雑誌　2017; 20(2): 16-21.

7) 園畑 素樹, 他. 中高年剣道選手のスポーツ傷害. 九州スポ学会誌 6: 129-134, 1994.

8) 笠次 良雨, 他. バレーボールにおけるアキレス腱断裂について. 臨床スポーツ医学 16: 369-372, 1999.

9) 吉田 雅之, 他. アキレス腱皮下断裂における保存療法と手術療法成績の比較検討. 整形外科. 1996; 36: 1712-1714.

10) Dnniel N, 他. 中嶋寛之監修: インジャートアスリート. アキレス腱断裂. ブックハウス HD. 542-544, 1994.

11) Galloway MT, et al. Achilles tendon overuse injuries. Clin Sports Med. 992; 11(4): 771-82.

12) 内山 英司. 筆者の行っている手術治療. In: アキレス腱断裂の治療. 第 1 版. 神奈川：運動と医学の出版社；56-86, 2016.

13) Sanada T, et al. Comparison Study of Mini-Incision Versus Original Open Technique of the Half-Mini-Bunnell Achilles Tendon Repair. J Foot Ankle Surg. 2022 Mar-Apr; 61(2): 355-362. doi: 10. 1053/j. jfas. 2021. 02. 017.

14) Sanada T, et al. Gravity Equinus Position to Control the Tendon Length of Reversed Free Tendon Flap Reconstruction for Chronic Achilles Tendon Rupture. J Foot Ankle Surg. 2017; 56(1): 37-41. doi: 10. 1053/j. jfas. 2016. 09. 007. PMID: 27989345

15) Silbernagel KG, et al. Deficits in heel-rise height and Achilles tendon elongation occur in patients recovering from an Achilles tendon rupture. Am J Sports Med. 2012; 40: 1564-1571. http s://doi. org/10. 1177/0363546512447926.

16) Carmont MR, et al. Reliability of Achilles tendon resting angle and calf circumference measurement techniques. Foot Ankle Surg. 2013; 19(4): 245-249. doi: 10. 1016/j. fas. 2013. 06. 007.

17) 田中 龍太, 他. III 急性期における部位・病態別理学療法のポイント. In: 片寄正樹, 小林寛和, 松田直樹(編). 急性期治療とその技法(スポーツ理学療法プラクティス). 第 1 版, 東京：文光堂：205-214, 2017.

18) 谷 大三郎, 腱縫合及び移植の縫合に関する研究, 1959; 71: 603-621. doi: https://doi. org/10. 4044/joma1947. 71. 2-1_603

19) PEACOCK EE Jr. A study of the circulation in normal tendons and healing grafts. Ann Surg. 1959; 149(3): 415-428. doi: 10. 1097/00000658-195903000-00011.

20) 田中 龍太, 他. アキレス腱縫合術後における連続片脚ヒールレイズ獲得に必要な因子の検討. 日本臨床スポーツ医学会誌. 2021; 29(1): 22-29.

21) 今屋 健, 他. アキレス腱縫合術後の段階的なヒールレイズトレーニング. 臨床スポーツ医学. 2021; 38(3): 352-355.

22) 今屋 健, 他. アキレス腱縫合術後の足関節機能と動作の獲得時期について –HR の評価方法の標準化 -. 日本臨床スポーツ医学会誌. 2017; 25(2): 215-222.

23) 田中 龍太, 他. アキレス腱縫合術後のスポーツ復帰に必要な因子. 日本臨床スポーツ医学会誌. 2023; 31(3): 452-459.

24) Tanaka R, et al. Factors Associated to Return to Sport after Surgical Repair of Achilles Tendon Ruptures. Muscles, Ligaments and Tendons Journal. 2021; 11: 584-591. https://doi: 10. 32098/mltj. 03. 2021. 24.

25) Eiji Uchiyama, et al. Return to play after Achilles tendon rupture in elite athletes by Uchiyama surgical repair technique. JOS Case Reports. 2024; 1 : 25-28 . https: //doi. org/10. 1016/j. joscr. 2023. 09. 015

26) 七條 正典, 他. アキレス腱再断裂の検討. 日本臨床スポーツ医学会誌 2021; 29(3): 388-391.

Ⅲ 足関節

5 Jones（ジョーンズ）骨折

中山 誠一郎／今屋 健

1 はじめに

Jones（ジョーンズ）骨折は、外傷による骨折とは異なり、第5中足骨基部に繰り返し加わる力学的ストレスによって発生する疲労骨折である。Robert Jones（ジョーンズ）は、1902年に自験をもとに第5中足骨近位骨幹部骨折について報告した[1]。ジョーンズは、骨幹部と骨幹端の境界部に横走する骨折では、その骨折線の消失に長期間を要すると述べている。それ以後、第5中足骨近位骨幹部の骨折は難治性疾患として認識され、この部位の骨折はジョーンズ骨折と呼ばれるようになった。

その治療として、保存療法では仮骨形成に長期間を要すため、スポーツ復帰時期の判断が難しい。さらに、再骨折の発生や偽関節様の病態へと移行することも多いため、確実にスポーツ復帰を望む場合は手術療法を選択することを推奨している。

2 発生機序と病態

本項では、ジョーンズ骨折の発生機序とそれに伴う病態について解説する。第5中足骨周囲の機能解剖を知ることで、患部に加わる力学的ストレスをイメージでき、それに対して必要となる治療やリハビリテーションの要点が見えてくる。また、ジョーンズ骨折は、一度骨癒合したとしても、運動を再開するとともに再骨折することが多いとされている。したがって、発生機序を明確にし、さらに症例特有の身体的特徴を捉えることで、術後の再骨折予防にとって重要なポイントが理解できる。

本疾患における唯一の臨床症状は、足部外側の疼痛である。しかし、通常のスポーツ活動中に症状がないまま発症することも多いため、単純X線画像、圧痛所見、問診といった基礎的な評価が非常に重要である。

▶ 機能解剖

先述したように、ジョーンズ骨折は第5中足骨基部に繰り返し加わる力学的ストレスによって発生する疲労骨折である。患部への力学的ストレスが加わりやすい要因としては、第5中足骨基部周囲の解剖学的な特徴が影響すると考えられる。本疾患に関連する部位は外側のリスフラン関節である。外側のリスフラン関節では、外側列である立方骨と第4・5中足骨の間は強靱な靱帯で結合されているが、これに対し、第5中足骨遠位部には内在筋と横走靱帯が付着しているに過ぎない（図1）。この構造により、外側アーチに荷重が加わると第5中足骨の近位部に荷重ストレスが集中しやすい。また、第5中足骨近位端に

312 │ 5 Jones（ジョーンズ）骨折

は短腓骨筋腱と第3腓骨筋腱が付着し、近位側面と底側には小趾外転筋と小趾対立筋が起始する。さらに足底腱膜の外側コンパートメントも他の靱帯とともに網目状に付着している（図2）。このような靱帯や筋肉の付着部の影響から、近位骨幹部底側には伸延応力が集中しやすい。

ジョーンズ骨折には遷延治癒や偽関節が多い。その要因としては、骨折部への血流障害があげられる。Smithら[2]は、第5中足骨結節部と骨幹部には十分な血流があるのに対し、近位骨幹部では血流が少なく血流障害をきたしやすいと述べている。つまり、ジョーンズ骨折の好発部位が栄養血管の境界域にあたることから、骨折を生じると血管も損傷されるため骨折の治癒能力は低いと考えられる（図3）。

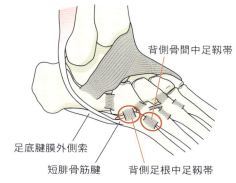

図1　リスフラン関節外側列近位部の靱帯構造
立方骨と第4・5中足骨の間は強靱な靱帯で結合されている。

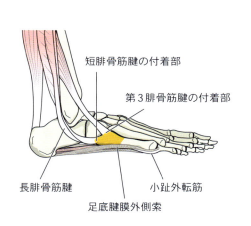

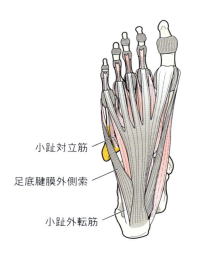

図2　第5中足骨近位部への筋肉と腱の付着
第5中足骨近位端には短腓骨筋腱と第3腓骨筋腱が付着している。

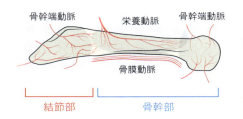

図3　第5中足骨の骨内血液供給
主要な動脈は、骨幹端動脈、骨膜動脈、栄養動脈の3つである。
近位骨幹部の急性骨折および疲労骨折における癒合不全率が高いのは、栄養動脈を介した血液供給が乏しいためと考えられる。

▶ 発生機序

ジョーンズ骨折の発症には、前足部荷重での力学的特性が大きく関与している。平野ら[3]は、外側足底圧の上昇による骨折部への負荷の増加が発生要因の指標と述べている。また、Arangioら[4]は、第5中足骨の長軸方向に対し30～60°の角度で荷重負荷を加えると、近位骨幹部に対する負荷が最大になることを示し、ジョーンズ骨折発症のメカニズムを報告した。つまり、第5中足骨基部への直接的な荷重ストレスではなく、前足部外側荷重時に加わる、第5中足骨遠位端を支点とする介達的な伸延応力が問題となる（図4）。すなわち、前述の筋の作用が関与し、隣接骨と強靱な靱帯により固定されている状態で、第5中足骨底部から外側にかけて伸延応力を受けることが発症要因の一つと考えられている。

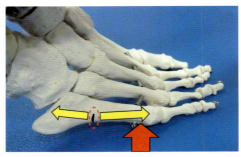

図4　第5中足骨に加わる伸延応力
前足部外側荷重時に加わる、第5中足骨遠位端を支点とする介達的な伸張ストレスが問題となる。

また、本疾患の発症には、過去の報告からいくつかの身体機能的特性も影響すると考えられる。足部の形態については、前足部が回外傾向の症例が多く[5]、他には内側縦アーチが高く第5中足骨長が長い[6]との報告もある。関節可動域については、股関節内旋可動域の低下が[7]、筋力については足趾把持筋力の低下[8)9]が影響すると報告されている。筆者らも、本疾患の症例は足部・足関節が非常に硬いという印象を持っており、諸家らの報告は我々の臨床感とも一致している。これらの身体機能的特性は、スポーツ動作時の前足部外側への荷重を助長し、患部への過度な伸延応力につながると考える。

スポーツ種目では、サッカー・バスケット・アメリカンフットボールなど、方向転換やステップ動作を繰り返す種目で多く発生している。当院における調査（2014～2022年）でも、79.6％がサッカーでの発症であった。サッカーのリスクファクターとして、キック動作の繰り返しや人工芝でのプレーが報告されている[10]。また、サッカー選手はクロスオーバーステップ時の進行方向側の前足部外側の最大接触圧が大きいと報告されている[11]。以上のことから、切り返しなどでステップ動作を多用することもリスクファクターの一つと考えられる。

▶ 症状と診断

ジョーンズ骨折の主な臨床症状は、足部外側の疼痛である。スポーツ活動での固いグラウンドを使用した練習や急激な練習量の増加などに伴い、前駆症状としてプレー中やプレー後の疼痛を生じるようになる。そして、そのままスポーツ活動を継続していると、通常の動作の中で轢音とともに発症することが多い。つまり、既に不全骨折が起こっている状態で練習を継続することにより、微細な損傷が蓄積し完全骨折に至るのである。

ジョーンズ骨折の診断では、疼痛と画像所見が重要となる。腫脹や発赤など局所の炎症症状は乏しいため、患部の圧痛が唯一の理学所見であることも少なくない。中には全く疼

痛がない場合もあることから、予防や早期発見を目的とした検診[12]も重要視されてきている。また、画像評価では単純X線像を用いる（図5）。ジョーンズ骨折の画像診断において、最もよく使われている第5中足骨基部骨折の分類は1993年にLawrence and Botteが発表したもので、骨折発生部位により3つの骨折タイプに分類されている[13]（図6）。Zone 1は中足骨基部、Zone2は基部から骨幹部移行部、Zone3は近位骨幹部と定義されている。単純X線像にて、Zone2で皮質骨の肥厚、髄腔の狭小化を伴う疲労骨折を疑う横走する骨折線を認めた場合、狭義のジョーンズ骨折と診断する。実際にはZone2とZone3に生じる骨折を合わせて広義のジョーンズ骨折と診断し、この部位の骨折は保存的治療よりも手術療法が推奨されている（図7）。

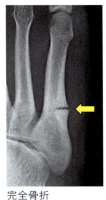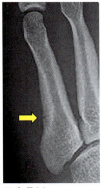

完全骨折　　　不全骨折

図5　ジョーンズ骨折の単純X線像

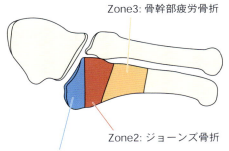

図6　Lawrence and Botte 分類

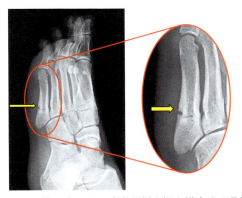

図7　第5中足骨の疲労骨折を疑う横走する骨折線
単純X線像にて、Zone2やZone3で皮質骨の肥厚、髄腔の狭小化を伴う疲労骨折を疑う横走する骨折線を認めた場合、ジョーンズ骨折と診断する。

3 治療について

本項では、ジョーンズ骨折に対する治療の考え方について解説する。ジョーンズ骨折は、保存療法に抵抗する症例が多いため、確実にスポーツ復帰を望む場合は手術療法を選択することを推奨する。また、当院で施行している手術方法も併せて解説する。手術手技の中の一例として、治療方針を考える際の参考にしていただきたい。

▶治療方針

完全骨折の症例では、保存療法による再発率が高い[14)15)]ため、手術療法が第一選択となる。一方で、不全骨折で疼痛を伴う場合は、素因を改善させながらトレーニングの休止や負荷量をコントロールし保存加療を行うこともある。また、早期に発見されて、骨膜反

応が認められるが骨折線が明らかではない場合や、骨折線が不完全で骨硬化像がない場合には保存療法が適応となることもある。

しかし、保存加療によって症状が改善しない場合や、スポーツレベルの高い選手では、本人やチームの意向も踏まえ、不全骨折であっても完全骨折の予防的手術が考慮される。

ジョーンズ骨折の手術療法（screw 固定）と保存療法（ギプス固定）におけるスポーツ復帰について調査したシステマティックレビューでは、スポーツ復帰率は手術療法で98.8％、保存療法で71.6％、スポーツ復帰までの期間は手術療法で9.6週間、保存療法では13.1週間と報告されている[16]。以上のことから早期のスポーツ復帰を望む選手においては手術療法が推奨される。

▶ 手術方法

当院ではヘッドレススクリューによる内固定を行っている[17]。インプラントにはアキュトラックスクリュー®を用いる。このスクリューの特徴としては、先細りのスクリュー形状が第5中足骨髄占拠を高めることができること、近位と遠位でピッチが異なるため強固な圧迫固定力が期待できることが挙げられる。スクリュー挿入にあたっては、患部への繰り返し加わる伸延応力に耐えうる、十分な太さと長さが必要とされる。しかし、第5中足骨は髄腔が狭く弯曲しているため、ガイドピンの挿入時やドリリングにより熱が発生しやすい。この摩擦熱が原因となって生じる術後の合併症として、皮膚や骨の壊死（Thermal Necrosis）が報告されている[18)19]。合併症に伴う創治癒や骨癒合の遷延を避けるため、術中の十分な冷却と不要なドリリングの回避を心掛けている。

以前、当院ではスクリュー固定単独で治療していたが、術後の再骨折や骨癒合の遷延が28％程度にみられたため、2007年から自家骨移植を追加処置として行っている。開始当初は腸骨から採骨していたが、採骨部痛を避ける目的で、2010年からは腓骨から、さらに2015年以降は第5中足骨基部から採骨を行っている。自家骨移植の追加を開始してから、骨癒合障害は7〜10％程度となっており、採骨部位による差はみられていない[20]。そのため、スクリューによる内固定と第5中足骨基部からの骨移植の併用を標準の手術方法（図8）としている[21)22]。

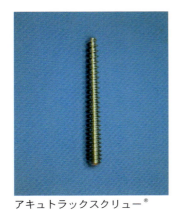
アキュトラックスクリュー®

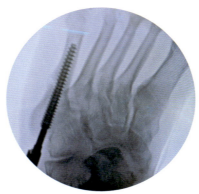
スクリュー挿入時の X 線透視像

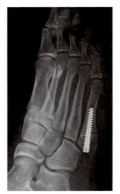
術直後の単純 X 線像

図8　当院での標準の手術方法

4 リハビリテーション

ここまで、病態や治療の基本的な考え方を解説した。本項では、それらを踏まえた上で、我々が普段どのようにジョーンズ骨折の症例に対して運動療法を施行しているのかを解説する。また、リハビリテーションの実際では、当院における術後リハビリテーションを手術した日から時系列毎に解説する。

▶ リハビリテーションの考え方

ジョーンズ骨折に対する術後リハビリテーションの目的は、早期の骨癒合とスポーツ復帰、さらに復帰後の再骨折の防止である。

ROM ex. は、前足部外側荷重時の患部への伸延応力の軽減を目的として、足関節外反・足部回内および足関節背屈の ROM 拡大を目指す。

筋力 ex. は、本疾患において筋力低下が指摘されている足趾や足部内在筋の筋力強化を術後早期より可及的に行っていく。また、術創部の治癒がある程度進み、疼痛などの炎症症状が軽減してくれば、足底圧中心（center of pressure：COP）の内方化を目的に腓骨筋群の筋力強化を行っていく。

歩行 ex. は、術後早期では術創部や骨折患部への過負荷に注意しながら進めていく。特に、立脚後半での前足部外側荷重が生じやすいため注意が必要である。

ジョギングやステップなど高負荷な運動の開始時期は、単純 X 線像の所見、患部の疼痛、可動域や筋力などを含め総合的に決定する。そして、運動指導、運動学習やインソールの使用により、患部への伸延応力を可能な限り減少させ、可及的にスポーツ復帰を目指す。

これらの運動を指導する際には、単純に術後の経過期間に基づいて運動の許可をするだけでは不十分である。選手自身がどのように動作を修正すれば第 5 中足骨への負荷を回避できるのかを理解できるように、セラピストが適切に動作を評価し指導する必要がある。そして、その指導が本疾患の再受傷予防において重要であると我々は考えている。

▶ リハビリテーションの実際

ジョーンズ骨折術後のリハビリテーションプログラムを表 1 に示す。

▪ 術後 1 日〜

術後はギプスなどの外固定は行っていないため、手術翌日より、疼痛などの炎症症状を助長しない範囲でリハビリテーションを開始する。

ROM ex. は、自動運動での足関節底背屈を行う（図 9）。背屈可動域に健患差がなくなれば、足関節の外反の ROM ex. を開始する（図 10）。術後早期には、腫脹や疼痛により足部・足関節の可動域制限を伴うが、ほとんどの場合術後 2〜3 日には改善する。足関節背屈・足部外反の可動域の改善は、荷重・歩行時の足部外側荷重の抑制につながり、患部への伸延応力が軽減されるため非常に重要である。また、本疾患では股関節の内旋可動域が硬い症例が多い。これが、スポーツ動作時の前足部外側荷重を助長する要因の一つと考

表1 ジョーンズ骨折術後リハビリテーションプログラム

術後1日〜	踵荷重での歩行　足関節可動域 ex.　足趾の自動運動 ex. 患部外 ex.　自転車エルゴメーター（踵ペダリング）
術後1週間〜	前足部荷重での歩行　自転車エルゴメーター（前足部ペダリング）
術後3週間〜	腓骨筋筋力 ex.　ヒールレイズ ex.　片脚立位、立位拇指荷重 ex.
術後4週間〜	足踏み → 腿上げストップ ex.　ステアマスター ex.
術後6週間〜	X線チェック　ジョギング（ダッシュの30%程度）
術後8週間〜	ランニング（ダッシュの70〜80%程度）
術後10週間〜	ダッシュ　各種ステップ ex.
術後12週間〜	X線チェック　スポーツ復帰

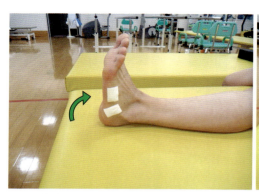 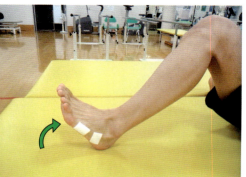

図9　術後1日からの ROM ex.

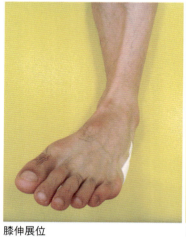

膝伸展位　　　膝屈曲位

図10　足関節外反の ROM ex.
背屈可動域に健患差がなくなれば、足関節の外反の ROM ex. を開始する。

えられる。このため、術後早期より仰臥位での体幹－ヒップのローテーション ex.（図11）と股関節内旋の ROM ex.（図12）を開始し、スポーツ復帰後においても継続して行うように指導している。

筋力 ex. は、足趾や足部内在筋の筋力 ex. と非荷重下での足関節底背屈の筋力 ex. を行う（図13）。また、非荷重位での下肢の筋力 ex. も可及的に開始する（図14）。さらに、踵荷重での全荷重が可能となったら、スクワットなどの荷重位での筋力 ex. も開始する（図15）。

歩行 ex. は、免荷期間は設けておらず、術翌日より踵荷重での歩行 ex. を開始している。しかし、術後早期であるため炎症症状に配慮し、開始時には松葉杖を使用して無理の無い範囲で行う（図16）。炎症症状の軽減が進み、術後3～4日でほとんどの症例が踵部分での全荷重・歩行が可能となる。

自転車エルゴメーター は、第5中足骨への伸延応力は加わらないため、可能であれば術翌日より開始している（図17）。

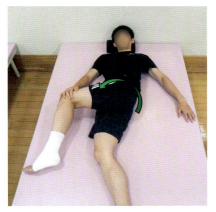

図11　体幹－ヒップのローテーション ex.
上部体幹は固定し、対側の上肢で股関節屈曲・内転・内旋を保持する。

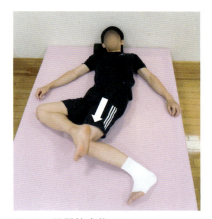

図12　股関節内旋 ROM ex.
上部体幹は固定し、対側の下肢で股関節内旋を保持する。

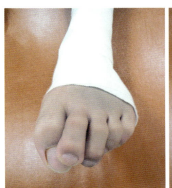

足趾の屈曲

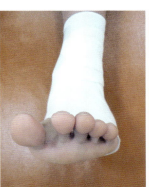

足趾の伸展

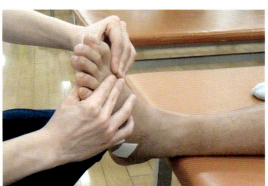

痛みの無い範囲での抵抗運動

図13　術後1日からの足趾・足部の筋力 ex.
足趾や足部内在筋の筋力 ex. と非荷重下での足関節底背屈の筋力 ex. を行う。

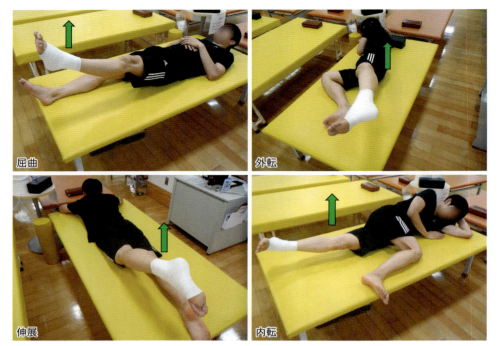

図14 非荷重位での下肢筋力 ex.

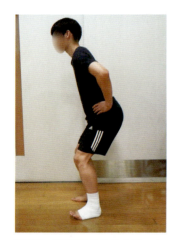

図15 踵荷重でのスクワット
踵荷重でのスクワットは第5中足骨への伸延力は加わらないため、可能であれば術後1日から開始する。

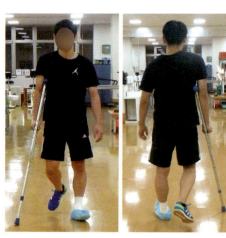

図16 術後1日からの歩行 ex.
術後の免荷期間はなく、術後1日から踵荷重での歩行 ex. を開始する。

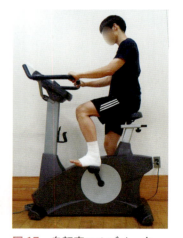

図17 自転車エルゴメーター
踵荷重での自転車エルゴメーターは、第5中足骨への伸延力は加わらないため、可能であれば術後1日から開始する。

■ 術後1週間～

歩行 ex. は、前足部への荷重が許可されるため、正常歩行の獲得を目指す。ただし、本疾患では足部の形態的にも、歩行時の前足部外側荷重が生じやすいということを考慮し、慎重に進めていく必要がある。患側の立脚時に、足位を toe-out にした歩行を指導すると、立脚後半での患部への伸延応力を回避できる（図18）。ほとんどの症例が、杖を必要とせ

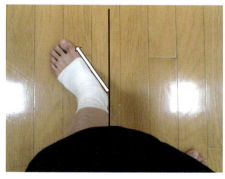
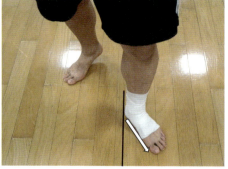

図18　術後1週間からの歩行 ex.
前足部への荷重が許可され、正常歩行の獲得を目指す。前足部外側荷重を回避するため、患側立脚時に足位を toe-out にすることで、立脚後半での患部への伸延応力を回避できる。

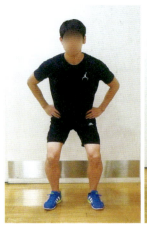
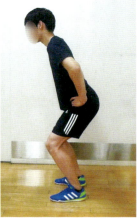

図19　スクワット
両足部は肩幅よりやや開き、股・膝関節は軽度屈曲位で体幹を前傾したパワーポジションで行う。

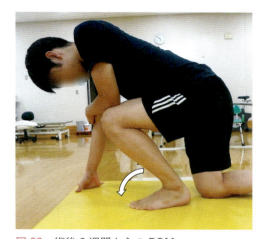

図20　術後3週間からの ROM ex.
術後の再骨折防止のため、荷重位にて足関節背屈 ROM の拡大を図る。

ずに屋内歩行が可能となるが、屋外歩行時には安全の確保を目的に、術後2週間頃までは片側のみ松葉杖の使用を推奨している。

　筋力 ex. では、足底での全荷重が可能となってきたら、パワーポジションでスクワットを開始する（図19）。パワーポジションとは、次に素早い動作を行うための準備姿勢のことで、両足部は拇趾球荷重で肩幅よりやや開き、股・膝関節は軽度屈曲位で体幹を前傾したポジションである。

　自転車エルゴメーターは、前足部で通常のペダリングを開始する。通常、ジョギング開始の時期まで約5週間程度の期間を要すため、全身持久力維持のために自転車エルゴメーターは有効と考えている。

■ 術後3週間〜

　ROM ex. では、この時期まで背屈可動域制限が残存していれば、荷重位で足関節背屈可動域の拡大を図る（図20）。前述のように、本疾患では足関節が硬い症例が多く、再骨折を防止するためにも背屈可動域の拡大は重要である。

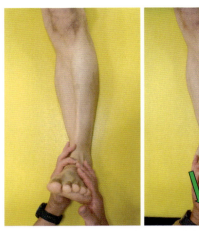
図21　長腓骨筋の徒手抵抗による筋力 ex.
長腓骨筋を促通する場合、拇趾を底屈方向に運動させる。

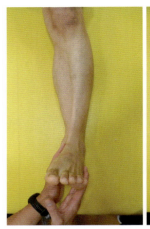
図22　短腓骨筋の徒手抵抗による筋力 ex.
短腓骨筋を促通する場合、足部を外転方向に運動させる。

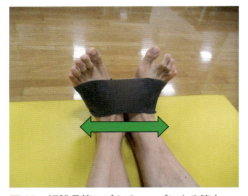
図23　短腓骨筋のゴムチューブによる筋力 ex.
ゴムチューブを使用し、足部外転の抵抗運動を行う。

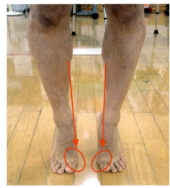
図24　ヒールレイズ ex.
長腓骨筋の筋収縮を意識し拇趾球荷重で行う。

　筋力 ex. では、患部や術創部周囲の炎症や疼痛を確認しながら、足部の筋力 ex. を開始していく。特に、長・短腓骨筋の筋力強化は、歩行時の足部外側荷重の抑制につながるため積極的に促通していく。長腓骨筋の作用の特徴は拇趾球の底屈（図21）、短腓骨筋は足部の外転（図22）であることから、まず徒手で誘導しながら正しい運動方向を学習し、その後、ゴムチューブなどを用いて十分な負荷をかけて行う（図23）。また、この時期から前足部荷重となる両足のヒールレイズを開始する。この際、長腓骨筋の筋収縮を意識し、拇趾球荷重で行う（図24）。

- 術後4週間～

　片脚立位は、身体重心を一側の COP 内に保持するため、応用的なバランス能力が必要となる。
　静的な片脚立位が安定したら、不安定板を用いた片脚立位バランス ex. へ進めていく。足部外側方向へ傾斜した斜面での片脚立位では、足部内側への荷重をより良く促通できるため、足部外側への不安定性が顕著な症例には非常に有効である（図25）。

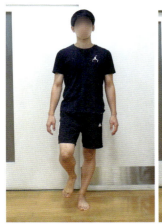 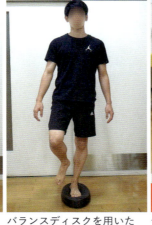 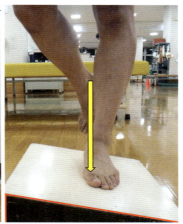

片脚立位バランス ex.　　バランスディスクを用いた　　傾斜板を用いた片脚立位バランス ex.
　　　　　　　　　　　　片脚バランス ex.

図 25　片脚立位バランス ex.
静的な片脚立位が安定したら、不安定板を用いた片脚立位バランス ex. へ進めていく。足部外側方向へ傾斜した斜面での片脚立位では、足部内側への荷重をより良く促通できるため、足部外側への不安定性が顕著な症例には非常に有効である。

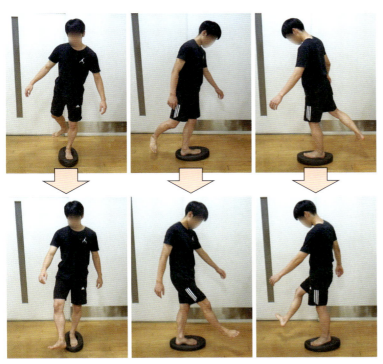

図 26　遊脚側下肢のスウィング

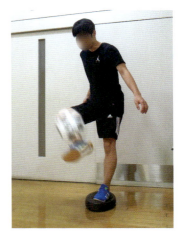

図 27　対面でのボールトス
片脚立位でバランスを保った状態での応用動作獲得を目指す。

　片脚立位バランス ex. が容易となれば、遊脚側下肢に目的動作を加え、各スポーツ種目の必要動作につなげていく。サッカーであれば、バランスディスクを用いた遊脚側下肢のスウィング（図 26）や対面でのボールトス（図 27）などを行い、片脚立位でバランスを保った状態での応用動作を獲得していく。

足踏みex.（図28）は、スポーツ動作で必要となる素早い支持脚の切り替え、またその動作時の体幹・下肢の安定性向上が目的となる。その場での足踏みから始め、1・2・3で腿上げの姿勢で制止する。これを左右交互に繰り返し、徐々にスピードを上げていく。強い踏み込みと対側下肢の素早い腿上げを意識し、その位置でしっかりと制止できるように進めていく。

ステアマスターex.（図29）は、実際の走行動作とは違い上下の重心移動が少なく、足底部での着地の衝撃が無いため、実際のジョギング開始に向けた準備段階で取り入れている。上肢・体幹はリラックスさせ、足関節の底背屈運動は意識せずにその場ジョギングのイメージで行うとよい。

■ 術後6週間〜

単純X線検査にて架橋仮骨形成が確認できれば、この時期からジョギングを開始する。その際には必ず歩行分析を行い、推進期の前足部への重心移動を確認している。第5中足

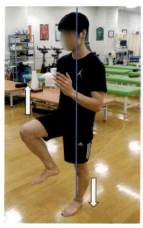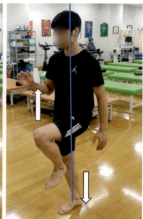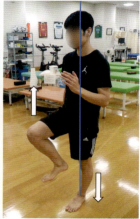

図28　足踏みex.
素早い支持脚の切り替えと体幹・下肢の安定性向上が目的となる。その場での足踏みから始め、1・2・3で腿上げの姿勢で制止する。

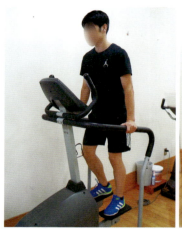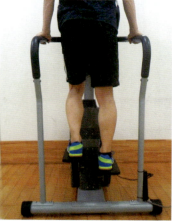

図29　ステアマスター
実際の走行動作とは違い上下の重心移動が少なく、足底部での着地の衝撃が無いため、実際のジョギング開始に向けた準備段階で取り入れている。

骨患部の伸延応力は、前足部外側への荷重に伴って骨折部位よりも遠位側に外下方からストレスが加わることで生じるため、推進期の前足部外側荷重には注意が必要である。歩行推進期において、前足部外側荷重の傾向が強い症例には、足底板により動きの修正を図り、その上でジョギングを開始している。足底板作製の際には、第5中足骨遠位端への荷重を回避させることを念頭に置く必要がある。したがって、踵骨の回外と立方骨の沈下を抑制することがポイントとなる（図30）。

ジョギング開始時には、その場でのジョギングから始め、患部の疼痛が無いことを確認し、実際のジョギングへと進めていく。ダッシュの30%程度の速度で、ジョギングの間に1分程度のウォーキングを挟んで繰り返すインターバルジョギングから行い、1～2日間隔で時間を増やしていく。10～15分程度のジョギングが可能となれば、徐々にスピードを上げていき、術後8週間以降にランニング（ダッシュの70～80%程度のスピード）を開始する。

また、この時期からスポーツ復帰へ向けて、ハーキーなどのステップex.を取り入れていく。ハーキーとは、足を肩幅よりやや広めに開き、出来るだけ細かく俊敏に足踏みするステップである（図31）。この運動は主に拇趾球に荷重し、前足部外側にはほとんど荷重が掛からないため、拇趾側荷重での運動学習として有効である。また、ストップや方向転換時にハーキーステップを用いると、細かいステップによる減速や方向転換が可能となり、かつパワーポジションで行うため、実際のスポーツ動作での敏捷性向上につながる。

- 術後10週間～

ランニングが問題なく行えれば、可及的にダッシュへ進めていく。さらに、直進方向の動作がダッシュまで可能となれば、ステップex.へ進めていく。ダッシュやステップex.を

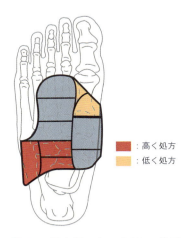

図30　足底板によるCOPの修正
歩行推進期において、前足部外側荷重の傾向が強い症例には、足底板により動きの修正を図る。
第5中足骨遠位端への荷重を回避するため、踵骨の回外と立方骨の沈下を抑制することがポイントとなる。
（スポーツ外傷・障害に対する術後のリハビリテーション 改訂第3版より引用）

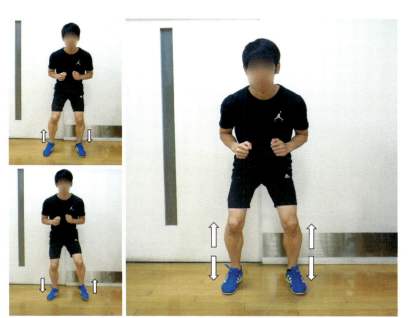

図31　ハーキー
足を肩幅よりやや広めに開き、拇趾球荷重で細かく俊敏にステップする。

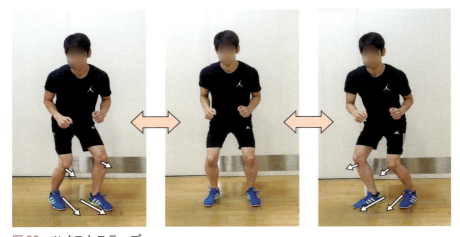

図32　ツイストステップ
体幹の位置は保ったまま股関節の動きを意識し、膝と足部を次に移動する方へ向ける。

開始すると、患部への負荷が増大する。そのため、患部への過負荷を回避するための運動学習は、復帰後の再骨折を防止する上で極めて重要である。このような理由から、下記に説明するツイストステップやクロスオーバーステップなどのステップ ex. を繰り返し運動学習した上でチーム練習に合流するように指導している。

　ツイストステップ（図32）は、前述のハーキーと同様のパワーポジションで、体幹の位置は保ったまま股関節の動きを意識し、膝と足部を次に移動する方へ向ける動作で、ステップ ex. の基礎的なスキルである。敏捷性の向上を目的に用いられることが多いが、進行方向側の脚から動くオープンステップや、逆側の脚を交差して動くクロスステップなど、横方向へ素早く移動する際の前足部外側荷重を回避する目的で、スポーツ種目を問わず取り入れている。

　クロスオーバーステップ（図33）は、切り返し動作からの素早いスタートに用いられる重要なスキルだが、前足部外側への過負荷が掛かりやすい運動である。特に、足部に対して膝が大きく外側へ向く際には、前足部外側に強い負荷が生じる（図34）。

　実際のスポーツ場面では、内側だけではなく後方に方向転換することも多く、このときに前足部外側に強い負荷が生じやすい（図35）。そのため、軸脚側の運動学習としては、足部を次に向かう方向に向け、拇趾側への荷重を意識するように指導する。この際、身体重心が後方に残っていると、前足部外側への負荷が大きくなるため、上半身・体幹も進行方向に移動できるように指導していく（図36）。一方、遊脚側の修正は両足でしっかり地面を蹴ること、またステップする側の脚を股関節から動かすように指導し、繰り返し動作修正を図っていく（図37）。また、これらの動作を正確に行うためには、股関節の屈曲ー内転ー内旋の可動性を十分に確保しておくことも重要である。

■ 術後12週間〜

　単純 X 線検査にて骨癒合が確認でき、復帰に必要となる動作の獲得がすすめば、徐々にチームに合流し完全復帰を目指す。

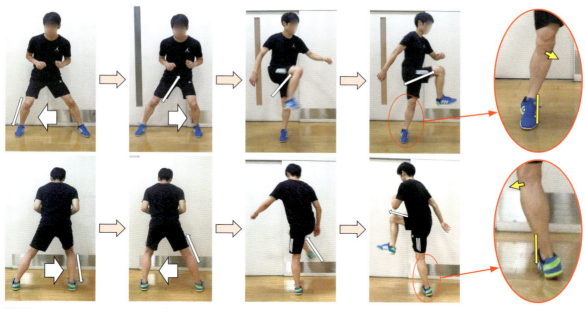

図33 クロスオーバーステップ
足部に対して膝が大きく外側へ向く際には、前足部外側に強い負荷が生じる。

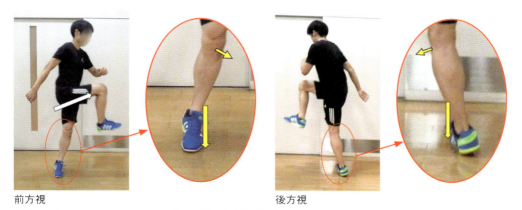

前方視　　　　　　　　　　　　後方視
図34 クロスオーバーステップでの前足部外側荷重

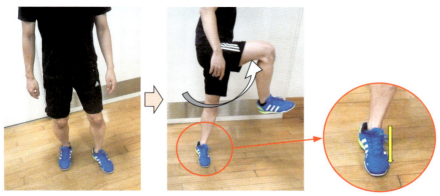

図35 後方への方向転換

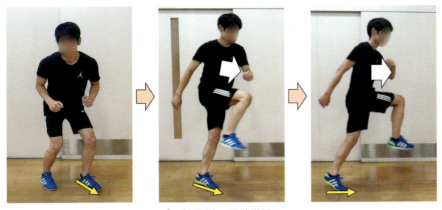

図 36　クロスオーバーステップ　軸脚側の運動学習
軸脚側の足部を次に向かう方向に向け、拇趾側への荷重を意識して行っていく。後方重心に注意し、上半身・体幹も進行方向に移動できるように指導していく。

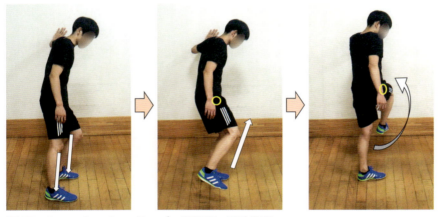

図 37　クロスオーバーステップ　遊脚側の運動学習
両足でしっかり地面を蹴ること、またステップする側の脚を股関節から動かすように指導。

5　要約

- ジョーンズ骨折は、第5中足骨基部に繰り返し加わる力学的ストレスによって発生する疲労骨折である。
- 特にサッカーなどの方向転換やステップ動作を繰り返すスポーツで多く発症する。
- 発生機序は、第5中足骨基部への直接的な荷重ストレスではなく、前足部外側荷重時に加わる伸張ストレスが関与し、身体機能的特性や足部の形態も影響する。
- 主な臨床症状は足部外側の疼痛で、スポーツ活動を継続することで完全骨折に至る。
- 診断は主に単純X線像により行われ、第5中足骨近位骨幹部に髄腔の狭小化を伴う疲労骨折を疑う骨折線を認めた場合、ジョーンズ骨折と診断する。
- ジョーンズ骨折に対する保存療法は、再骨折のリスクが高く骨癒合に時間がかかるため、早期に確実なスポーツ復帰を望む場合は手術療法が推奨される。

- 当院における手術療法は、アキュトラックスクリューによる内固定と第5中足骨基部からの自家骨移植を行っている。
- 術後のリハビリテーションでは、早期の骨癒合とスポーツ復帰、そして再骨折の防止を重要視している。
- ジョーンズ骨折の症例では、足部の形態や可動域制限などの身体的特性により、足部外側への荷重が生じやすいため、これらの要素を考慮し、理想とする動作の習得を図る。
- スポーツ復帰前には、受傷機転に関係するクロスオーバーステップの正しい動作を習得することが極めて重要である。

文献

1) Jones, Robert."I. Fracture of the base of the fifth metatarsal bone by indirect violence." Annals of surgery 35. 6 (1902): 697.
2) Smith JW, Arnoczky SP, Hersh A. The Intraosseous Blood Supply of the Fifth Metatarsal: Implications for Proximal Fracture Healing. Foot & Ankle. 1992; 13(3): 143-152.
3) 平野 篤ほか：サッカー選手に生じた第5中足骨疲労骨折の3例プレスケールを使用した足底圧の解析. 臨スポーツ医，10：979-984, 1993.
4) Arangio, G. A., D. Xiao, and E. P. Salathe."Biomechanical study of stress in the fifth metatarsal." Clinical Biomechanics 12. 3(1997): 160-164.
5) Matsuda, Sho, Toru Fukubayashi, and Norikazu Hirose."Characteristics of the foot static alignment and the plantar pressure associated with fifth metatarsal stress fracture history in male soccer players: a case-control study." Sports medicine-open 3(2017): 1-7.
6) Fujitaka, Kohei, et al."Pathoanatomy of the Jones fracture in male university soccer players." The American Journal of Sports Medicine 48. 2(2020): 424-431.
7) Saita, Yoshitomo, et al."Range limitation in hip internal rotation and fifth metatarsal stress fractures(Jones fracture)in professional football players." Knee Surgery, Sports Traumatology, Arthroscopy 26. 7(2018): 1943-1949.
8) Fujitaka K, Taniguchi A, Isomoto S, Kumai T, Otuki S, Okubo M, Tanaka Y. Pathogenesis of Fifth Metatarsal Fractures in College Soccer Players. Orthop J Sports Med. 2015 Sep 18; 3(9): 2325967115603654. doi: 10. 1177/2325967115603654. PMID: 26535399; PMCID: PMC4622298.
9) 藤田芳正, et al." 高校男子サッカー選手における足趾把持筋力とターン動作時の足底圧分布の関係." ORTHOPAEDIC SPORTS MEDICINE(2015): 47.
10) 長尾雅史ほか：サッカー選手における第5中足骨疲労骨折の危険因子としての人工芝のリスク推定. 日整会誌 92：S1163, 2018
11) Queen, Robin M., et al."Forefoot loading during 3 athletic tasks." The American journal of sports medicine 35. 4 (2007): 630-636.
12) 立石智彦ほか：第5中足骨近位骨幹部疲労骨折(いわゆる Jones 骨折)の予防 エコーを用いた検診の意義と Stage 分類の提唱. JOSKAS. 41(4): 328, 2016.
13) Lawrence SJ. et al. Jones' fractures and related fractures of the proximal fifth metatarsal. Foot Ankle. 14 (6), 1993, 358-65.
14) Kavanaugh, JOHN H., THOMAS D. Brower, and RALPH V. Mann."The Jones fracture revisited." jbjs 60. 6 (1978): 776-782.
15) Mologne TS, Lundeen JM, Clapper MF, O'Brien TJ. Early Screw Fixation versus Casting in the Treatment of Acute Jones Fractures. The American Journal of Sports Medicine. 2005; 33(7): 970-975.
16) Attia AK, Taha T, Kong G, Alhammoud A, Mahmoud K, Myerson M. Return to Play and Fracture Union After the Surgical Management of Jones Fractures in Athletes: A Systematic Review and Meta-analysis. The American Journal of Sports Medicine. 2021; 49(12): 3422-3436.
17) 武冨修治；内山英司；岩嚕弘志. 第5中足骨基部疲労骨折に対する圧迫調整固定用スクリューを用いた手術成績. 日本臨床スポーツ医学会誌／日本臨床スポーツ医学会編集委員会 編，2009, 17. 3: 535-541.
18) Mologne TS, Lundeen JM, Clapper MF, O'Brien TJ. Early Screw Fixation versus Casting in the Treatment of Acute Jones Fractures. The American Journal of Sports Medicine. 2005; 33(7): 970-975.
19) Tsukada, S., Ikeda, H., Seki, Y. et al. Intramedullary screw fixation with bone autografting to treat proximal fifth metatarsal metaphyseal-diaphyseal fracture in athletes: a case series. BMC Sports Sci Med Rehabil 4, 25(2012).
20) 岩嚕弘志・深井 厚 編，スポーツ外傷のプライマリ・ケア，株式会社シービーアール，2017, 160-166
21) Murakami R, Sanada T, Fukai A, et al. Less invasive surgery with autologous bone grafting for proximal fifth metatarsal diaphyseal stress fractures. J Foot Ankle Surg. 2021; 21.
22) Sanada T, Murakami R, Iwaso H et al. Predictive factors for the bone union disorder of intramedullary screw fixation in proximal fifth metatarsal bone fractures. Arch of orthop trauma Surg 2022;

下肢スポーツリハビリテーション ―関東労災病院モデル―

2025 年 3 月 31 日　初版第 1 刷発行

- ■監　　修　　眞田 高起
- ■編　　集　　今屋 健／勝木 秀治
- ■責任編集　　土屋 元明／若林 和希

- ■イラスト　　八木 孝洋　片岡 晃太　佐藤 直人　西 和仁
- ■表紙デザイン　八木 孝洋　西嶋 大樹
- ■本文デザイン　株式会社　明昌堂
- ■DTP　　　有限会社　エイド出版
- ■発 行 者　　園部俊晴
- ■発 行 所　　株式会社　運動と医学の出版社
　　　　　　　　〒 225-0011 神奈川県横浜市青葉区あざみ野 1-7-1 ゴールドワンあざみ野 2 階 B
　　　　　　　　ホームページ https://motion-medical.co.jp
- ■印 刷 所　　シナノ書籍印刷株式会社

ISBN　978-4-904862-74-2

©Motion and Medical Publishers Co., Ltd. 2025 Printed in Japan

- ●本書に掲載された著作物の複写・複製・転載・翻訳・データベースへの取り込み及び送信（送信可能権含む）・上映・譲渡に関する許諾権は、（株）運動と医学の出版社が保有します。
- ● QR コードの商標はデンソーウェーブの登録商標です。
- ● JCOPY 〈出版者著作権管理機構 委託出版物〉
　　本書の無断複製は著作権法上での例外を除き禁じられています。
　　複製される場合は、そのつど事前に、出版者著作権管理機構の許可を得てください。
　　（電話 03-5244-5088、FAX 03-5244-5089、e-mail:info@jcopy.or.jp）
- ● 乱丁・落丁本はお取替えいたします。

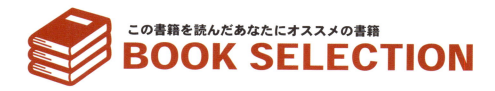

BOOK SELECTION
この書籍を読んだあなたにオススメの書籍

BOOK 01
▶ 成功の鍵は『滑走』と「伸張」!!

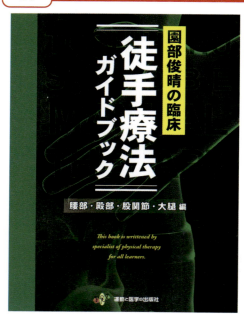

園部俊晴の臨床 徒手療法ガイドブック 腰部・殿部・股関節・大腿編
著者：園部俊晴

第Ⅰ部 基本が分かれば誰でもできる！
　第1章 滑走性と伸張性のテクニックを手に入れる重要性
　第2章 最高のセラピストになるための絶対条件「第3水準の評価」とは
第Ⅱ部 滑走性・伸張性改善テクニックの実際
　第1章 腰部への滑走性・伸張性改善テクニック
　第2章 殿部への滑走性・伸張性改善テクニック
　第3章 股関節・大腿への滑走性・伸張性改善テクニック

1万部を超えたベストセラー『園部俊晴の臨床』シリーズの最新作！
■「滑走」と「伸張」をキーワードに、腰部・殿部・股関節・大腿の機能障害に効果的にアプローチする、独自のメソッドを公開。
■多くの一流アスリートや著名人を相手に結果を出している徒手治療の技術を、豊富な写真とわかりやすい解説で完全網羅。

BOOK 02
▶ この本は、膝関節リハの「決定版」と言わざるを得ない。

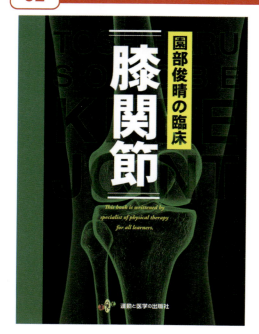

園部俊晴の臨床　膝関節
著者：園部俊晴

第1章 臨床における仮説検証の重要性
第2章 臨床推論における評価
第3章 痛みを生じやすい組織の評価と治療の実際
第4章 可動域・柔軟性の改善
第5章 2つの症候群

数多くのプロスポーツ選手や著名人が集まるコンディション・ラボの理学療法士、園部俊晴の初の単著が発売！
この書籍の大きな特徴は、膝関節について『組織学的視点』と『力学的な視点』という2つの側面から徹底的に解説していることです。
著者の園部俊晴はあの伝説の理学療法士、入谷誠先生と林典雄先生との出会いがきっかけで、『組織学的推論』と『力学的推論』を組み合わせた病態検証方法を構築しました。2者どちらか一方の知見を深めた書籍は数多くありますが、本書では膝関節の様々な症状について、『組織学的推論』と『力学的推論』の2軸から丁寧に解説しています。

運動と医学の出版社の書籍は一流の臨床家が執筆しているので、臨床の現場で役立つ内容が沢山詰まっています。

＼ご購入はこちら／

www.motion-medical.co.jp

BOOK 03
▶自分で触診＝自触。正しく触るをいつでも、どこでも。

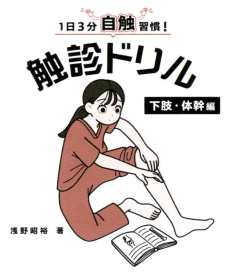

１日３分自触習慣！
触診ドリル　下肢・体幹編
著者：浅野昭裕

第１章　骨
1．腰部・骨盤
2．股関節・大腿
3．膝関節・下腿
4．足関節・足部

第２章　軟部組織
1．変腰部・骨盤・股関節
2．膝関節・下腿
3．足関節・足部

自触とは、「自分の身体を触診する」学習法です。自触は触れる感触・触れられる感触を同時に体感できるため、他人に対して触診するよりも効果的に学習できます。本書は自分で触ることを前提として構成されているため、相手がいなくても、いつでも、どこでも練習することが可能です。大事なのは知識や臨床推論だけではありません。信頼できる触診スキルを習得し、本物の臨床力を手に入れましょう！

BOOK 04
▶セラピストだけじゃない！トレーナーにもおすすめできる触診学習！

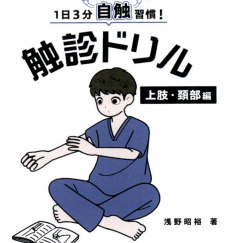

１日３分自触習慣！
触診ドリル　上肢・頚部編
著者：浅野昭裕

第１章　骨
1．頭部・頚部
2．肩甲帯・胸郭
3．肩・上腕
4．肘・前腕
5．手関節・手指

第２章　軟部組織
1．頭部・頚部
2．肩甲帯・胸郭
3．肩・上腕
4．肘・前腕
5．手・手指
6．神経・動脈

自触シリーズから上肢・頚部編の登場！
本書は前作に引き続き、「骨」と「軟部組織」の２章立てで構成されています。誰もが抑えておきたい基本的な触診技術から、今まであいまいに触診していたかもしれない少し難解な部位の触診方法まで、多くのパターンを掲載しています。スキマ時間での学習に最適な１冊です！

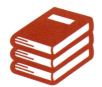

運動と医学の出版社の一般向け書籍
実用書シリーズ

エクササイズの指導に使うも良し！
不調に悩む方へ書籍を勧めるも良し！

BOOK 01
▶なぜ脚の痛みやしびれは、腰のせいにされてばかりなのか。

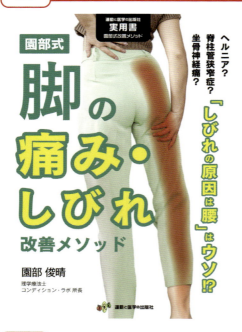

園部式
脚の痛み・しびれ改善メソッド
著者：園部 俊晴

はじめに
第1章　脚の痛みやしびれの本当の原因とは？
第2章　原因部位発見！セルフチェック法
第3章　脚の痛みやしびれの原因別セルフケア
第4章　痛みやしびれを予防するデイリーケア
おわりに

腰部疾患特有の痛みやしびれなどの症状は、腰部のみならず脚にも及ぶことはよく知られ、その症状に悩む方も多いことでしょう。しかし、多くの人が悩むその脚の痛み・しびれは、腰部疾患が原因と言い切ってよいものだけではありません。本書は、脚のどこに痛み・しびれを感じているか、症状別に分けながら真の原因とセルフケアの方法を理解することができる園部式改善メソッドを惜しみなく紹介しています。

BOOK 02
▶ひざ痛探偵が患者の悩みを次々と解決！

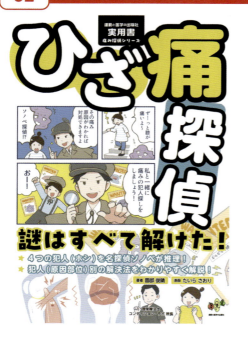

ひざ痛探偵
著者：園部 俊晴

第1章　痛みの犯人(原因部位)を探せ！
第2章　4つの原因別　今すぐできる痛み改善ケア
　　　　①膝蓋下脂肪体
　　　　②半膜様筋
　　　　③ひざ内側の関節包
　　　　④膝窩脂肪体
第3章　ひざを痛めない毎日習慣
第4章　ひざ痛を元から治す！毎日簡単エクササイズ

高齢化社会の日本では、「4人に1人」がひざ痛を抱える時代となり、ひざ痛はすっかり国民病になりつつあります。そこで立ち上がったのは、「ひざ痛探偵」です。「ひざ痛の本当の原因を知っている人は少ない」という現状に立ち向かい、痛みの真犯人を見つけ出し、ピンポイントで狙い打ち！すると痛みはその場で変化する！痛みの取り方を原因別にわかりやすく解説しています。

健康でいたいと願うすべての方々へ向けた健康実用書は、運動と医学の出版社の知を凝縮した充実のラインナップです！

ご購入はこちら

www.motion-medical.co.jp

BOOK 03

▶ いつまで、「骨盤が歪んでるからです。」って言うつもり？

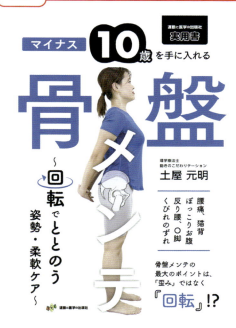

マイナス10歳を手に入れる骨盤メンテ
～回転でととのう姿勢・柔軟ケア～
著者：土屋 元明

はじめに	骨盤の歪みの正体って何？
第1章	骨盤は何のためにある？
第2章	骨盤から体をととのえる
第3章	腰痛に効く座り方・立ち方・歩き方
付 章	仙腸関節の痛みはこれでわかる
おわりに	

長年の腰痛や、姿勢の悪さの治療に悩んでいませんか？多くの場合、その原因は「骨盤の歪み」ではなく、「骨盤の回転」であることをご存知ですか？ 本書は、理学療法士として15年以上の臨床経験を持つ著者、土屋元明（動きのこだわりテーション）が、これまでの常識を覆し、「骨盤の回転」という新たな視点から、マイナス10歳の体力・姿勢を手に入れるためのセルフケアを提案する画期的な1冊です。

BOOK 04

▶ 本当に良い歩き方が理解できると、からだは確実に変わる！

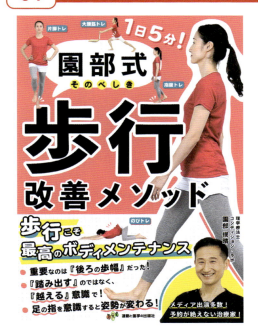

園部式
歩行改善メソッド
著者：園部 俊晴

はじめに
第1章 『園部式歩行』は最高のボディメンテナンス
第2章 『良い歩き方』の習得と実践
第3章 『良い歩き方』の基盤つくり
第4章 『園部式歩行』でいつまでも健康で長生き！
第5章 『よくある質問』
あとがき

『園部式歩行』とは、①良い歩き方の基盤つくりと②良い歩き方の習得と実践によって、ボディメンテナンスを行うトレーニング法です。加齢や運動不足に伴い柔軟性が低下したり、姿勢が悪くなると、良い歩き方ができなくなります。人の体は、加齢により硬くなりますが、特に予防すべき部位があります。このことを知り、柔軟性を維持する方法をこの書籍に記しました。また姿勢の変化においても、なぜ姿勢が悪くなるのかを理解し、姿勢を良くする習慣をわかりやすく解説しています。

運動と医学の出版社

真に臨床に則した力学を学べる映像コンテンツ

園部俊晴の臨床

力学的推論シリーズ

治せるセラピストを目指す上で必須のスキルとは？

近年、様々な臨床知見を書籍・セミナーなどで得ることができるようになりました。特に、機能解剖学を中心に痛みを発している組織に対する知識・技術が広く普及するようになりました。

今やレベルの高い治療家を目指す上で必須のスキルとなっています。更に治せるセラピストを目指すために、何のスキルが必要でしょうか？

あなたは、臨床場面でこのような経験したことはありませんか？『治療後は、凄く楽になりました。』「でも…翌日には元に戻りました。」

なぜ痛みを発している組織に対してアプローチしているのに、戻ってしまうのでしょうか？それは、痛みの発している組織に対して、どのような「力学負荷」が加わって痛くなったという解釈が無いからです。つまり、治せるセラピストを目指す上で、『力学』は必要不可欠な要素なのです。

30年の臨床で培った究極の力学

私はあの伝説の理学療法士、入谷誠先生から力学の極意と無限の可能性を一番近くで学んできました。

その後、30年かけて結果の出せる『力学』アプローチを構築し、今では私の治療を受けに、数多くのプロスポーツ選手や患者が全国から集まるまでになりました。そんな私の臨床知見の一部は会員定額サービスのオリジナルコンテンツ『園部俊晴の臨床コース』や書籍『園部俊晴の臨床：膝関節』で解説しています。そしてこの度、より『力学』に特化したコンテンツを作成しました。

その名も『園部俊晴の臨床 - 力学的推論 -』シリーズです。

力学を極める3つのシリーズ

このシリーズでは『ベーシック編』『アドバンス編』『実技編』の3つで構成されています。まずは全ての基礎となる全14回の映像コース『ベーシック編（無料）』を受講することをオススメします。

そこで力学の基盤を整えたら、段階的に『アドバンス編』、『実技編』を受講することで、レベルの高い力学アプローチを体得する事ができます。

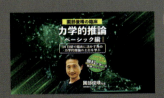

[無料] [初～中級者向け] [映像コース]

ベーシック編

力学的推論の基礎と応用を全14回の映像の中で、動作分析からアプローチへの的確なつなげ方や、組織学的推論との連携方法を体得することができます。

- 1日目：力学的推論とは
- 2日目：力学的推論の実例
- 3日目：動作分析を仮説検証に活かす為に忘れてはならないこと
- 4日目：臨床推論の重要なトレーニング
- 5日目：スタティックモーメントの基本となる考え方
- 6日目：身体におけるスタティックな関節モーメント
- 7日目：歩行の概要を理解しよう！
- 8日目：歩行時の各関節の動き（矢状面）
- 9日目：ダイナミックなモーメントと筋活動
- 10日目：関節モーメントと筋活動の原則的概念
- 11日目：体幹アライメントの原則
- 12日目：動作分析の大原則
- 13日目：倒立振り子と理学療法の展開
- 14日目：病態と力学の融合があなたの臨床を加速的に成長させる

まずはここから！

無料視聴登録はこちら

動きと痛みを変える
セラピストを本気で目指す

『"一流の臨床家"とは？』と問われたら、答えは至ってシンプルだ。

それは、"動きと痛みを変えられる"こと。

しかし、実際の臨床では自分の不甲斐なさを感じ、悩むことが多いはずだ。

数多くの一流臨床家の書籍を手掛けた運動と医学の出版社が監修するブランド、『UGOITA』には止まっていた、あなたの成長を動かすきっかけに溢れている。

"心がウゴイタ"
"未来がウゴイタ"
"人生がウゴイタ"

動き続けよう、進み続けよう、挑み続けよう。

あなたの成長に限界なんて無いんだ。

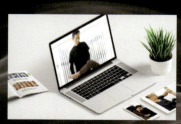

本気で変わりたい治療家の為のサブスク

UGOITA PLUS

"本気で変わりたい治療家の為のサブスク"をコンセプトとした, 治療家（理学療法士や柔道整復師など）向けの為のサブスクリプションサービスです。入会することで、セミナー割引や『園部俊晴の臨床コース』を初めとした多種多様な特典を利用することができます。

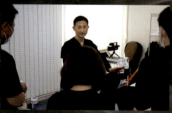

学ぶだけで終わらない, 活かす為の学習体験を目指すセミナー

UGOITA SEMINAR

多くのプロスポーツ選手や著名人から信頼されている理学療法士、園部俊晴が認めた『本物の臨床家』だけに依頼したセミナーを定期開催しています。赤羽根良和先生や成田崇矢先生など、『結果を出し続けている』トップランナーに講演を依頼しているため、理論・学術だけに留まらない『臨床に即した』内容であることが特徴です。

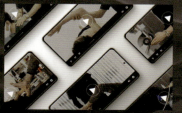

いつでもどこでも最高の臨床を学べる動画レンタルサービス

UGOITA MOVIE

『園部俊晴の力学的推論シリーズ』や『匠の技』など、オリジナル臨床コンテンツを初め、過去に開催された UGOITA セミナーの映像などをレンタル販売しています。スマートフォンでも視聴できるため、いつでもどこでも学習を効率的に行うことができます。

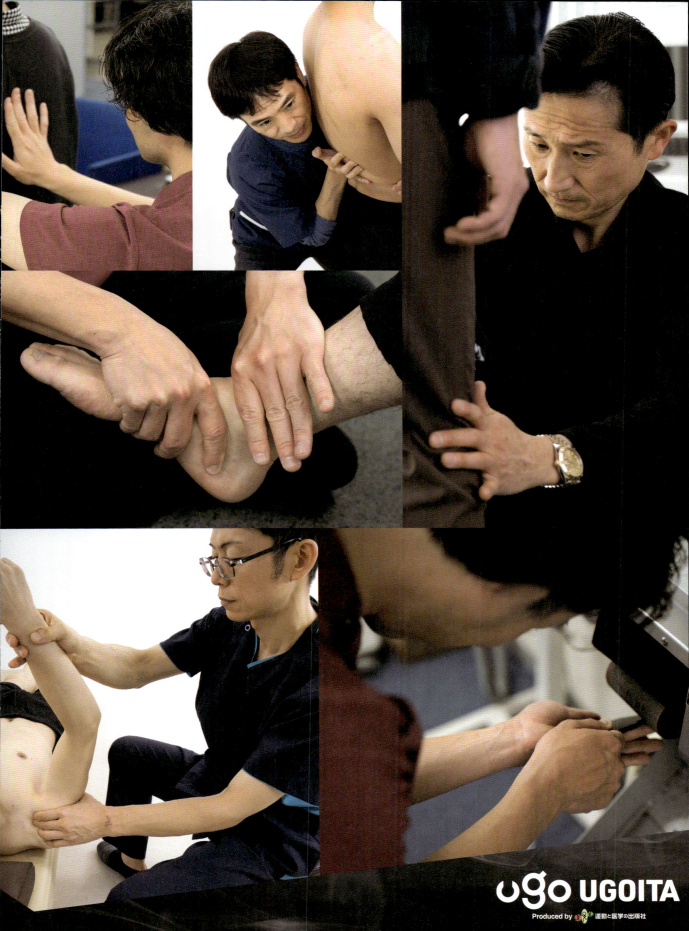

図解 要約資料

本書の要点をギュッとまとめた要約図解資料をプレゼント中！
今すぐダウンロードして、学びを最大限に活かしましょう！

PDF配布中

① 右のコードを読み取る

② 必要事項を記載する

③【要約資料をダウンロード】をタップ

SCAN HERE

運動と医学の出版社